U0219970

心理治疗中的智慧与慈悲
——在临床实践中深化正念

Wisdom and compassion in psychotherapy:
Deepening mindfulness in clinical practice

[美] Christopher K. Germer, Ronald D. Siegel 编著

朱一峰 译 李孟潮 审校

中国轻工业出版社

图书在版编目（CIP）数据

心理治疗中的智慧与慈悲：在临床实践中深化正念／（美）
克里斯托弗·K. 杰默，（美）罗纳德·D. 西格尔编著；朱一峰
译. —北京：中国轻工业出版社，2017.3（2024.9重印）

ISBN 978-7-5184-1214-3

Ⅰ.①心… Ⅱ.①克… ②罗… ③朱… Ⅲ.①精神疗法-
研究 Ⅳ.①R749.055

中国版本图书馆CIP数据核字（2016）第308456号

版权声明

责任编辑：戴　婕　　责任终审：杜文勇
策划编辑：戴　婕　　责任校对：刘志颖　　责任监印：吴维斌

出版发行：中国轻工业出版社（北京鲁谷东街5号，邮编：100040）
印　　刷：三河市鑫金马印装有限公司
经　　销：各地新华书店
版　　次：2024年9月第1版第2次印刷
开　　本：710×1000　1/16　印张：25.5
字　　数：241千字
书　　号：ISBN 978-7-5184-1214-3　　定价：72.00元
读者热线：010-65181109
发行电话：010-85119832　　010-85119912
网　　址：http://www.chlip.com.cn　http://www.wqedu.com
电子信箱：1012305542@qq.com
版权所有　侵权必究
如发现图书残缺请拨打读者热线联系调换
241427Y2C102ZYW

《水滴正念译丛》总序

我从 1993 年接触禅修，至今已过了 20 多年。禅修已成为我日常生活的一部分，带给我很多积极的影响，从调节身体情绪到发现思维陷阱，乃至开发个人创造力以及促进人际关系和睦等。

2009 年春，我在苏州西园寺服务，偶然看到了《抑郁症的内观认知疗法》这本书，发现西方的正念专家经过 30 年的摸索尝试，已将传统的禅修智慧与现代科学，诸如心理学、脑科学、神经科学等相整合，发展出一系列行之有效的治疗途径。那时心中欢喜不已，同时也谋划着如何用禅修去让自己和周围的人受益。

那年初秋，当受邀为一些义工培训的时候，我便尝试使用了书中介绍的完整练习。那是一次为期 7 周的具有好奇与探险精神的体验。因为没有参加过相关的课程培训，我能做的只是尽量熟悉书中的内容介绍，在自己理解体验之后带到课堂上与大家分享。

教室被安排在环境清幽的西园古刹中，那是一个安静小院里的一间中式房间，名字叫作般若堂。般若是梵语，相当于中文的"智慧"。

记得第一次上课的时候，天气还有点热。做后勤的伙伴们将教室布置得很典雅唯美，还买来了鲜花放在教室中，并准备了精美的小点心作为茶歇。我们在地板上围坐成一圈，每个人面前的小桌上都有一只白色的骨瓷小碟，里面放着一两块精致的茶点。在边上的小花瓶中，还插着几簇新采来的鲜花。许多来学习的朋友进入课堂瞬间，就被教室的环境吸引住了。

课程的开展出奇顺利。在第二次课堂上反馈第一周的回家练习时，有位中年男性说，在家中跟着录音做身体扫描练习的时候，每次都无法做完，做到一半就睡着了。尽管如此，他却感到很开心。因为他平时工作繁忙、压力大，入睡困难，睡眠质量很差，没想到正念禅修如此神奇，能如此迅速地改善他的睡眠。

在课程结束后，他再次分享了他的体验。经过 7 周的课堂课后练习，他的气色明显好转了，不仅脸上有了光泽，而且人也更有活力了。其他的参与者也分享了各自的身心变化。

这时，我确信并见证了西方正念专家将传统的佛法禅修引入人类的健康方面做出的有益的尝试和效果。

2011 年冬，我有幸参加了西园戒幢佛学研究所的"佛学与心理学论坛"。在论坛的最后一天，主办方邀请到来自美国的正念减压创始人——卡巴金博士，为各位心理学与佛学的专家介绍正念减压在西方的产生、发展与现状。通过卡巴金博士的介绍，我欣喜地看到了正念禅修在西方近三十年的发展进程，对人们的身心健康做出的积极贡献。

于是，从 2012 年起，我开始参与到正念减压在国内的相关课程培训与学习中，并将学到的经验运用在平时带领的禅修课程中，得到了大家积极的反馈。同时，由于受到西园戒幢佛学研究所倡印的《正念译丛》的启发，我也希望将国外专家在正念运用中的一些优秀书籍翻译过来，惠及国内的相关专业人士，让更多国人了解、学习正念，拥有幸福快乐的人生。

2014 年夏，我联系到了上海南嘉心理咨询中心的徐钧老师。徐老师既是一位资深的临床心理学家，同时又是一位长年坚持正念禅修的体验者，一直关注正念在国内的发展。当我把想组织翻译一些优秀的正念书籍的想法向他表达后，他爽快地答应了，并帮助寻找具体书籍、联络出版机构。

经过徐钧、李孟潮、刘兴华几位老师的推荐，我们最终挑选出《八周正念之旅——摆脱抑郁与情绪压力》《正念教养》《正念心理治疗师的必备技能》《心理治疗中的智慧与慈悲——在临床实践中深化正念》《夫妻和家庭治疗中的正念与接纳》五本书组成了本套丛书，它们涉及正念对情绪与压力的转化、正念对心理咨询师的支持以及正念在夫妻关系和亲子关系中的运用。

很快，在徐老师的帮助下，我们联系到中国轻工业出版社"万千心理"作为这套丛书的出版机构。在出版社戴婕编辑的推进下，这套书籍即将与大家见面。在此，我想表达深深的感恩！

感恩缅甸的羯地腊长老、焦谛卡禅师、德加尼亚禅师在禅修上对我的悉心教导！

感恩西园寺常住给予我带领禅修的机缘！

感恩为"水滴正念译丛"做出贡献的各位朋友！

愿大家：

　　　　　平安　幸福　欢喜　自在

郭海峰

水滴禅室

2016 年 12 月 14 日

译者序

前段时间，有个朋友在知道我翻译了这本《心理治疗中的智慧与慈悲》后，提出质疑：我们老祖宗已有的东西，为何还要向老外学习呢？就好像之前经常出现的"MADE IN CHINA（中国制造）"的笑话：国人想去海外淘一些好东西，结果买回来的是"中国制造"。对此我是这样想的：既然"人人都有如来之智"，那么西方人对佛学的领悟也不会比东方人差，也会有其独到之处。我们可以看看不同文化的人对此主题的思考是什么样的。

我接触正念是从 2011 年开始，那段时间正是西方正念在国内开始传播之时。国内同行们从一开始的为西方同行能将东方传统修心方法引入现代心理学而欢呼雀跃，感谢他们完成了从佛学到世俗的最后一公里对接，到后来逐渐开始反思西方正念为了被世俗接受而削足适履所导致的局限性。国内的同行也开始有了更多自我思考式的关于佛学与心理学的对话，例如每两年在苏州西园寺进行的戒幢论坛，规模也一届比一届大。

佛法的智慧有宏观智慧，对人生的认识，例如三法印——无常、苦、无我；也有微观智慧，看到心理运作的规律，例如十六阶智的名色分别智、把握因缘智，能看到身心（色、受、想、行、识）如何生起、消失以及如何相互影响。如何看到这些呢？佛陀提供了一套观察工具——四念住。通过四念住练习，人们能看到微观智慧，领悟宏观智慧。西方认知行为疗法引入正念就是从微观智慧入手，如正念认知疗法会借助正念方法培养观察如下图中的身心互动、情绪的产生以及维持。

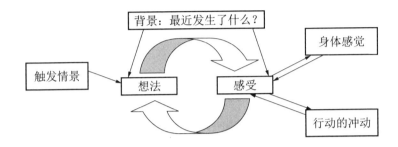

很多人东方人觉得已得"无常、苦、无我"的大智慧，而忽视了微观智慧的重要性。而微观智慧，对身心的微观观察，恰恰是佛学中的"基础科学"，可以跨越宗教、跨越学科、跨越文化。慈悲也是如此，先证明慈悲的必然性、慈悲在心理中的作用机制，然后再善巧地运用慈悲技术进行自我调节。

因为是从认知行为疗法层面引入，所以智慧和慈悲既是认知，也是行为（训练）。因为习性往往不会因有了智慧就消失，所以还需要不断进行内隐行为的练习，"时时勤拂拭"。

感谢郭海峰老师资助"水滴正念译丛"的出版；感谢徐钧老师的推荐和信任，让我有幸能翻译此书；感谢李孟潮老师对此书的认真校对和翻译方面的指导；最后还要感谢家人对我工作的支持。

朱一峰

心理咨询师，个人执业

2016年9月于苏州

推荐序

此书最早的缘起，是郭海峰老师当年发愿，想要出版一套正念译丛，邀请我和其他人推荐书目。

当时我提出的入选标准是：（1）注重临床实用性；（2）写作有清晰结构；（3）作者、作品有一定的知名度和行业影响力；（4）反映了最近5年的佛学心理学界的临床发展；（5）单一作者专著优先，选编合著暂不考虑。

《心理治疗中的智慧与慈悲》符合前四个方面，但偏偏它是合编书。一般来说，这一类合编书因为作者众多，每个人想法和文风不同，往往效果都不太好，除非是历经考验、多次重版的经典教材。

但最终此书还是被编委会选中了。虽然它是合编书，但是主编列出的各个章节内容编排精妙，各位作者的写作风格也整齐划一，大多是比较标准的心理科学文体的写作风格。

最关键的是，这本书代表的是美国正念界的一个最新也是最重要的发展——即试图对正念培训中强调的智慧和慈悲疗法中强调的慈悲进行整合。

对于熟悉汉传佛教的人来说，智慧和慈悲的矛盾统一应该是自然而然的，本来在汉传佛教中，就有"悲智双运，福慧双修，乐空不二，止观双运"等说法。

明代智旭法师则用《易经》睽卦中说蕴含哲学来表述这种对立统一，他说，"寂照一体，明天地睽而其事同。止观双行，名男女睽而其志通。万行不出正助二行，二行不离性具。如万物不出阴阳二

爻,二爻不离太极。名万物睽而事类。"(智旭,2004)

当然,无论是佛学界还是心理治疗界,要求修习者整合统一的心态远不是智慧和慈悲这一对。

比如说在辩证行为治疗中(见图1),要求治疗师整合三对矛盾心态:改变—接受,养育—要求,不动摇—灵活。

辩证行为治疗的治疗策略的双人舞图(见图2),也非常类似藏传佛教的坛城,中央起舞的双人类似佛父—佛母双运,周围的八种元素,则类似于八正道。

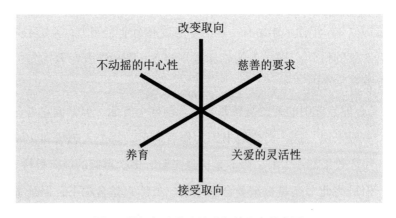

图 1　辩证行为治疗治疗师的心态整合图

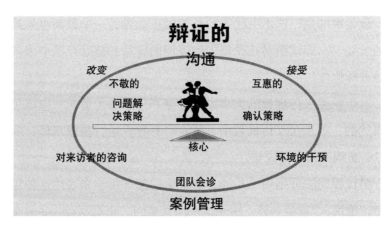

图 2　辩证行为治疗策略双人舞图

目前心理治疗界，经过循证实践的洗礼，已经基本度过了需要证明自己有效的时期。

下一步的主要研究方向是研究治疗改变的共同因素，再下一步的研究方向是这些有效因素在治疗早期、中期和后期如何调配，即所谓的治疗改变动力学。

在这些方面，佛学对我们的启示颇多。悲智双运，当然是佛学中"共同改变因素"的最基础的两项，类似于心理治疗中的"领悟"和"共情"。

但是佛教还有好多改变模型。如南传佛教中有 37 项改变因素，被称为三十七道品（见图 3），还有瑜伽师十七地，菩萨十地，五十二阶位，三学七清净十六观智，等等。数十年前，就有荣格分析师引入了禅宗《十牛图》《牧牛图》，来描述自性化过程。仅仅这一方面，佛教就还有《五牛图》《六牛图》《十象图》等可供借鉴。

目前西方正念界只是接触和转化了佛学成果的很微小的一部分，就已经引发了革命性的改变。其他内容是否需要引进，如何引进，实在值得我们深思。

比如说，德宝法师曾经提出，如果行者多对他人进行慈心观，在进入禅定的状态下，是可能引发他心通的神通的。心理治疗师当然不太可能入四禅安止定，或许也没有必要，但是如果咨询师练习到达初禅近行定，甚至只是刹那近行定，是不是可以增强共情理解的能力呢？咨询师修行禅定会不会修出一颗出家人的心来呢？出家人心态是更适合做咨询师，还是更不适合呢？

另一方面，咨询师们贪婪地大口吸吮佛教法乳汁之时，往往没有意识到这其中的危险。

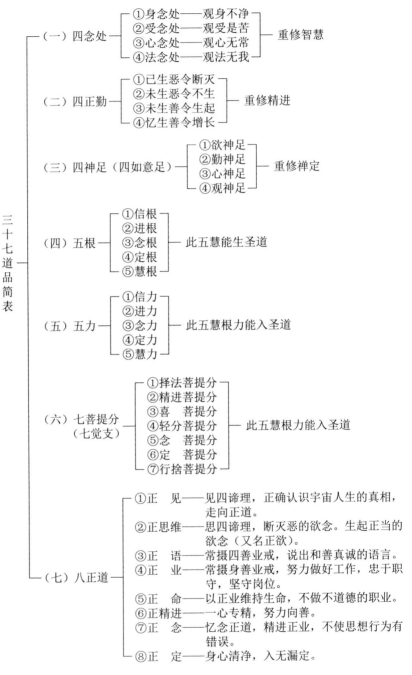

图3　三十七道品表

危险之一，佛教的术语自有其内涵，不加说明地引用佛教专业术语，会让人误以为心理治疗和佛教修行无二无别。

比如本书中所谓的"智慧"，大部分属于佛教所言的"俗智"，而非"圣智"。

在佛教中，有些本书的"智慧"成分也许要被判断为"执着贪嗔痴"。

同样，本书所说的"慈悲"，肯定不是佛教说的"大慈大悲"，离"慈心定、悲心定"也颇有些距离，有些地方甚至类似佛教说的"爱欲"。

站在佛教立场上，咨询师们如果妄称心理治疗能达到佛教修行的结果，显然是"妄语"，甚至被视为毁坏佛法、断人慧命，咨询师本来好心帮忙，结果却摇身一变，变成了让众生丧失了证悟机会的魔众。

这对好多自称佛教徒的咨询师来说，可能也是非常意外的。

危险之二，咨询师可能会产生佛教反移情，破坏了咨询伦理和咨询空间。

心理分析从弗洛伊德时代起就注意营造悬置超我，来访者可以在咨询室里自由联想，他可以骂佛祖很自恋、很变态，可以对观音菩萨产生性幻想，而治疗师总是采取好奇的态度，探索这些情绪的来源，并试图理解他们。

但是很多佛教徒咨询师开始产生佛教反移情了，他们把《心经》推荐给来访者，让来访者念大悲咒消灾。

这时候咨询师的中立位置模糊、消失了，咨询师貌似法师，又不太可能真正起到法师的作用。

"云散水流天地静，一声长啸白云头。"

咨询师渴望达到禅师这种自由无碍、动静相宜的心态是可以理解的，不过这种心态大概不是在来访者面前假装自己是禅师，就可以修炼成功的。

从丰富的中国传统文化中掘金、炼金，大概是这几代心理咨询师不可推卸的时代历史文化责任。承担这种责任同样呼唤着咨询师的智慧和慈悲。这本书向我们展现了我们的美国同行、前辈在专业进展方面的慈悲、智慧和勇气，愿它能唤醒我们的喜悦、赞叹、惭愧等良性心态，最终让我们能够为心理咨询行业的进步做出有益的贡献。

李孟潮

精神科医师，个人执业

2016 年 9 月于上海

序

　　每个人都希望能快乐。经济发展和科技进步对于人类的发展是必要的，所以人们很容易认为持续的快乐可以仅靠物质上的成功或身体的舒适而获得，但这是个误解。佛法的修心传统和西方心理治疗传统教导我们：我们亲身体验的态度对于我们以及周围人的幸福来说更加重要，而不是稍纵即逝的好运或坏运。

　　最近几年，西方研究人员和心理治疗师已经发现，来自佛教心理学的原理和实践对缓解现代生活的压力非常有帮助。包含正念和接纳的治疗广泛而成功地运用于治疗多种身体和精神疾病。随着对佛教关于心的理解的兴趣的增强，科学家和治疗师开始研究佛教教义并进行禅修练习。他们发现这些教义和实践能从根本上改变我们对自己和他人的理解的能力，并能帮助我们更有效地工作。

　　在佛教传统中，有两个基本的品质被认为对我们的幸福以及适当地帮助他人是必要的，这就是慈悲（compassion）*和智慧（wisdom）。它们就像鸟的双翼或马车的两个轮子，因为缺乏任何一个，鸟就无法飞翔、马车也无法运行。慈悲包括希望他人摆脱痛苦，认识到他们就像我们一样，希望获得快乐，避免痛苦。智慧包括能以清澈、明亮的双眼如实地看见事物；理解人类、物体和事件都相互依赖和

---

* compassion 一词原对应于四无量心慈悲喜舍的悲心，是指感受到他人的痛苦，希望并愿意提供帮助来让对方的痛苦减轻。而慈心是指希望所有众生都能快乐。本书也主要侧重于悲心部分，但在西方基于 compassion 的疗法中，往往也包括了慈心的部分。所以，我们在本书中以"慈悲"来翻译 compassion 一词。——译者注

不断变化的本质。

　　在 2009 年 5 月，我参加了哈佛医学院的一个会议，探讨慈悲和智慧在心理治疗中的角色。我们讨论如何发展慈悲和智慧、如何对治疗师的工作有帮助，以及如何帮助来访者来培养这些品质以有助于他们克服自身的问题。这本书作为这个会议的成果，详述了我们在那里探索的很多想法。除了很多会议参与者的贡献外，它还包括其他研究者和临床学家的有趣观点。

　　我很高兴地看到来自佛教传统的古老学说被西方的科学家和治疗师使用，这有益于当今社会。在当今世界，很多人进入心理治疗，去理解是什么让他们不快乐，去发现如何过一个更有意义的生活。我相信，当心理治疗师开始深刻地理解慈悲和智慧时，他们便更能够帮助他们的来访者，从而给世界带来更多的和平与幸福。

致　谢

通过慈悲和智慧之眼来看，这一个小节也可体现整体。就如整个宇宙隐含在这一页纸中——地球和太阳孕育了制造这页纸的树，石油产生了电力推动印刷，货车司机和货车将此书送给你——这本书的每位作者都有一个支持他努力的宇宙。我们因此对这许多明显的或不明显的援助之手表示感谢。

我们生活在相互支持之圈中。我们要感谢 Jim Nageotte，在整个过程中，他的眼光、热情和熟练的指导。还有 Guilford 出版社的全体可信赖的合作者。很多撰稿作者也为他们的章节提供了一些协助。在这里，我们想要特别感谢临床心理学家 Christa Smith，他将 Richard Davidson 的会议谈话转换成了书面语。然后是我们那些禅修和心理治疗协会的可爱的朋友及同事。每个人都居住在我们心中的某个角落，面带微笑。

编辑一本书是一场学习的冒险，我们很感谢杰出的作者们，他们让我们超越了原先的对慈悲和智慧的理解。我们要特别向 G. Alan Marlatt 致敬，他在与他的同事一起完成他们的章节后不久就去世了。Alan 是整合佛教心理学和实证支持心理治疗的开拓者，他支持开办禅修营并深入实践，改变了我们的世界观。我们用这本书来纪念他。

我们也要感谢我们的老师——Thich Nhat Hanh、Sharon Salzberg、Joseph Goldstein、Jack Kornfield 和 Jon Kabat-Zinn 等——他们的智慧和慈悲渗透在这本书里；还有我们的很多同行、讲师和督导，他们帮助我们理解心理治疗的艺术和科学。然而，也许我们最重要的老师是我们的来访者，他们信任我们，讲述他们每天的个人生活，希望被人真正理解并接受他们的样子，在指导下度过艰难时刻。他们是这本书构思的初衷，他们是这项事业背后的生生不息的力量源泉。

最后，我们要给我们的家庭成员以温暖的拥抱和亲吻，他们付出了很多，也承受了很多，以便让我们能够使这本书顺利诞生。我们总是寻找机会来报答他们每天无数次的亲吻。

导　言

Christopher K. Germer

Ronald D. Siegel

我们会期待治疗师具有怎样的个人特性和资质呢？当我们处于情感的痛苦中时，答案可能不是理论知识、某些特殊的训练方法或生活经验。相反，我们可能需要一个充满慈悲（能够带着善意共情我们的痛苦）和智慧（对于如何生活有深刻的理解）的人。的确，很难想象可以从一位缺乏智慧和慈悲的心理治疗师那里得到帮助。虽然精神健康专家一般不讨论慈悲和智慧，也不直接在自己和来访者身上培养这些品质，但是我们认为，智慧和慈悲是所有治疗的重要元素。

不过，究竟什么是慈悲？什么是智慧呢？2009年5月，在哈佛医学院召开了一个开创性的会议——在心理治疗中培养慈悲和智慧——与会者有全美的杰出禅修者、治疗师、科学家和学者们。这是个令人着迷的交流，充满了善意的笑声、疑问以及对如何与痛苦一起生活的深刻洞察（这是心理治疗的必要条件）。有很多问题被不断提出，以至难以在会议中全部得到回答。

例如：

- 慈悲和智慧确实是心理治疗师有价值的属性吗？
- 智慧和慈悲真的可以培养吗？如果可以，怎样培养呢？

- 号称能够发展慈悲和智慧的古老传统是否可以为现代的临床治疗师提供有益的帮助呢？

- 慈悲和智慧对于心理幸福重要吗？如果重要，应该将它们与治疗计划和目标相结合吗？

- 在治疗中有可能让来访者学习智慧和慈悲吗？

- 心理学现在对智慧和慈悲的研究现状如何？临床上可以从研究中学到什么？

- 是否有专门的慈悲和智慧的神经生物学？

- 有客观地测量慈悲和智慧或在咨询室中识别这些品质的方法吗？

- 慈悲和智慧是治疗得以改变的媒介吗？如果是，它们是怎样工作的？

- 什么会妨碍治疗师在工作中表达或实施慈悲和智慧？什么会妨碍来访者在他们的生活中培养这些品质？

- 慈悲和智慧与特定的临床特征——例如，抑郁、焦虑、创伤、物质滥用或人际关系冲突——是怎样的关系？

这本书致力于回答这些问题。作者们都是各自领域内的专家。每个人都需要接受挑战，用相当短的章节来展现他对慈悲和智慧的认识。很多人努力表达他们的想法，而不是把他们自己描绘成慈悲和智慧的专家——没有人觉得有资格，这是真正的主体精神。作为编辑，我们希望你会认为作者们完美地实现了他们的目标。

智慧和慈悲作为佛教心理学和其他内省传统的基石存在至少2500年了，是帮助人们从痛苦中解脱的核心概念和实践方法。在过去的20多年里，佛教心理学和现代心理治疗有了很多的交叉，首先它是以实证支持的基于正念和接纳的治疗方法的形式。当很多治疗师在个人和专业上的正念实践日趋成熟时，他们开始有兴趣寻找新的方法来理解和认识我们穿越复杂生活环境的道路（智慧）和对痛苦敞开心扉（慈悲）。的确，智慧和慈悲可以被看作正念练习的成果。

这本书由佛教心理学的洞察和实践以及西方心理学和科学的发现所组成。正如我们在会议中所体验到的，这些不同的世界观之间的交流充满激动、疑惑并富有成果。

心理治疗和佛教精神训练具有共同的目标：克服精神痛苦。慈悲和智慧是精神品质，有助于我们忍受、接纳痛苦并得以成长。例如，当我们共情来访者的痛苦，但同时不怀有积极、利他的慈悲态度，或将我们自己排斥在慈悲范围之外时，那么我们可能会出现同情疲劳；智慧也有帮助，它允许我们从不同的角度看问题，认识到情况是不断变化的，理解我们如何与我们的体验联结（温柔地——苛刻地，接受——排斥，好奇——回避）会影响我们的幸福感，这种影响甚至超过我们的生活条件。有慈悲和智慧，就会有希望。

智慧和慈悲是不可分割的，其中一个无法独立于另外一个而存在。我们大多数人都会注意到，当我们对来访者的问题有多层次的理解时，我们的心会更开放。反过来，当我们亲切地面对来访者时，我们的心可以看到更多的治疗可能性。这本书探索智慧和慈悲如何在相对层面（日常的治疗体验）和绝对层面（在我们基本的、绝对的本性中）相互结合。我们可以说，慈悲来自智慧或智慧来自慈悲。不管怎样，这两个品质在最深的体验和理解层面是密不可分的。

对于很多人来说，最令人惊讶的发现是，智慧和慈悲是我们可以有意识培养的技能。例如，在正念禅修中安静地凝视我们的内心世界，我们可以发现关于心是如何工作的智慧以及我们的个人习性。我们注意特定的想法和情绪如何阻碍我们的觉察，将我们拽入无意识的、常常是带有压力的冥思苦想。通过特殊的练习，我们也能发展慈悲——从自我批评的对话转换为自我鼓励。这本书介绍了很多练习方法。有趣的是，在治疗关系的亲密舞步中，智慧和慈悲经常同时出现于共情同调的治疗师和来访者的头脑和心灵中。通过探索这些能力的本质以及它们是如何发展的，我们可以学习在我们的个人和职业生活中进一步培养它们。

佛教精神训练的一个独特之处是菩萨理念。菩萨是献身于他人福祉的人。大多数心理治疗师也符合这一范畴，至少有时候是这样。菩萨的传统"誓愿"是承诺不仅让自己开悟，还要继续直到众生从痛苦中解脱——因为当我们遇到遭受痛苦的人时，我们怎么能够远离痛苦？因此，慈悲和智慧之路是一个群体的努力。我们也是基于这种精神将此书献给我们全世界亲爱的朋友和同行们。

愿我们带着智慧和慈悲开放地面对痛苦。

愿我们能如其所是地接纳我们自己和他人。

愿我们能知道我们深层的本质。

愿我们自在。

目　录

第一部分
什么是智慧和慈悲？
我们为什么要关注它们？

很多临床治疗师现在对正念已经有所了解。虽然正念根本上是一个前概念的体验，但定义和测量正念的努力已经衍生出了很多强劲的研究，这些研究跨越各种诊断和理论。随着时间的流逝和更深入的练习，正念的直接体验会产生其他相关的体验，例如，智慧和慈悲。这些概念并不易于理解，即使有史以来一直存在着对它们的努力描述。它们也会影响临床研究和心理治疗的实践。

第一章开始探索从东方到西方的慈悲和智慧的含义，也包括它们之间的紧密联系以及它们与正念的关系。第二章提供了一个治疗师能建立正念存在的模型——智慧和慈悲的资源库——即使当他们的生活面临困境时。在第三章中，我们将看到积极情绪（如慈爱和悲悯）如何能成为开放心灵、扩展觉察、发展智慧和慈悲的人格特质的一个基础。

我们也邀请你能实践这些章节和整本书中的练习，用以评估基于你自己的个人体验而产生的想法。

智慧和慈悲
鸟之双翼

Ronald D Siegel

Christopher K.Germer

　　卡门从 9 岁开始就遭受着焦虑的折磨。她在一次学校里举办的科学展示活动上出现了恐慌，不久以后，只要一想到站在人们面前她就会感到恶心。当卡门 27 岁来做治疗时，她和她那见多识广的父母（他们也受着焦虑的折磨）已经尝试了可想象到的各种药物和心理治疗方法。她几乎不能离开家，因为害怕呕吐。她也非常沮丧，因为她看到她的朋友在事业和生活上向前发展，而自己甚至无法去理发店。

　　当接受正念取向的治疗师的心理治疗时，卡门发现对抗恶心只会增加她在公众场合呕吐的可能性。在咨询室里，她学习当预期到一个社交相遇时将她的注意力锚定于她的脚底，来驾驭其体内涌动的焦虑之波，但这在真实的社交生活中不起作用。每次恶心的感觉都让卡门疲惫而不堪重负。焦虑基因和长期的条件作用难以被克服。卡门和她的治疗师都认为她的情况几乎是没有希望了……

　　卡门开始坦率地说她的社交恐惧和惊恐障碍："我是破碎的——

我是可悲的!"她对她的治疗师说出内心的疑惑:告诉他人她害怕呕吐是否可以扭转她对此感到的羞耻?在绝望中,卡门冒险告诉了她的美发师。她很惊讶,她的害怕很快就消失了。然而一个月后,害怕和恶心又重新出现,因为她对于告诉她的美发师她依然遭受着恐慌感到非常尴尬。在沮丧中,卡门停止了治疗几个月。

当卡门再次回到治疗中时,她拿出一个手抄本,写了她想要在治疗中做的事情。这是一个三管齐下的方法,包括:(1)暴露;(2)正念和接纳;(3)自悯。一天的外出可以去条件化她的恐惧,将注意力聚焦在当下的感觉上,例如,脚底与地面接触的感觉,可以帮助她忍受恶心感,任其产生和消失;告诉别人她的困难可以有助于化解羞耻感。她将整个计划叫作"内在接纳"——学习无论去哪里都接纳她的体验和她自己。她的治疗师感到很高兴,因为在过去的一年,卡门虽然表面上没什么进展,但实际上她的某部分一直在听。

在接下来的一周,卡门骄傲地回到治疗中,她已经完成了比以前多得多的现场暴露(购物,拜访朋友,跑步)。之后的两年里,她逐渐克服了她的很多恐惧。这是一条坎坷的路,但当卡门无法完成她的计划时,她提醒自己不必自我责备。当她开始感到恶心时,她就拿出个航空包,等待着感觉过去。终于,她去教堂的施粥场做志愿者,将其作为建立新生活的很多步骤中的第一步。

这里发生了什么?这一个案说明了治疗中慈悲和智慧的力量。卡门之前无法停止对抗她对恶心的害怕,这只会令其更糟糕,直到她对自己的情况感到完全失望,开始用温暖和鼓励来对待恐惧,而不是自我批评、羞耻和退缩。对卡门来说,像很多其他感到脆弱和有缺陷的来访者一样,在能够面对她的恐惧(在这个案例里,是社交场景中的惊恐和呕吐)之前,她必须先开始在崩溃中接纳自己。卡门也感受到治疗师的慈悲的态度。这给了她勇气去告诉美发师关于她的恐慌,对方也同样富有同情地给予了回应。最后,卡门能够给予自己仁慈和理解。

　　智慧也扮演了一个关键角色。智慧让她的治疗师在感受卡门的失望时没有认为自己是个糟糕的治疗师，让他能与卡门的痛苦产生共鸣而又保持洞察力和希望，让他工作不会太多也不会太少，让卡门成为自己生活的专家。他希望创造一个好奇的、轻松面对不确定性的、相互尊重的气氛。卡门自己的智慧也在多个途径中展现：她开始以一个新的、广阔的视角来看待自己的问题；认识到呕吐获得的灾难的、不现实的意义；不再那么悲观地看待自己可怕的、自我批评的想法；以"不是我"的方式忍受不舒服；将挫折和识别当作生活的一部分；坚持参与和他人一起的、有意义的活动。但智慧和慈悲究竟是什么呢？它们为什么在治疗中是重要的呢？在本章中，我们试图来定义这些难懂的概念，简略地在西方和佛教传统中描绘它们的概念的、科学的和历史的背景，讨论慈悲和智慧之间是如何密不可分的。我们也开始检验这些品质与临床工作的相关性，这将是本书其余章节的主题。

正念：智慧和慈悲的基础

　　过去 25 年，人们将正念并入心理治疗实践的兴趣在稳步增强。在行为疗法和认知疗法之后，基于正念和接纳的治疗被认为是行为治疗的"第三波"（Baer, 2006;Hayes, Follette, & Linehan, 2004; Hayes, Villatte, Levin, & Hildebrandt, 2011;Hoffman & Asmundson, 2008）。正念也正广泛地影响着其他治疗模式，包括精神分析（Epstein, 1995; Hick & Bien, 2008; Safran, 2003）、人本主义（Johanson, 2009; Khong & Mruk, 2009）和家庭治疗（Carson, Carson, Gil, & Baucom, 2004; Gambrel & Keeling, 2010; Gehart & McCollum, 2007）。在正念取向疗法中，我们更少地关注于改变我们个体经验的内容，而更多地关注

于改变我们时时刻刻与自己的感觉、想法、情绪和行为的关系。这种新的关系以正念为特征："（1）觉察；（2）当下时刻的；（3）带着接纳"（Germer, 2005b）或"一种觉察，有目的地、非评价地关注时刻展开的体验"（Kabat-Zinn, 2003）。它特别强调接纳："主动地、非评价地拥抱此时此地的体验"（Hayes, 2004）。正念和接纳的反面是抵抗或经验性回避——通过绷紧身体、避开不愉悦的体验、陷入我们的思维中、回避令人痛苦的情景或通过心理防御封闭我们的感受。虽然这些反应可能会在短期内缓解情绪的不适，但从长远来看，它们会放大痛苦（Fledderus, Bohlmeijer, & Pieterse, 2010; Kingston, Clarke, & Remington, 2010）。

对正念的研究正指数级地增加。大多数被研究的正念练习程式是正念减压课程（MBSR; Kabat-Zinn, 1990; Stahl & Goldstein, 2010）。其他实验支持的、被广泛采用的程式包括从正念减压疗法中（Mindful-based Stress Reduction，简称为 MBSR）衍生出来的正念认知疗法（Mindful-based Cognitive Therapy，简称为 MBCT; Segal, Williams, & Teasdale, 2002; Williams, Teasdale, Segal, & Kabat-Zinn, 2007）、辩证行为疗法（Dialectical Behavior Therapy，简称为 DBT; Linehan, 1993a, 1993b）和接受与承诺疗法（Acceptance and Commitment Therapy，简称为 ACT; Harris, 2009; Hayes, Strosahl, & Wilson, 1999）。虽然对基于正念和接纳的疗法效果的实证研究的持续增加有助于它们的普及，但正念现在也被看作一个超理论和超诊断的改变过程——潜在于各种治疗形式中的作用机制，广泛适用于多种情况（Baer, 2010a; Hölzel, Lazar, et al., 2011）。正念不仅有联结不同治疗流派的潜能，而且在临床研究和实践之间建立了桥梁，整合了治疗师的个人和专业生活（Germer, Siegel, & Fulton, 2005）。

在上面提到的正念练习项目中，也明确或隐含地包括培养一种对自己和他人更友善、慈悲的关系。研究显示，正念训练能增强自悯（Birnie, Speca, & Carlson, 2010; Krüger, 2010; Shapiro, Astin, Bishop, & Cordova, 2005; Shapiro, Brown, & Biegal, 2007）。

虽然正念练习在发展智慧方面的影响还未被实验性地研究，但在佛教传统中它的主要目标是发展出对心的本质以及生活本身的深刻的内省（见第九章）。事实上，西方心理学家所谓的"正念冥想"在佛教传统中也被称为"内观禅修"，明确地以培养内省来获得智慧从而将我们自己和他人从痛苦中解放出来为目标。希腊哲学家 Heraclitus 写道，"寻求智慧者可以做我已经做的：向内寻求"（Hillman, 2003）；佛陀说，"来亲眼看看"（*ehipassiko*，古巴利语）。为了领悟这种智慧，我们需要深刻地对我们时时刻刻的体验进行接纳，对我们作为苦难的个体充满慈悲。当我们通过正念练习这样向内看时，我们就发展了心灵的品质——智慧和慈悲——让我们清楚地看见并柔和、放松地面对我们的任何感受，有效地应对出现的生活问题。

三个正念技能

虽然正念、智慧和慈悲在经验上是相关的，培养方法也是有重叠的，但它们还是有概念上的区别，且需要调用不同的心理过程或技能。大多数正念训练项目教授的三种核心技能是：（1）专注（单一目标聚焦的觉察）；（2）正念本身（开放的觉察）；（3）慈悲心（Salzberg, 2011）。到目前为止，前两种心理过程在基于正念和接纳的心理治疗中已经被强调。这些技能也有助于培养智慧，这在佛教心理学中被理解为对我们的心和"我"的本质的敏锐洞察。第三种技能——慈悲心——有助于培养对我们自己和他人的关怀的态度，尤其在痛苦之中时，允许我们以更大的觉察和更少的阻抗来承受我们时时刻刻的体验。

管理注意力和情绪

威廉·詹姆士（William James, 1890/2007）说："一遍又一遍地把游荡的注意力拉回来的能力是判断、性格和意志力的根本"。在禅修中，单一焦点练习（single-focus practices）——例如，当我们处在苦恼中时将注意力聚焦于呼吸或脚底——有平静心灵的功能（R. D. Siegel, 2010）。而开放觉察技术（Open-field awareness techniques）——注意任何我们觉知领域内升起的内容——则训练内心坦然和内省地接受生活的潮起潮落。通过综合运用这些学习到的注意力管理的能力，可以帮助我们调节我们的情绪。

然而，还有其他禅修技术，例如，慈心禅（metta）和施受法（tonglen），已经发展了近千年，也可以用来管理困难情绪（见第四章和第七章）。

这本书将探索正念和慈心禅的理论和实践如何转化成治疗中的智慧和慈悲，甚至超越治疗范围。我们先探索慈悲，相对于难以捉摸的和神秘的智慧概念，其在临床上相对比较熟悉，已经被进行了大量研究。

什么是慈悲

英语单词 compassion 来自拉丁和希腊语的词根 pati 和 pathein（"to suffer"）以及拉丁词根 com（"with"），所以 compassion 的意思是"和他人一起受苦"。牛津英语辞典定义 compassion 为"同情和关心他人的痛苦和不幸"。2009 年，许多宗教领袖制定了慈悲宪章，其中对慈悲的定义是呼吁"以己待人"（Armstrong, 2010）。在心理学学者和科学家这里，对慈悲的理解变得尤为有趣和微妙。

一个便于记忆的、可操作的慈悲定义可能是"体验痛苦并希望其得到缓解"。相似的定义包括：

- "基本的仁慈，带着对自己和众生的痛苦的深刻觉察，希望并努力使痛苦得到缓解"（Gilbert, 2009c）。
- "目睹他人的痛苦和随后升起的希望给予帮助的感受"（Goetz, Keltner, & Simon-Thomas, 2010）。
- 包括三个部分：(1)"我感受你"（情感）；(2)我理解你（认知）；(3)"我想要帮助你"（动机）（Hangartner, 2011）。

十年前，慈悲作为一个独特的情绪或态度还一直被实验心理学家（Davidson & Harrington, 2001; Goetz et al., 2010; Goleman, 2003; Pommier, 2010）和科学家（Gilbert, 2005, 2009a; Glaser, 2005; Ladner, 2004; Lewin, 1996）所忽视。这种忽视的部分原因是存在一些相似的概念，例如，共情（empathy）（Batson, 1991; Hoffman, 1981）、同情（sympathy）（Shaver, Schwartz, Kirson, & O'Connor, 1987; Trivers, 1971）、爱（love）（Fehr, Sprecher, & Underwood, 2009; Post, 2002）、怜悯（pity）（Ben Ze'ev, 2000; Fiske, Cuddy, Glick, & Xu, 2002）和利他（altruism）（Monroe, 2002; Oliner, 2002）。慈悲和这些概念之间是怎样的关系呢？准确地理解慈悲不仅对于发展理论、评估工具和临床运用是有用的，而且有利于我们认识和培养慈悲（Eisenberg & Miller, 1987; Goetz et al., 2010）。

共情

卡尔·罗杰斯（Carl Rogers, 1961）将共情（empathy）定义为"准确理解（来访者的）世界，就如同从来访者内部看到的一样；去感受（来访者的）世界，就好像是你的感受"。"有一个相似于另一个人正具有的情绪性回应"（Bohart & Greenberg, 1997）。共情超越

了认知评估，包括对另一个人的体验有一种感受（Feshbach, 1997;
Lazarus, 1991）。

我们几乎可以共情所有人类的情绪——开心、悲伤、激动、厌
烦。而慈悲是共情的一种特殊形式，它是对痛苦的同情（伴随着减
缓痛苦的愿望）。痛苦是慈悲的先决条件。既然治疗的目标是缓解情
绪上的痛苦，看起来慈悲可能在心理治疗历史上一直潜藏于共情的
大伞下。在临床领域对培养共情的系统性努力依然相当少（Shapiro
& Izett, 2007），但随着古老的佛教慈悲练习整合入现代心理治疗中，
这种状况会有所改变。

同情

同情（Sympathy）是"一种情绪反应，基于对另外一个人的情
绪状态或处境的理解，包含对其担心和悲伤的感受"（Eisenberg et al.,
1994）。同情包括一种反应性的成分，基于之前的经验，而共情是另
一个人情绪状态的一面镜子。在共情中比在同情中表现出更多的正
念觉察。

爱

治疗师倾向于回避"爱（Love）"这个词，尤其是和他们的
来访者之间，因为它具有多种含义——父母之爱、博爱、浪漫的
爱——这会产生误会。但单词"爱"有助于阐明慈悲的含义，Lynne
Underwood（2009）认为慈悲的爱（compassionate love）比单单慈悲
二字更好，因为它意味着更多的情感参与。

在佛教背景中，慈悲表现为一个超然外在而非感情丰富的观察
者（Goetz, 2010）。这个看法是因为舍心（equanimity）的品质——
在开放的觉察中承受住我们情绪生活的起伏的能力。例如，一个十
几岁的女孩在她离开家闯荡世界之前为了发展独立的能力，可能需

要暂时地拒绝她的母亲。深刻地认识这一过程可以让母亲能够感受自己的痛苦、害怕或愤怒，但又不过度反应。舍心并不是阻止我们开心或哭泣，而是给我们自由，在不同的情况下去有效地表达情绪，同时依然与他人保持情感联结。

慈心是一种"希望众生可以享受快乐的心态"，悲心是"希望众生可以摆脱痛苦的愿望"。在佛教传统中，慈心练习通常在悲心练习之前，因为悲心练习更具有挑战性。要让我们的心在面对痛苦时保持开放是相当困难的——不责备受害者或并不为了让自己能重新感觉更好而希望他走开。

怜悯

怜悯（pity）是关心他人的困境，同时夹杂着一点优越感（Fiske et al., 2002），而慈悲是基于平等的情感。因为我们都遭受过痛苦，所以痛苦是一根将我们系在一起的主线。当我们以慈悲的方式对痛苦保持开放时，我们就感受到更少的孤独。当我们屏蔽痛苦时，我们会感到从正处在痛苦中的他人那里而来的轻微的远离，这就是怜悯。怜悯可以被认为是慈悲的前驱——一个初步的开放——但如果认识不到的话，它也会阻碍慈悲的充分连接的体验。

利他

慈悲不仅是感受他人，还要争取改变现状。人们经常将悲悯和慈爱仅仅看作多愁善感。不！它们的要求是非常高的。如果你要变得慈悲，请准备好开始行动！

——Desmond Tutu（Barasch, 2005）

利他（Altruism）是慈悲的一个品质，与共情和同情不同。利他可以被看作一个动机（Batson, 2002）或一个行为（Monroe, 2002），

"包括不求私利地帮助他人"（Kristeller & Johnson, 2005）。共情和同情可能会引发利他，但不是必须的。慈悲总是包括利他。

自悯

虽然慈悲通常被认为是一种对他人的情绪或态度，但佛教对慈悲的定义包含了所有生命，也包括自己（见第六章和第七章）。

很多人发现对一些特定的群体反而比对自己更容易产生慈悲——如宠物、儿童、爱人，所以当下的研究确实还没显示出自悯（Self-compassion）和对他人的同情之间清晰、线性的关系（Neff, Yarnell, & Pommier, 2011）。然而，为了对所有人慈悲，我们需要接受我们自己的很多不同的部分，包括我们不太令人满意的品质（见第十三章）。否则，我们将倾向于拒绝他人身上的我们不喜欢的部分。

慈悲是一个内部工作。如果我们认为那个痛苦的人是不值得帮助的，那么慈悲就会变成愤怒；如果我们无法给予帮助，慈悲会变成悲伤；如果受苦者被看作自己快乐的障碍，慈悲就会变成幸灾乐祸（以他人的痛苦为乐）；当痛苦的人是自己时，有时候慈悲甚至会变成愤怒或羞耻（Goetz et al., 2010）。而且，我们需要平衡（正念）地觉察我们内在的世界和自我友善的态度，以保持对他人的慈悲。

慈悲的简史

"慈悲"在世界各宗教的核心中处于核心位置。例如，孔子是第一位提出"己所不欲，勿施于人"这一指导原则的导师（Armstrong, 2010）。印度教神克里希纳说："我居于他们的心中，出于对他们的恻隐之情；我居于他们的心中，摧毁那无知的黑暗。"（Shankaracharya, 2004）耶稣教导人们，"你应该像爱自己那样爱你的邻居"（Mark 12:31）。穆罕默德说："除非他的邻居能从他那儿得到安全感，否则他就不是一个信徒"（Taymiyyah, 1999）。在犹太教中，"主的仁慈是无尽的，他的怜悯不会耗竭。它们在每天早上都会恢复"（Lamentations 3:22–23; see also Berlin, Brettler, & Fishbane, 2004）。我们的宗教传统都是在应对人类的受苦问题。在佛教的教义中，受苦是"第一圣谛"，他教授悲心作为一种缓解人类痛苦和促进和平合作的方法。

在西方哲学传统中，亚里士多德是第一位仔细思考慈悲（作为"怜悯"的意思）（Cassell, 2005）的哲学家。后来的哲学家开始提防情绪，例如康德和尼采，他们警告说，像慈悲等感受对理性是个威胁，应该被压抑（Nussbaum, 1996, 2001）。然而其他西方思想家，例如霍布斯（1651/1962）、休谟（1888/1978）和叔本华（1844/1966），看到了认同他人或想象自己站在他人位置的价值（Pommier, 2010）。

也许慈悲和宗教的紧密联系阻碍了刚起步的心理科学对其进行更彻底的探索。但是你依然会发现，慈悲嵌入在共情、治疗联盟、无条件积极关注和接纳等熟悉的治疗概念中。

John Williams 和 Steven Lynn（2010）在对心理治疗中的"接纳"进行历史回顾时，认为历史上的佛陀（公元前 563—公元前 483）是第一个详细描述这一概念的人。佛陀相信，大多数人类的痛苦来自渴望改变当下的体验，而不是接受它本来的样子（也就是拒绝接纳）。为了化解这种倾向，他建议人们培养不贪、不嗔、正念、慈悲、智慧以及其他很多精神品质来减轻痛苦（见第四章和第六章）。

对接纳的兴趣，尤其是接纳"自己"和"他人"，在心理治疗领域已经存在了一个多世纪。威廉·詹姆士、弗洛伊德和斯金纳都认为接纳在心理上是有益的。卡尔·罗杰斯（1951）和后来的人本存在主义治疗师将接纳提高到了一个核心改变过程的地位。有趣的是，弗洛伊德（1913/1957）和罗杰斯都认为自我接纳是接纳他人的前提，这个观点成为了实证研究的焦点，直到 20 世纪 80 年代。在 20 世纪 90 年代，随着引入来自佛教灵感的正念和基于接纳的治疗，研究焦点改成接纳即刻的体验（Kabat-Zinn, 1990; Linehan, 1993a; Segal et al., 2002）。

探索慈悲以及智慧，是佛教心理学和现代心理治疗汇合的下一步。熟悉的主题正被重新检验，新的领域被打开：

自悯作为自我接纳的新形式。

- 慈悲作为一种共情类型被探索，强调要带着善意调节痛苦。
- 慈悲疲劳被理解为是当我们没有带着自悯和平等舍心的共情时所发生的。
- 慈悲取向的治疗被发展为聚焦于培养慈悲技能以管理情绪痛苦。
- 大脑研究显示，慈悲的心理状态能增强对他人痛苦的内在敏感性。

这些主题和很多其他方面将在这本书中加以讨论。

慈悲是先天的吗

也许可以说，我们的大脑不仅先天设计了战斗和逃跑，还设计了慈悲。虽然我们原始的、自我保护的本能会自动和快速地出现，但是我们也会自然地合作和利他（Keltner, 2009; Sussman & Cloninger, 2011）。而且像所有精神习惯一样，我们先天的慈悲能在练习中得到增强。先天具有慈悲的证据可以在进化和神经生物学领域找到。

进化

与普遍观点相反，查尔斯·达尔文认为共情是我们最强的本能，他指出"社群中拥有高度共情的成员越多,那么这个社群会最兴旺,能培养最多的后代"(1871/2010; Ekman, 2010)。父母需要慈悲来抚养孩子到生育年龄,甚至有证据显示,慈爱是择偶的主要标准(超过经济前景和外貌),无论男女(Keltner, 2009)。自然选择使我们与他人合作,即使我们不会再见到这个人(Delton, Krasnow, Cosmides, & Tody, in press)。

神经生物学

从神经生物学层面来讲,社会性情绪(例如,慈悲)在大脑中所占的区域在大脑皮层以下,包括下丘脑和脑干,这一区域与基本的新陈代谢过程以及进化上的古老情绪(例如,害怕)有关(Immordino-Yang, McColl, Damasio, & Damasio, 2009)。慈悲的大脑状态也表现出激活中脑边缘神经系统,这可以解释为什么慈悲本质上有奖赏作用(Kim et al., 2011)。

战斗—僵化—逃跑和慈悲—奖赏子系统在大脑中被一个"安全"的子系统所平衡(Depue & Morrone-Strupinsky, 2005; Gilbert, 2009b)。这个安全系统与慈悲(照顾和安抚)联系在一起,也表现出与催产素和加压素相关。慈悲心态的典型表现是平静和心律降低(Eisenberg et al., 1988),低皮肤电传导(Eisenberg, Fabes, Schaller, Carlo, & Miller, 1991)和迷走神经被激活(Oveis, Horberg, & Keltner, 2009; Porges, 1995, 2001)——与伤心和悲痛的表现相反(Goetz et al., 2010)。

我们也拥有镜像神经元,在持续记录着他人的所思所感(Rizzolatti & Craighero, 2004; Rizzolatti & Sinigaglia, 2010; Siegel, 2007),促使我们缓解他人的痛苦来让我们自己感觉更好些。我们还可以看到很多人,尤其是女性,通过"照顾和友谊"来应对压力,而不是战斗或逃跑(Taylor et al., 2000)。总之,我们神经系统中的诸多基本元素能使我们感受到慈悲。

培 养

千年来，无数的冥想和祷告练习者的努力表明，让慈悲变成一个习惯是可能的。当前，慈悲禅修对大脑的长期影响正在通过使用脑成像和其他方法进行探索（见第八章）。证据显示，我们能逐步学习使用我们的新皮层，从自动被害怕激活的杏仁核和自我保护系统（self-preservative system）转变成慈悲的心态和物种保护系统（species-preservative system）（Wang, 2005）。只要 8 周的正念冥想，每天平均 27 分钟，就可以导致与自我觉察、慈悲和内省相关的大脑结构的改变。

心智的训练不仅出现在冥想练习中，而且也出现在我们出生就开始的与他人的互动中（Siegel, 2007）。儿童依恋类型能影响成年后慈悲的能力（Gillath, Shaver, & Mukilincer, 2005），但即便是那些焦虑或回避依恋类型也能增加他们的慈悲水平，通过关于安全依恋的词语、记忆或故事来启动（Carnelley & Rowe, 2007, 2010）。特别用来培养慈悲（Miller，2009）和自悯（self-compassion）的训练项目目前正在开发中。

慈悲和幸福

在佛教训练中，慈、悲、喜、舍被认为是"四无量心"或"神的住所"*。意思是当我们体现出这些品质时，痛苦就会消失。

科学界开始探索慈悲对精神和心理健康的益处（Hofmann,

---

* 旧译为"四梵住"。——译者注

Grossman, & Hinton, 2011; Wachholz & Pearce, 2007）。例如，处在高度慈悲中的人会更可能接受到来自他人的慈悲，因此压力反应会更少（Cosley, McCoy, Saslow, & Epel, 2010）。练习慈悲也会导致快乐和自尊持续增强（Mongrain, Chin, & Shapira, 2011）。大多数慈悲研究基于慈悲的一些相关因素，例如利他、同情、宽恕和其他积极情绪，也包括对慈悲的挑战因素，如愤怒、压力、孤独和同情疲劳。例如，利他可以通过减少压力和提高免疫反应来促进身体和情绪的健康（Sternberg, 2011），并可能促进长寿（Brown, Nesse, Vinokur, & Smith, 2003）。

自悯研究显示了自悯和心理幸福的清晰的关系。在写这本书的时候，还没有任何关于自悯训练对精神健康影响的随机控制研究发表，但初步证据表明了多种有益效果（Adams & Leary, 2007; Gilbert & Irons, 2005a; Kuyken et al., 2010; Raque-Bogdan, Ericson, Jackson, Martin, & Bryan, 2011; Schanche, Stiles, McCollough, Swartberg, & Nielsen, in press; Shapira & Mongrain, 2010; Thompson & Waltz, 2008; Van Dam, Sheppard, Forsyth, & Earleywine, 2011）。例如，处在抑郁中的个体高度参与自悯五个月后比那些低自悯的明显表现出更少的抑郁，这表明自悯为情绪问题提供了一个自然的缓冲（Raes, 2011）。

有个问题是不可避免的："一个拥抱痛苦的精神状态真的对精神健康有帮助吗？"事实上，我们的注意力的焦点并不是长期保持在痛苦上。我们需要痛苦来让慈悲生起，但我们只需在切换到对痛苦者慈爱的感受并希望给予帮助前与它接触简短的时间。在慈悲中，积极的情绪超越了痛苦。这就是同情（compassion）疲劳实际上是"共情疲劳"的原因（Ricard, 2010）。在慈悲的人心中有温柔、希望和善意——所有这些因素支持了其心理和生理的健康。

什么是智慧

几乎每种语言中都有一个叫作"智慧"的词。它被各种文化描述为最高的人类美德，从古代起就出现在书面和口头传统中。它当然也是我们希望在心理治疗师身上出现的一个特性。然而直到最近，现代的心理治疗师（甚至是哲学家）才开始接触这个主题。事实上，在他们对它是什么达成一致的过程中也经历了一个非常困难的时期。就如美国大法官 Potter Stewart（1964）的观察："硬核（hard core）色情的核心是很难定义的，但当我看见它的时候我一眼就能认出它。"一个公认的智慧的定义已经变得难懂，尽管当它出现时我们能认出它，当它不在时我们想念它。

英语单词 wisdom 来自印欧语系单词 wede，意思是"看到（see）"或"知道（know）"（Holliday & Chandler, 1986）。在英语辞典中，智慧有不同的定义，例如，"在与生活和经营相关的事件中有正确判断的能力；在选择方法和目的时判断的正确性；……启发，学问，博学（牛津大学英语词典，2010）"或者"学问……知识的智能应用；识别内在品质和本质关系的能力：洞察力，睿智……判断，审慎……明智"（韦氏词典，2011）。这些重叠的定义是多维度的，引发出一个问题：将智慧看作一组人类的能力而不是单个的美德是否会对我们更有益处。然而，不同时间和文化下的人们对"智慧"的高度关注这一事实，说明这个概念是存在某些意义的。智慧所包含的不同的能力可能相互联系，创造了一个整体，超过部分的总合。正如我们在整本书中所看到的，当我们只使用智慧的一些成分而忽视其他时，我们没有一个人的行为是智慧的。

因为这个概念是如此多维度，所以它可能无法得到一个速记的、操作性的智慧的定义。然而，我们可能需要勉强接受一个抓住本质的定义，即使它用于实验计划并不容易。所以，在心理治疗背景里，我们也许可以把智慧简单地定义为：深刻认识如何生活。不过，这实际涉及什么也是不能简单描述的。

特别难以定义的概念的一个标志是在实现定义时存在相互竞争的方法（Staudinger & Glück, 2011）。一些心理学家去世界各地让一般民众描述"智慧"的人，在他们的答案中寻找模式来识别智慧的隐含模型（Bluck & Glück, 2005）。其他研究者通过研究世界上的哲学和宗教文献来寻找重复的主题（Birren & Svensson, 2005; Osbeck & Robinson, 2005）。还有一些人尝试深度反思事件本身，产生多种多样的外显理论——"（假想的）专业理论家和研究者的建构"（Sternberg, 1998）。结果没有一致的意见出现。两个主要的关于智慧的心理学文献，由 Robert Sternberg 编辑（Sternberg, 1990a; Sternberg & Jordan, 2005），其中对智慧的定义就像书中章节那样多。但幸好，定义智慧的困难事实上正开始阐述其本质。通过阐明它的很多组成部分，我们得到了如何培养智慧和在心理治疗中使用它的启示。然而正如你将会看到的，临床态度已经更多地从智慧聚焦到慈悲上。

一个自上而下的过程

现代神经科学区分了自下而上和自上而下这两个过程。前一个描述了大脑如何输入基本感觉信息，将其组织成观点，通过这些基本构件建构对现实的经验——例如，当享受玫瑰花香时。自上而下的过程包括使用更高的皮层能力，例如，推理、判断和建构概念框架，来解释和回应通过我们的感官持续流入我们大脑的数据，这些能力基于过去的经验。在行动和做出平衡的决定前进行思考，就像当我们选择如何与一位来访者谈论一个敏感主题时所做的。因此，智慧可能是自上而下的过程的最高点。它包含很多部分，其中包括思考、情绪管理和换位思考。如其他自上而下的过程一样，它是整合模式的——包括身，脑，心之间的沟通。虽然理论家对其细节没有达成一致，但大部分人都同意智慧与本能的、习惯的冲动行为相反（Sternberg, 2005a）。

智慧直到最近才得到理论或临床心理学关注的一个原因是，它是一个如此复杂的自上而下的过程。自 18 世纪后期开始，理论心理学开始聚焦于一些基本心理过程——容易被操作性定义和实验的心理现象，例如，知觉或行为的条件反射（Birren & Svensson, 2005）。心理治疗师回避了对智慧的研究，也许更多的将其看作属于哲学或宗教领域。就连现代哲学家也忽略了它，只对其历史感兴趣，而不想花太多的时间在这如此多维的概念上（Smith, 1998），但实际上并不是世界上最深刻的思想家都这样想。

智慧简史——西方和东方

一些最古老的关于智慧的文献在有 5000 年历史的美索不达米亚的泥板文献碎片上被发现。我们从中发现了一些圣人的建议，例如，"拥有很多银子的人可能会快乐；获得很多麦子的人可能会快乐；但什么也没有的人，能安眠"（Hooker & Hooker, 2004），以箴言的形式，指导"好的"和"有效的"行为（Baltes, 2004）。来自公元前 2000 年的智慧文献预示了很多后来的智慧概念，包括不明智的自以为是："不要用知识来膨胀自己，不要因为你聪明而骄傲"（Readers Digest Association, 1973）。

然而古希腊哲学家——"智慧的情人"，建立了智力框架，在随后的几个世纪支配了西方思想界。从苏格拉底（公元前 470—前 399 年）到柏拉图（公元前 428—前 322 年），再到亚里士多德（公元前 384—前 322 年），智慧的理念不断进化，最终与知识、技能和其他能力区分开。苏格拉底通过描写"狡猾的流氓的敏锐眼睛中闪

过的狭窄智力"来区分智慧，反复强调知道一个人的局限的重要性
（Osbeck & Robinson, 2005）。他的学生柏拉图强调培养智慧是"每天
的功课"，我们应该全身心投入发展理性来控制我们的精神和欲望。
亚里士多德提出了"黄金分割"的概念——发现我们表达自己性格
的各个方面的平衡度（Center for Ethical Deliberation, 2011）。所有这
些古代主题以它们的方式进入了现代的智慧定义。

在后来的犹太和基督教文献中，智慧成为了来自上帝的真相的
启示（Birren & Svensson, 2005）。坚持信仰是通往疗愈的途径，这
在《旧约》约伯的奋斗中可以看到。智慧包括知道我们在世界中的
位置，承认很多是超出我们的理解能力的以及对上帝保持信仰（Rad,
1972）。后来，在奥古斯丁（354—430 年）的教学中，智慧成为了
没有罪恶的完美道德（Birren & Svensson, 2005）。很显然，这些更加
神学的概念无法被现代心理学家用以研究智慧。

西方的伟大思想家们在描述智慧时典型地强调一些重要部分的
组 合（Birren & Svensson, 2005）： 理 性（Frances Bacon; Descartes;
Plato），认识上帝（Locke）、正义行为（Kant; Montaigne）。这一般
被看作一套包括知识的获得和技能的发展的认知能力，来有效地在
世间加以运用。

亚洲的智慧传统典型地具有不同的风格。他们强调智慧在积极
地影响我们的认知、直觉、情感和人际体验方面所具有的变化的力
量（Takahashi & Overton, 2005）。我们最早的亚洲智慧教导的书面记
录是奥义书，被记录于公元前 800 年到公元前 500 年之间（Durant,
1935）。这里面搜集的圣徒和先贤的故事描述了智慧不仅与实际知
识不同，而且包括超越我们平常熟悉的感官世界的超精神体验。约
公元前 600 年，道教在中国出现。在这一传统中，直觉、慈悲和更
重要的与自然法则协调一致的平衡的生活被看作智慧的精髓。逻辑
的思考、理性和习惯被看作不可信的——太容易被狭隘的自利所影

响，并让我们疏远自然的整体性（Birren & Svensson, 2005）。不久以后，也是在中国，孔子（公元前 551—前 479 年）教导说，道德地生活和维持社会秩序是智慧的标志（Baltes, 2004; Birren & Svensson, 2005）。

这些智慧的传统影响了亚洲文化的塑造。现在对西方心理学思想有最直接影响的是佛陀（公元前 563—前 483）的教导，主要通过使用基于正念的治疗。正如我们马上就会看到的，在佛教的教导中，智慧被看作对自然世界的模式以及我们常见的精神习惯创造痛苦的方式的内省。而在道家传统中，理性和积累的知识被认为没有直觉性内省重要，内省被看作我们体验和行为的根本转变。

西方心理学中的智慧

虽然智慧在西方思想中很重要，但学院式心理学和心理治疗传统的基础理论家却很少提及它。

对心理知识的传统概述，例如，《普通心理学手册》（*Handbook of General Psychology*）（Wolman, 1973）或《心理学的思想史》（*An Intellectual History of Psychology*）（Robinson, 1995），都没有提到这一主题。即便存在哲学取向，威廉·詹姆斯也没有在其《心理学原理》（*The Principles of Psychology*）（1890/2007）中讨论智慧，而在"各种宗教体验"中（1902/2010），虽然他引用了很多提到"智慧"这个词的宗教文献，但他自己从没探究过这一概念。西格蒙德·弗洛伊德尽管被很多人认为是个智慧的大师，但在其大量文献中也很少提到这个词。卡尔·荣格也因其智慧被欣赏，描述了超常体验，讨论了梦以及神话形象"智慧老人"（wise old man 和 wise old woman），但没有描写智慧本身及其如何发展。

在基础理论家中，埃里克森（1950）是第一个详细讨论智慧

的。他将其描述为成功地度过人类发展的第八阶段和最后阶段："自
我整合对失望（ego integrity vs.despair）"。在后来的文献中，他提
供了更详细的材料，描述智慧为"了解和超然地关注生活本身"或
"真正参与的脱离"（Erikson & Erikson, 1982/1998）。与埃里克森的
智慧包括成功地度过发展挑战相关，George Vaillant，带领了成人
发展的哈佛研究，并得出结论：通过"防御的成熟性（maturity of
defenses）"——更多地反映在他们的行为而不是话语中——是对智
慧的最好测量。成熟的防御（例如，幽默、升华，还有利他），倾向
于给予自己和他人幸福；而不成熟的防御（例如，投射、疑病、被
动攻击行为）倾向于导致悲伤。

在著名的心理理论家中，对智慧的理解贡献最大的可能是亚伯
拉罕·马斯洛，尽管他也没有很具体地讨论这个词。在他所研究的
需求层次中，"自我实现"的个体能接受现实和事实，而不是否认真
理，能自然地聚焦于外在问题，能接受他们自己的人类本性的所有
缺陷，也包括他人的，没有偏见（Maslow & Lowry, 1973）。正如我
们将看到的，这些都被认为是智慧的重要部分。

尽管西方心理学对智慧这个概念存在历史性的忽视，但在生
涯发展和随后的积极心理学（关于幸福的研究）方面持续增强的兴
趣激发了一小群敬业的理论家和研究者，去明确地研究智慧（Hall,
2007; Sternberg, 1990a; Sternberg & Jordan, 2005）。

实证研究

在这个领域的实证研究开始于 1976 年 Vivian Clayton 的一篇
博士论文，目的是调查智慧是什么以及它是否受年龄的影响（Hall,
2007）。通过研究古代西方文献来试图对它下定义，她得出结论：智
慧一般包括获取知识、将其用于人类社会情境、反思以及通过判断
力做出基于慈悲的决定。然后她试图利用现存的心理测验方法来测

量智慧并得出结论：与很多其他认知能力不同，智慧不会受到时间的侵蚀，反而会随着年龄的增长而增长（Hall, 2007）。

在 20 世纪 80 年代早期，Paul B. Baltes——一位生涯发展心理学领域的开拓者，建立了柏林智慧研究项目（Berlin Wisdom Project），成为迄今为止最大的实验室智慧研究项目。他和同事将智慧定义为"在处理生活的意义和态度这类基本问题时的重要和突出的专业知识"（Kunzmann & Baltes, 2005）。他们对智慧的研究是通过给研究对象呈现开放性的、假设的情景，然后要求他们"边想边说出"他们可能如何应对。他们发现，相较于其他人，那些体现出智慧方面（例如，丰富的事实和程序知识、有洞察力、宽容和对不确定的接受）的人，会倾向于表现出更少的"自我中心"和更少的对追求快乐和舒适生活的兴趣。这些"智慧"的人反而关注于个人的成长和内省，以及与环境保护、社会承诺、朋友的幸福相关的他人导向的价值（Kunzmann & Baltes, 2005）。智慧的人更倾向于通过合作来处理冲突，而不是要么只单向地考虑自己的兴趣，要么根本不感兴趣（Kunzmann & Baltes, 2005）。柏林团队发现，智慧是难得的，并不一定随着年龄而增长（Baltes & Staudinger, 2000; Jordan, 2005; Staudinger, 1999），即使试图理解自己和他人的训练及练习看起来是有帮助的（Kunzmann & Baltes, 2005）。有趣的是，他们也看到，智慧作为一个社会互动的产物（Staudinger & Baltes, 1996），实际上无法保持在个体中，而是在社会中分享。

虽然柏林项目已经产生了关于智慧研究的大量结果，但对其也有批评的声音。最经常被引用的担忧是：(1) 这个研究只测量人们如何思考，而不是如何行动；(2) 忽略情绪。从 1997 年开始，Monika Ardelt——一位社会学家，招募老年人来发展一个"三个维度"的智慧量表，包括测量认知、反思和情绪维度。在她的框架里，情绪范围包括对他人感受慈悲以及能够建设性地应对逆境。Ardelt 认为将慈悲包括在内揭示了究竟是什么构成了一个智慧的人，而不仅仅是一个能展示智力技能的人。通过引用哲学家 John Kekes 的话，她指出，"一个傻瓜可以学习说一个智者所有说过的话，并在相同的场合说"（Ardelt, 2004），但这不是真正的智慧。为了支持她的模型，她指出，耶稣、佛陀、穆罕默德、甘地、基督教圣徒和禅师都能觉察到一个他人没看到的更深的真相，能够超越他们的主观和投射，从多角度客观地看待事物，对他人慈悲（Ardelt, 2004）。

另一个进行实证智慧研究的主要的贡献者是 Robert Sternberg。在他的模型中，一个智慧的人致力于公共利益，通过个人、人际间和超个人利益这三者之间的平衡，来达到适应存在的环境、塑造当下的环境、选择新环境这三者之间的平衡，短期和长期都如此（Sternberg & Lubart, 2001）。愚蠢是我们失衡时的产物——仅仅依托我们的部分能力、考虑部分利益或排他性地聚焦于短期或长期结果（Sternberg, 2005a）。

寻求共识

所以，我们如何从这大量观点中筛选出一个对心理治疗师有用的对于智慧的理解呢？几位作者尝试在文史资料和现代模型中识别出共同主题。神经生物学家 Thomas Meeks 和 Dilip Jeste（2009）识别出智慧的六个关键部分：（1）亲社会态度 / 行为；（2）社会决策 / 务实的生活知识；（3）情绪稳定；（4）反思 / 自我理解；（5）相对主义 / 平衡；（6）承认并有效处理不确定 / 含糊。Judith Glück（2008; of the Berlin Project）和 Susan Bluck 也调查了现存的定义，识别出智慧的四个部分，缩写首字母为 MORE：精通（mastery），对经验开放（openness to experience），反思性态度（reflective attitude），情绪管理技能（emotion regulation skills）。虽然我们依然没有一个一致的定义，但在 2010 年的一次会议上，哲学家和心理学家探讨了这一主题，这个简化的 MORE 框架作为包容不同观点的一种方式获得了一部分人的支持（Tiberius, 2010）。

神经科学

考虑到我们定义智慧的困难，我们对它的神经生物学的理解在当前也是有限的。Meeks 和 Jeste（2009）尝试描绘了当智慧的不同部分被激活时在不同的大脑区域会发生什么，他们警告说该示意图是个推测，因为我们没有一致的对智慧的定义以及脑成像研究还未明确聚焦于智慧的神经生物学。尽管出于这样的和那样的限制，我们通过探索大脑活跃方式与每个子组件的联系，还是获得了更清晰的关于智慧的动力学的看法。

临床探索

智慧的心理学概念在临床领域被大大地忽视。很多书和文章讨论"临床智慧"、"身体的智慧"和"无意识的智慧"，但相对来讲很少讨论智慧是什么以及如何影响心理治疗。

大多数心理治疗中的深入的临床智慧探索在超个人心理学领域。这个学科最初产生于 20 世纪 60 年代迷幻剂的研究，后来转向对反主流的亚洲禅修和瑜伽的兴趣，"关注于人类最高潜能的研究，识别、理解和实现直观的、精神的和超常的意识状态"（Lajoie & Shapiro, 1992）。它的目标是整合永恒的智慧和现代西方心理学，将灵性原则转化为基于科学的、当代的语言"（Caplan, 2009）。除了马斯洛对"自我实现"个体的研究，Stanislav Grof（1975, 1998）的 LSD（麦角酸二乙基酰胺）对意识扩展效果的研究有助于开展这一领域。也许由于该领域产生于反主流环境，大量地借用深奥的灵性传统以及对于神秘体验特别感兴趣，所以它没有得到主流临床学家的太多关注。

在此之前，只有一次系统的尝试，研究者们试图将智慧的理论研究用于临床领域。Michael Linden——一个执业于柏林的德国精神科医生，发展了一种名为"智慧治疗"的疗法。他利用修改的柏林智慧研究项目的研究方案来培养来访者的智慧。这些人被要求从多个角度考虑困难的生活情景，其目标是发展智慧的几个成分，包括观点的灵活性、共情、情绪的接纳、价值相对主义、接受不确定和长远的视角（Linden, 2008）。

当开始筹划这本书时，我们简单地认为智慧是对如何生活的深度理解。虽然这个定义确实抓住了它的本质，但是我们了解到智慧是一种高级、多维的人类能力，在不同的情况下表现也不同。它包括很多能力间的平衡和整合，在不同的历史和文化背景下形成了不同的形式。因此，发展目标导向的干预或临床训练模型来培养这样一种多维能力确实是个挑战。

心理治疗师的智慧

我们实施了一次针对有经验的临床治疗师的非正式调查，询问他们是什么构成了一个"智慧"的治疗师。根据他们的回答，再结合之前讨论的历史和现代模型，我们识别出下面的智慧属性可能是有用的——治疗师更智慧地工作和培养来访者的智慧：

- 关于当下问题的事实性知识
- 推理和问题解决能力
- 不但有常识能力，还能做出专业判断
- 同时具有多维视角和矛盾性价值观的能力
- 对自我知识局限的觉察
- 在模糊和不确定中做出决定
- 意识到所有想法都是建构的

- 直觉地抓住所有现象共生的、甚至变化的本质，以及心灵如何构建一个世俗的、由分裂和稳定的物体组成的"现实"
- 能够在世俗中欣赏绝对的（超常的、超个人的、相互依赖的）现实
- 有能力观察、反思和理解我们自己的文化的、家庭的、个人的条件作用和心理动力
- 对个人成长和经验性学习感兴趣
- 对经验保持开放
- 关注行为对周围世界和更广的世界的长期和短期影响
- 有能力忍受并反思情绪和冲动而不是付诸行动
- 理解人类痛苦的原因和减轻痛苦的方法
- 社会或情绪智力——理解和与他人沟通的能力
- 对自己和他人慈悲

如此长的列表看上去可能是难以完成的任务，但这些能力是相互关联的，通过发展一种会增强其他的能力。

培养智慧

虽然很多调查得出结论——智慧很难发展，也并不一定随着年龄而增长，即便偶尔会（Baltes & Staudinger, 2000; Jordan, 2005; Staudinger, 1999; Vaillant, 2003），但我们能有意识地培养它吗？柏林学院的研究表明，临床心理学家比一般人群表现出更多的智慧，至少在描述复杂的人类问题的解决办法时是这样（Smith, Staudinger, &

Baltes, 1994; Staudinger, Smith, & Baltes, 1992)。这个发现说明，训练会有帮助，尽管治疗师可能是个自我选择（self-selected）的样本。然而，很可能在一生的历程中始终带着理解他人的目标和发展智慧的其他方面是支持智慧发展的重要因素（Jordan, 2005 ）。

这个看法符合对智慧的传统概念。柏拉图建议发展智慧需要"每天的训练"，在早期佛教传统中，智慧通过遵守八正道的要求来发展，要求持续的"正精进"。

正念的角色

大多数正念传统认为有意识地进行禅修练习有助于我们变得更智慧。在佛教传统中，正念觉察练习被明确地发展为培养智慧的一种工具——"如其所是地看待事物，而不是我们希望它们成为的样子（Surya Das, 2011）。这是如何起作用的呢？让我们看一看正念练习的一些部分如何相应地发展智慧的不同部分。

走出思维流

通过将我们的注意力反复地拉回到即刻的感觉体验（例如，呼吸的感觉），而不是留在纷乱的思维里，我们开始获得关于我们思维过程的全貌。这个练习让我们看到思维如何受家庭和文化的影响，以及它们如何随着情绪和环境而变化（R. D. Siegel, 2010 ）。我们也看到，我们的理智防御在运作——应对混乱的想法时产生的阻抗，以及我们试图维持舒适的想法或解释的冲动。看到这些精神过程的运行有助于我们发展跨越很多定义的智慧的一个中心特征：容纳多种观点的能力。在佛教传统中，这种"换位思考"进一步发展，直接观察心智如何从不断流动的经验中构建一个看上去稳定的现实（见第九章）。

与不舒服的感觉在一起

通过将我们的注意力转向不舒服的情绪和身体感觉并对它们保

持开放，正念练习帮助我们忍受和接纳身体和情绪的不舒服（Germer et al., 2005; R. D. Siegel, 2010）。很多智慧的定义指向向后退一步，避免即刻的个人舒适的冲动，以及基于更大的利益而行动的能力。这只有当我们能超越本能的趋乐避苦的习惯时才有可能。正如我们的肌肉通过在健身房中举重而变得强壮，我们通过正念练习变得更有能力忍受痛苦。这种忍受力通过观察我们的痛苦就如所有事物自身在不断变化，以及不把不舒服的感觉与"我"认同来培养。

摆脱自动化反应

当我们不在正念状态的时候，我们的很多反应是冲动性的。它们或者是本能的，或者是基于奖励和惩罚条件的、模仿或经典条件反射的。正念练习教我们观察微观细节的刺激—反应过程，因此我们能体验一个感觉、想法或感受的升起，伴随通过行动来回应的冲动，最后是外显行为。与这个自动反应序列相反，在练习中我们能发展暂停、吸一口气以及评估行动是否确实导向想要的结果的能力。因此，正念练习能帮助我们发展情绪调节能力——克制对情感或冲动的自动化反应，这显然符合大多数对智慧的定义。

超个人领悟

在古代佛教的修心传统中，正念的一个关键目的是直接洞察到"无我（anatta）"——没有一个独立的，永恒的自我。这个洞察与后期佛教传统中称作"空性（shunyata）"的洞察紧密相关：观察所有感知到的现象相互依存地升起，它们表面的独立性是我们概念性内心的创造。正念练习通过揭示所有的经验都是不断流动变化的，来帮助我们看见这个相互依存性，而我们的心智持续地产生语言，将这个流动变化组织成我们习惯的现实。我们注意到我们正像是神经科学家 Wolf Singer（2005）所说的"一个没有指挥家的乐队"。这个觉察不仅有助于发展佛教意义上的智慧——洞察事物存在的真实形式——而且也消除了"我"（"我的"）与"你"（"你的"）之间的障碍，通向了慈悲——另一个智慧的基石。

时时观察心智的戏法

当正念练习带领我们对认为自己是谁彻底地重估时，顺着这条路它常常阐明了心理动力学传统上所称的防御。通过注意心智的时刻运作，我们看见了自己如何经常对他人进行投射，以及难以清楚地看到他人的本来面目。我们注意到我们的心智固守刻板印象、评判、嫉妒地竞争、理想化、诋毁，以及做其他所有并不那么高尚的事，这些是人类本质的一部分。通过观察这个忙碌的心智，能让我们反思自己对事物的反应，增加我们发展出内省态度和自我理解的可能性——智慧的另一个重要部分。

看看心智如何创造痛苦

正念练习被发展用来帮助练习者看到心智是如何自己创造痛苦的，以及这些痛苦如何能得到缓解（Siegel, 2010）。比如，金发姑娘和三只熊的故事。心永远进行着比较和评价，努力让事情"是对的"，然后阻止它们变化。我们试图执着于快乐时刻，回避或推开不快乐的时刻，但这无可避免地会失败，从而导致无尽的痛苦。一个时刻我们赢了，但下一刻我们失败了。对这些过程的洞察（这个过程在正念练习时自动出现），让我们对人类的本质有了充分的理解——这是智慧与心理治疗实践特别相关的一个维度。

拥抱对立面

当我们走出思维流，观察时时刻刻心智的活动时，我们就会看到我们牢牢抓住的对现实的看法——"我很聪明"、"我很愚蠢"、"我很仁慈"、"我很卑劣"——不过是精神的构造物。这个理解有助于我们容忍他人的观点和找到用合作解决冲突的办法——这两个都是经常被提到的智慧的维度。

正念能帮助我们同时拥抱不同水平的现实。我们可以觉察佛教心理学所描述的绝对现实：空和无我（所有现象相互依赖，没有任何独立的、永恒的"我"），无常（所有现象都是持续流动变化的事实），以及苦（内心如何通过执着于快乐和拒绝不快乐的体验来创造痛苦）。同时，我们能觉察世俗的或相对的现实：我们自然地想要保护自己和我们所爱的人；我们想要健康、安全、保护和爱；还有所有其他让我们成为人的倾向。正如我们在本书中将会看到的，能够拥有这些水平对于作为一个治疗师是特别重要的，因为有时候来访者只是需要我们理解他们平常的情绪体验，而其他时候他们需要我们看见更大的范围，理解心如何因为没有理解绝对现实而创造痛苦。

培养慈悲

智慧的几种定义中包括对他人的慈悲（Ardelt, 2004; Clayton, 1982; Meeks & Jeste, 2009）。相反，有效的慈悲行为必须包括智慧，以免我们非故意地伤害那些我们试图去帮助的人。正如我们之前讨论的，正念练习对培养慈悲有很大的支持作用，其中部分地通过我们是如何相互联系的来体验。当我们在自己的痛苦中有能力温和地承受时，我们看到其他所有人也是痛苦的，我们自然地想要帮助他人，就如右手帮助受伤的左手。体验相互依赖和感受慈悲从根本上是无法分割的。正如十世纪的印度圣人阿底峡所说："教义的最高目标是空，而空的本质是慈悲。"（Harderwijk, 2011）

通往智慧的其他路径

智慧并不会自然地从正念练习中升起：获得解决具体的世俗问题所需的知识和体验。我们不太可能坐在一个冥想垫上就学会修汽车、说外语或完成手术。这些智慧的方面最好能通过传统的方法来获得，例如，自学、上学或做学徒。

很多培养智慧的练习和神学框架有关，要求相信一个神或信仰。相反，正念练习已经在佛教传统中被提炼为一种态度，用巴利语"*ehipasiko*"表达，意思是"为了你自己来看看"——这恰好适合现代心理学的态度：更看重观察的经验胜于学说。然而这不是认为其他培养智慧的方法，包括那些来自西方和东方宗教传统的，对心理治疗不重要。很多种不同的冥想练习形式的存在可以支持我们一直在讨论的态度和能力的发展，就如很多不同类型的心理治疗，这很容易理解。

智慧也具有感染性。人们在整个历史上一直寻求与伟大导师和圣人的联结也证明了这一点。智慧的人认为，他们的导师对他们的发展有重要影响。事实上，一个智慧的治疗师之所以重要，原因之一就是智慧可以在治疗过程中传递。这看上去特别像根据研究所显示的：来访者的价值倾向随着时间的流逝会变得越来越像他们的治疗师（Williams & Levitt, 2007）。

在某种程度上，智慧也能够通过书本获得。但智慧的大多数方面——看到心智如何构建事实、学习忍受个人的不舒服、发展情绪管理、体验关心和慈悲、看到事物的相互依赖、发展自我理解、深刻地欣赏人类的本质——都要求亲自的、内省的训练。

鸟之双翼

在藏传佛教中，智慧和慈悲被认为是"鸟之双翼"。如果只有一个翅膀或一个翅膀比另一个翅膀明显虚弱，鸟都是无法飞翔的。在心理治疗中，如果我们对来访者感到慈悲但缺乏智慧，我们可能会丢失我们的慈悲，变得被情绪淹没，找不到穿过痛苦的路，然后断定治疗师是无希望的。相反，如果我们能智慧地理解来访者的问题的多重本质，却缺乏与来访者的绝望的联结，那么我们那些智慧的治疗建议可能会成为耳旁风。我们的病人对这两者都需要；他们既需要"感受被感受到"（Siegel, 2009），也需要一条现实的穿过痛苦的道路。

在一个绝对的水平上，智慧和慈悲是不可分的。Thomas Merton（2008）在去世前不久说："整个慈悲理念……是基于对所有众生相互依赖的敏锐觉察，即每个人都是相互的一部分，每个人都相互关联。"一位佛教朋友重复了这个看法："智慧关注洞察和安住在终极真相里，而慈悲是心从这个深刻的理解去连接生活过程中的沉浮和挣扎。"

我们希望对心理学中的智慧和慈悲的介绍已经激起你的兴趣，并让你禁不住继续往下读。通常，当我们已经了解一个技能的组成部分和他人在我们之前已经运用并发展此技能的方法，我们就更容易学习和提高。在本书开头，你会发现关于慈悲和智慧的不同观点、多种培养它们的方法以及我们作为治疗师提供给病人的具体方法。通过将这些人类最高潜能的很多方面放在一起，我们、我们的病人以及其他每一个人可以更快乐、更健康、更有意义地生活。

第二章

正念地存在
智慧和慈悲的基础

Tara Brach

你会定期访问你自己吗?

——Rumi (Banks, 1995)

当我带领一个全天的禅修团体快要结束时,帕姆——一位 60 多岁的女人,把我拉到了一边。她和她的丈夫杰瑞处在一场始于三年前的磨难的尽头。现在杰瑞由于淋巴癌濒临死亡,他要求帕姆当自己的主要照顾者,在走向死亡时指导和支持他。"Tara",她恳求道,"我真的需要帮助。"

帕姆愿意为杰瑞做她能做的任何事,杰瑞正在忍受强烈的疼痛、恶心和精疲力竭。"我真的非常想救他,"她告诉我,"我研究阿育吠陀医学、针灸、中药以及每一样我能找到的替代疗法,跟踪每个测试结果……我以为我们能战胜它。"她疲倦地倒在椅子里。"现在,我和每个人保持联系,告知新情况……协调临终护理。如果他没有睡觉，我还尝试让他感觉舒服点，为他阅读……"

我柔声地回应，"听起来你正非常努力地给他好的照料……这是非常忙碌的。"听到这个词，她微笑地承认，"嗯，忙碌。这听起来很疯狂，是不是？"她暂停了一下，"之前我记得我确实很忙。但现在……嗯，我只是不能就这样放弃他。"

帕姆沉默了一会儿，然后焦虑地看着我。"他可能会在任何一天死去，Tara。是否有一些佛教的练习或仪式可以让我学习？或者有些什么可以让我阅读？……我怎样用这些帮助他……面对死亡？"

我听出她问题背后的迫切，我让她向内倾听，让我知道她的感受。"我非常爱他，我害怕我会让他失望。"她开始哭泣。过了一会儿，她又开始说，"整个一生我都在害怕自己不够好——我想我承受的太多了。现在我害怕将在最重要的事情上失败。他将死去，我会很孤独，因为我失去了他。我只是无法相信我能处理这件事。""帕姆，"我说，"你已经做了很多……但现在已经不需要了。在这个时刻，你不必让什么发生，你不必做任何事。"我等了一会儿然后继续说，"就只是陪着他。通过你完全的存在让他知道你的爱。"

在这个困难时刻，我正在传达一个简单的教导，却是我与禅修学生和心理治疗来访者工作的中心：通过认识和信任我们作为一个智慧和爱的存在的能力，通过成为那个存在，我们从痛苦中发现自由。当面对生活的最大挑战时，这个无限的存在给我们自己的心和他人的心带来疗愈和安宁。治疗中最深层的转变来自一个人带着慈爱和智慧的觉察承载他自己内心生活的能力。这个觉察通过将注意力放在无条件的存在上来培养：带着慈悲清楚地看见当下是什么。当治疗师将这种存在的完整性呈现给来访者时，他们给她示范如何能与自己同频；他们也直接提供全神贯注的治愈良药。如此的存在，不管是给予自己还是他人，都不是被动的。它反而是一种参与的、接纳的状态，这是智慧的行动的基础。

当我说"完全的存在"时，帕姆点了点头。她告诉我，她和杰瑞是天主教徒，他们发现，在我每周课上所学的正念练习可以帮助他们更深地去感受他们的信仰。但在这个危急时刻，任何信仰的储备——对自己、他人、上帝的——似乎都太遥远了："我知道临终关怀在提供所有他们能给予的帮助，但我希望这不要发生……没有人应该必须经历如此的事情——这完全就是个错误。"对于帕姆，也对于很多人来说，疾病——伴随有时候强烈的不适和疼痛——是个不公平和残酷的敌人。有时候她觉得被生活背叛了，对生活充满愤怒；有时候，她陷入一种个人的失败感。当陷入恐惧和孤独时，帕姆生活在我称作的"迷失"的状态中（Brach, 2003），认同了一个有缺陷的、孤立的、受威胁的自我。

"在那些最困难的时刻，"我建议，"你可以暂停一下，识别一下你的感受——恐惧，愤怒或悲伤——然后低声对自己说'我同意'"。这个短语是最近从神父 Thomas Keating 那儿听来的，我想作为一位天主教徒，帕姆也许会从中发现特别的价值。说"我同意"，或者我更常教的"是的"，能放松我们对当下防御的铠甲，让我们更清楚地看见在我们内部和周围正发生着什么。帕姆再次点头，但她看起来急切、担心。"我想这样做，Tara，但当我非常烦乱时，我的心跳开始加速。我开始自言自语……我和他说话……我如何能记住暂停一下？"这是个好问题，一个我经常会被问到的问题。"你也许会忘记，至少有时候如此，"我回答，"这完全正常。你所能做的是有这个暂停的意愿，愿意去感受什么正在发生的意愿，然后就'顺其自然'。"帕姆的表情随着理解放松下来，"那我能做到。我愿意用我的全部身心在那里陪伴杰瑞。"

正念：智慧和慈悲的基础

简单地说，正念是不带评价地专注于一刻接着一刻的体验。它是迷失的反面，迷失是一个我用来描述我们——治疗师和来访者都一样——生活在一个局限的生活故事里的词。佛陀经常将这种不断思考和情绪反应的虚拟现实称为一个梦境，他教导正念来将我们唤醒（Gunaratana, 1991）。例如，如果你陷入付账单的担忧里，正念关注这担忧的想法和相关的焦虑感受。如果你陷入预想如何向你的督导解释一个错误，正念关注这内在对话以及兴奋或焦虑的感受。如果你弓着背，专心地盯着你的电脑屏幕，正在回复一封烦人的邮件，正念关注恼怒、精神紧张，和你那凝固的、紧张的躯体姿势的感觉。正念让我们识别和允许所有这些想法、感觉和感受来来去去，没有任何抵抗。

我们借助一个图像来介绍正念（Siegel, 2010b）：将你的觉察想象成一个大车轮。车轮的轮毂是正念的存在，从这个轮毂向外，无数的轮辐连接到轮辋。你的注意力对任何事物的出现——无论是来自你的内部还是外部——做出条件反应（通过抓住快乐体验，回避不快乐体验，或对中性体验失去注意力）。这意味着内心会习惯性地离开轮毂，沿着轮辐向外移动，黏着在轮辋的某部分上。从计划晚餐到一次烦心的会谈，一个自我评价，在心中记下要打一个电话，被收音机的大音量刺激、对一处顽固的背痛感到焦虑。或者如帕姆发现的，注意力迷失于强迫性思考，不断地围绕哪里错了的故事和感受兜圈。当注意力自然地进出于当下时，问题在于注意力容易卡在轮辋上。如果你没有与轮辋联结，如果你的注意力陷入轮辋，那么你与你的完整性就失去了联结，生活在迷失中。你与你的身体活力、你的感受和你的心失去了联系。而正念是通往回家的路。

佛教传统提供了简单而有力的技术，来培养以当下为中心的、清醒的、慈悲的态度（Goldstein & Kornfield, 1987）。禅修练习——为培养正念而设计——通常以预先选择一个基地或锚为起点，例如，进出的呼吸、室内的声音，或时刻的身体感觉。因为心是如此习惯地移动到未来或过去，编造关于正在发生什么的故事，所以它很少能长时间持续专注于锚上。虽然有可能训练注意力更稳定和专注于一个目标，但这不是锚在正念练习中的目的。真正的目的是帮助我们认识什么时候心已经游走了，迷失在轮辋上了。如果我们要与此时此地的现实联结就必须"回来"。一旦我们回到轮毂，锚也有助于平复、镇静我们的心。无论我们的注意力是多么频繁地飞到轮辋上的某些问题、幻想或记忆中，我们都要温柔地暂停，回到轮毂，再次着陆在我们自身，存在于当下。

无论在正式的禅修中还是在每天的生活中，一个关键的培养正念存在的技能是记得暂停（Brach, 2003）。当我们在迷失中时，我们在时间中仓皇前行——"在我们路上"的某处，试图消磨时光，对一件接一件的事情做出反应。我有时候称之为"神圣的暂停"，因为如果我们能记得暂停，我们就会开始与存在的疗愈空间联结。我们能看到自己在轮辋上转圈，然后选择回来。我的学生和来访者经常反馈说，神圣的暂停能让他们从强迫思维的习惯模式中醒来，只要暂停一下，在担忧的强迫性思维洪流周围找到一点空间，就会感到放松了许多。

当我们的注意力变得更稳定时，我们就会感觉到轮毂的边界开始放松和开放。这个正念训练的阶段，也许可以称之为"在这里"。我们继续关注我们的呼吸（或者其他的锚），但同时我们觉察狗吠的声音、我们膝盖的疼痛、一个关于我们会继续冥想多久的想法。在这个状态里，我们并不是盯着这些体验不放或把它们推开。我们"识别和允许"想法、感受和身体感觉进入我们的注意力；它们可以自由来去。如果情绪强烈，就如帕姆的例子，通过说"是的"或"我同意"来加深允许。内心有时候依然会自然地迷失在反应里，当我们注意到这些时，再次温柔地回到轮毂——"回来"和"在这里"是禅修的流动过程。

当我们越来越多地处在轮子的中心，栖息于警觉的寂静并觉察任何发生的现象时，正念存在的轮毂就变得越没有边际、温暖和明亮。当我们已无须对感受进行控制时——正念已不再费力——我们就完全进入自然的存在。这个没有时间的存在充满无限可能。轮毂、轮辐和轮辋都在我们明亮、开放的觉察中漂浮——我们回家了。在这些时刻，我们的心灵从一览无余的现实中获得了资源——智慧，我们的心处在无条件的爱或慈悲中。

在困难时刻培养慈悲和智慧

在我们内在和人际生活中保持在场，说起来容易做起来难。我们每个人都知道当某人批评我们时是什么样的：挑战我们的胜任感，引出我们的内疚或羞耻感。我们知道当我们和一位来访者工作时感受到个人的失败感（"我没有帮上忙"）或评价（"你没在努力帮助你自己"）时是什么样的。我们知道当我们面对一个重要的生活危机时是什么样的（就如帕姆那样）——也许是一种关系中的背叛感、经济问题或一场威胁生命的疾病。我们不是安住在正念的当下中，而是迷失在旋转的思维中，急切地努力对当下之事进行控制，陷入成瘾行为、习惯性评价或防御中。同时，我们变得缺乏冷静和坦率。在那些我们非常容易迷失之时，我们如何增强正念？

几年前，许多佛教老师开始分享一个新的基于首字母缩写为RAIN 的正念工具。这个当下的训练是"战壕中"的支持，针对强烈的和困难的精神状态——在我们快要陷入混乱和迷失于自身时，唤醒智慧和慈悲。而且，结合持续的正念禅修练习时它才最有效。它提供了一个易于接受的正念方法，甚至适用于那些拒绝任何他们认为是"禅修"的方式的来访者。我也将其作为我自己生活的核心练习。如帕姆一样，当我们陷入恐惧和分离的迷失状态的痛苦中时，RAIN通过引导我们的注意力变得清晰和系统化，将我们带回到完全的正念。

R—A—I—N

R   识别正在发生什么

     （Recognize what is happening.）

A   允许生活如其所是

     （Allow life to be just as it is.）

I   善意地探究内在体验

     （Investigate inner experience with kindness.）

N   不认同；栖息于本然的觉察

     （Nonidentification; rest in natural awareness.）

识别正在发生什么

识别开始于你将你的注意力聚焦于任何此刻正在升起的想法、情绪、感受或感觉。识别是看见你内心生活中什么是真的。你能简单地通过问自己"我内心现在正在发生什么"来唤醒识别。当你聚焦于内在时，带着你天生的好奇。尝试放下任何关于正在发生的先入之见，而以一种宽容、接纳的方式对待你的身心。

允许生活如其所是

允许的意思是"听任"你发现的任何想法、情绪、感受或感觉。

当困难的体验升起时，可以这样问自己："我能和它在一起吗？"或"我能让它存在，如其所是吗？"你也许感觉到一种自然的厌恶感，希望那不快乐的感受消失，或者发现你自己充满责备或羞耻的想法。但当你开始更愿意和"是什么"在一起时，一种不同的注意力品质会浮现。学习以这种方式与困难的体验在一起，对于智慧地行动是必要的，因为没有它的话，我们将自动化地应对困难，而不是深思熟虑。培养慈悲也是必要的，因为如果我们不能忍受我们自己的痛苦，我们将不能忍受他人的痛苦。

认识到允许是理解和疗愈所必需的，这能引发一个意愿"顺其自然"。我工作的很多来访者和学生通过内心默念一个鼓励性的单词或短语来支持他们接纳当下所发生的决心。例如，他们可能感觉到恐惧，然后默念"顺其自然"，或者体验到深切悲伤的蔓延，然后默念"是的"。他们也可能使用短语"这也是"，或者如我给帕姆的建议"我同意"。起初，很多人尝试性地去"忍受"不快乐的情绪或感觉，或者他们可能对恐惧说"是的"，希望这样说会让恐惧魔法般地消失。

事实上，我们必须反复地同意，并且认识到有时候我们紧张地对抗恐惧或疼痛的微妙方式。然而，即便是允许的第一个姿态——简单地默念一个短语，例如，"是的"或"我同意"——也会开创一个空间，放松你痛苦的粗糙边界。你的整个存在不再集中于抵抗上。温柔、耐心地默念短语，最终你的感受性会加深。你的防御会放松下来，你可能会对一波波的经验感到一种放松或开放的身体感觉。

然而有时候，只是允许的念头就会被强烈地抵抗。"你是什么意思！"有些人会说。"我应该接受他出卖我吗？""我应该对自我憎恨说'是的'吗？"在这种情况下，重要的是指出我们只是同意那个体验——在我们的身体、心和意识中——在当下时刻。我们不是被要求接受现状本身或另一个人的行为，只是接受感觉到的体验，此时此地的。事实上，当抵抗升起时，我们的第一步是接受抵抗的体验。我们识别和允许憎恶、身体中的紧张、责备的想法和反感。如我经常教的，"对你的'不'说'是的'"。

善意地探究内在体验

有时候，简单地通过 RAIN 的前两步工作——正念的基本内容——就提供缓解并再次与当下联结。然而，有时候，仅仅有认识和允许的意愿是不够的。例如，如果你处在离婚的最激烈时刻、即将失去工作或应对一个所爱之人的痛苦，你可能容易被强烈的感受所淹没。因为这些感受被反复触发——你接到即将成为你的前任的他或她的电话，你的银行对账单来了，你早上醒来感到疼痛——你的反应会变得非常根深蒂固。在这些情况下，你需要通过使用 RAIN 的 I 部分进一步唤醒和增强正念觉察。

探究是指召唤你天生的好奇——想要知道真相——来指导一个更聚焦的注意力到你的当下体验（Goldstein & Kornfield, 1987）上。简单地停下来问一下"我的内部正在发生什么"可能会有初步的识别，但通过探究你参与到一个更积极而直接的探索。你会问自己："我正在体内如何体验这个感受？"或者"这些感受想要从我这里得到什么？"或者"关于我自己我相信的是什么？""关于他人呢？"如此探究的动力来自我们与生俱来的智慧。我们认识到，需要开放我们自己从而到达一个对我们现状的更深的理解。RAIN 的探究阶段特别适合治疗关系。虽然我们感觉到需要更靠近地去看我们内部正发生的，但我们经常不会问自己这些可能让我们从一个无意识的认同我们的想法和感受中脱离的问题。例如，如果一位来访者被恐惧和痛苦所控制，建议他探究"我现在相信的是什么"，可能揭开个人失败或不信任的故事，这个故事正强化那些感受。有意识地给信念命名能帮助我们弱化它的抓力，打开一条通道到达下一个问题："这确实是真的吗？"另一方面，如果一位来访者陷入强迫性思维中，他可能不记得问"在我体内正感受到什么"，这个问题有助于我们直接接触会自发产生真正的自悯的脆弱或受伤感受。

当我们去正念觉察以前习惯回避或遮盖的任何内容时，智慧就会由此展开。当你开始探究时，你可能会接触到空虚或不稳定感，然后接近一个你已经对自己说了好多年的关于总是被那些你最想接近的人推开的故事。这可能会让你想起一段被拒绝的回忆，然后感到羞耻、痛苦或孤独。你会感受到埋藏在这些反应下面的是渴望被接纳和联结。除非你心灵的这些部分被意识到，否则它们将控制你的体验，让你保持一个受威胁的、有缺陷的自我认同。只有当我们将觉察之光照向之前隐藏的经验时，那些假设的认同才会有所松动。我们开始看到我们的存在不仅仅是一个不安全的、被限制的自我。这个认识让我们能智慧地应对我们的现状，而不是将痛苦情绪付诸行动。

然而，单单这样的探究是不足以引起充分的正念存在的。为了让探究是疗愈性的和解放性的，我们需要带着一种善意的态度去接近我们的经验。这意味着触碰到一种关怀和温暖感，对任何产生的内容给予温柔的欢迎。没有这种心的能量，探究就不能穿透和唤醒我们天生的智慧；对真正的联结没有足够的安全和开放：自悯是正念存在的内在要素。

想象你的孩子在学校被欺负后流着泪回到家。他需要的是理解（探究）和同情。为了找出发生了什么以及你对孩子是怎样的感受，你需要提供一个慈爱、接纳、温柔的态度。类似的，当一个来访者非常难过地开始一次咨询时，我们的关怀和接纳创造了一个安全和疗愈的空间，让那些情绪可以被感受、检验和转化。在 RAIN 中，这个亲密的态度被提供给我们的内在生活。它放松心的铠甲，探究内部，最终可能让我们领悟和疗愈。

因为如此多的来访者遭受着羞耻和自我厌恶的痛苦，他们很少或没有自悯的体验。作为治疗师，我们自己的慈悲态度开始转变这个情感模式。然后，在此基础上，通过逐步的正念练习培养来访者带着慈爱承受困难的内在经验的能力。这个在与自己内心联结中产生变化的种子已在 RAIN 的初级阶段被播下——认识一个痛苦的情绪状态并允许它如其所是地存在。对脑成像的研究显示，正念的态度本身会激活大脑与慈悲和共情相关的部分（Cahn & Polich, 2006; Hölzel et al., 2011）。RAIN 中的 I——探究和有意地提供一个友善的态度——会增强和加深正念，导致一个充分而真正的慈悲的存在。这样，慈悲就像智慧一样，可以被理解为正念存在的一个固有部分，以及一个宝贵的成果。

意识到不认同；栖息于本然的觉察

由 RAIN 中的 R、A 和 I 所引发的清明、开放、慈爱的存在导向 N：不认同的自由和实现本然的觉察或本然的存在。不认同的意思是，你的自我感不是被融合或被定义为任何一组被限定的关于你是谁的情绪、感觉或故事。你是"无"——没有一个静态的、坚固的自我——是智慧终极的表达和自由的真谛（Rahula, 1974）。认同会让我被锁在"小我"里，成为迷失的自我。当对小我的认同被松动，当我们是"无"时，我们开始更直觉、更有活力、更开放和充满爱地生活，表达我们本然的觉察。正如印度大师 Nisargadatta Mahraraj（1973）所描述的：

> 爱说："我是一切。"
> 智慧说："我是无。"
> 在这两个中间的生命在流淌。

　　这个对智慧和爱（或慈悲）的觉醒以一种立即的方式影响着我们：我们发现我们对关于如何应对生活有了更多的选择——新的可能性打开，以全新的方式和自己、爱人及同事联结——我们充满更多的感激、更多的自在。

　　RAIN的前三步要求有意的行动。相反，RAIN中的N表达正念的结果：一个解放性地领悟本然的意识。虽然对于一些人来说，这种觉醒会一劳永逸地根除迷失的苦，但对于我们中的大多数，摆脱情感痛苦的过程更多的是逐步展开的。我们可能会发现，自己反复循环地迷失在同一套的关于我们、他人哪里出了毛病、我们的生活怎么了的故事里——然后，记得再次回到正念存在。因为"遗忘"顽固地存在，它经常需要我们相信自己、相信我们的来访者，允许这种演变的过程。对于每一次循环，去理解我们不是孤立、处于危险中的自我，正如我们的故事中所描述的；随着每一次循环，我们对我们真正的潜能——觉醒的、爱的存在——的认识将发展得更充分。

回到爱的存在

　　这就是帕姆身上所发生的。在我和她谈话一个月后，她打电话告诉我杰瑞去世了。然后，她告诉我那天和我谈话后的晚上所发生的事。当她回到他们的公寓，她邀请杰瑞和她一起默默祷告。"当我们祷告完，"她告诉我，"我们交流了各自的祷告。我让他知道我多么想让他感受到我的爱。"帕姆沉默了一会儿，然后她开始哽咽了。"他的祷告和我一样……只是反过来。我们抱在一起哭了起来。"

　　帕姆承认，即便在最后的几个星期她仍苦于忙忙碌碌，试图找到有用的方法。但她已经获得了如何注意自己的反应，发现自己从正念的存在中退出的重要技能。一个下午，杰瑞开始说他只剩下一点时间了，说他并不害怕死亡。她弯下腰，给他一个吻，快速地说：

"哦，亲爱的……今天天气真好，你看起来更精神了……我来给你冲杯草药茶吧。"他沉默不语，这寂静击中了她。"那个时刻，我开始清楚地明白除了倾听正在发生的，完全地存在，其他任何行为实际上都只是在分开我们。我还没有准备好让我们去大声地承认他即将死去，而这只会让它更真实。所以，我通过建议冲一杯茶来回避现实。但这种试图对正在发生的真相的回避却让我远离了他，这真是令人心碎。"

当帕姆泡了杯茶，她祈祷希望她的心和杰瑞完全在一起。这个祷告指导她度过了那几天："最后几个星期我必须努力放下所有我关于他会怎样死去和他死后我该做什么的想法，只是提醒自己说'我同意'。刚开始，我机械地重复词语，但过了几天，我感到我的心真的好像开始允许自己。"她描述自己认识到被强烈感受抓住时如何暂停，然后探究正在发生什么。当她的内脏揪紧，伴随着被恐惧和无助感拽住时，她和这些感受待在一起，允许她抱持这深深的脆弱，尝试善待自己。当不安的逼迫"做些什么"又升起时，她注意到然后保持静止，任由它来去。当巨大的悲伤波浪席卷而来时，她再次说"我允许"，对极其痛苦的丧失保持开放。当那些日子过去后，她认识到自己说"我允许"的语气变得更加柔和了。

这个与其内在体验亲密、正念的存在让帕姆全身心地照料杰瑞，并基于她的内在智慧采取行动。如帕姆所说，"当我真正允许恐惧和痛苦时，我知道了如何照顾他。我知道什么时候对他轻声说鼓励的话或只是听，知道用抚摩让他安心……知道如何给他唱歌，安静地陪他，只是陪伴。"

在结束通话前，帕姆和我分享了那些她觉得对她和杰瑞最后几天的恩赐——祈祷的回应："在沉默中，我能看到'他'和'我'的感觉……很清楚，我们在一个爱的场中——完全开放、温暖、明亮。他已经走了，但那个爱的场一直和我在一起。我的心知道我回到家了……我真正地回到了爱的家。"

信任你的心和意识

对于帕姆，一个正念的存在唤醒了她的直觉和她的心。她从害怕让自己和杰瑞失望、痛苦的隔离和愤怒，变为认识到亲密关系的真相——那曾经存在的爱即便在他死后也能支撑她。不分离的智慧是正念赐予的礼物。

作为一个佛教老师，我会说正念是我们通往认识生机与活力、爱和我们本然的清楚觉醒的门。从治疗的角度，我会说正念松动了由遗传和个人历史所创造的预先存在的、根深蒂固的倾向。在正念中对"机制"的解放表现在 RAIN 中的 N——不认同上。在培养一个充分的存在时，我们开始融化对习惯性的防御模式和反应的认同。从压抑和限制我们的迷失中解放出来，我们打开一个更广阔和清醒的觉察。这个开放的觉察允许我们内在的智慧和慈悲的能力随着新的观点、创造和知识自发地展开。当我们与来访者、伙伴、孩子或我们的内心生活相联结时，我们开始生活在一个智慧和慈爱的空间，不再被迷失的乌云所遮蔽。

在面对困难时，我们对此保持信任，就会找到回到我们内在智慧和慈悲的路。正念训练培养这种信任，但并不一定立刻实现！我发现对于很多人来说，坚持正念练习的最具挑战性的一个障碍是怀疑感："我做得不对。我没有懂。这没有效果。"接受我的正念训练的治疗师也和我的来访者与学生一样，告诉我经常陷入强迫性思考、在正念练习中不能保持任何"存在于当下"的体验。他们疑惑于为什么禅修这么困难。

训练我们的注意力是不容易的。就如本书的其他作者将讨论的，这需要花时间反复练习，来重塑那体现着我们的精神和情绪的"默认"设置的大脑结构。当我们训练我们的注意力时，我们将与崇尚不断分心和多任务操作的文化背道而驰，我们也与数小时的苦苦思考和无意识地被欲望和恐惧驱使背道而驰，就好像我们生活在一辆自行车上，匆忙地从当下离开。我们忙于试图有其他收获，我们忙于拒绝所发生的，我们忙于让某些事发生，我们忙于获得某些其他的东西。我们越觉得好像失去什么或有什么不对，我们就越忙碌。甚至在禅修中我们也会认识到我们在忙碌——努力和呼吸在一起，追逐幻想，试图想出什么办法。除非我们尊重地承认我们从当下逃离的条件反射如此强大，正念训练是为感受这些缺陷做准备的。这不是我们的错！在这种条件反射下，我们如何能跟随老师的建议信任我们的内心和觉察？

培养信任的关键要素是意愿和注意。正如禅宗大师铃木大拙（2007）所说，"重要的是找出什么是最重要的事"。如果我们带着真诚的意愿去更多地存在于我们生活的每部分中，就会打开那扇门。当我们认识到我们已经陷入了迷失——即使只一瞬间！如果我们记得暂停和给予关注，我们就在回家的路上了。

这种回归可以在任何情况下发生。在与伴侣争吵的中途，我们可以暂停，而不是继续去说下一件事来证明我们的观点。在这暂停中，我们能允许自己与处在防御下面的不安全感和伤痛联结，反过来，可以打开真诚交流和更多相互理解之门。我们也可能因为暴食或者一次咨询做得不好而严厉地自我批评，但只要我们记得暂停，再次去感受与自己搏斗的疼痛，自悯的空间就能打开。我们可能在倾听来访者的同时正在计划进行干预，在暂停中，我们意识到自己的坐立不安和害怕失败。正念地接触和承认我们自己的体验，这会允许我们更深入地倾听来访者。

暂停和抵达正念存在的空间能为我们腾出空间，让本然直觉的智慧和关怀出现。我们的生活变得充满可能，并更加清晰地与每处的生命相互联结。及时的正念觉察揭示了我们的内心和觉察力量，让我们信任并展现我们内在的慈悲和智慧。扩展开去，我们认识到同样的、基本的友善也在我们的来访者和所有那些我们遇到的人心中闪耀。

第三章

创造慈悲和智慧的生活

Barbara L. Fredrickson

当你开车时有人加塞。

你的老板忽视你对团队的很多贡献，却赞美其他人。

你的伴侣对你发怒，要你待到一边去。

各种各样的烦恼会点燃怒火、恐慌，然后陷入恶性循环，最终导致一大堆相关的痛苦体验和破坏性行为。毕竟我们只是人。

然而，作为人类，对于如何应对每天的这些厄运，我们有诸多选择。如何体验这些扰乱而不会内心混乱或产生外在的破坏性？可能吗？

确实是可能的。诀窍在于拥有健康剂量的慈悲和智慧，这也是本章的中心要点：悲悯地接纳甚至如其所是地爱他人，即使当他们表现出出乎意料和挑战性的行为时；智慧地认识到他们的行为常常是产生于他们自身的痛苦和他们自己根深蒂固的、来自过去经验的条件反射。

人们进入心理治疗是因为他们正挣扎于痛苦的情绪或者破坏性的行为模式中。来访者和治疗师都会经常将保持快乐作为最终目标，将心理治疗的过程看作缓解痛苦和培养快乐环境。这种对治疗过程的理解，虽然崇高而准确，但是掩盖了积极情绪角色的重要性。十多年的关于积极情绪的扩展—建构理论（broaden-and-build theory, Fredrickson, 1998, 2001; see Fredrickson, 2009）的实证研究将积极情绪看作人格成长和复原力的关键引擎，而不仅仅是它们的产物。换句话说，高兴、平静、感激、慈爱和悲悯等情绪，连同平等的态度，是心理治疗的工具包中重要的工具，而不仅仅是测量成功的标准。

在本章中，我将描述积极情绪如何能扩展一个人对生活的视角，以及培养正念等个人技能和与他人联结的能力。然后，我将描述短暂的慈悲和智慧状态如何会成长为更稳定的个人特质。最后，我将提供两个练习来帮助治疗师和他们的来访者在生活中更频繁地体验积极情绪——爱，仁慈，感激，愉悦等。

将积极情绪作为方法，而不是结果

用积极情绪打开心灵

扩展—建构理论的第一个原则是，积极情绪会扩展人的意识，暂时地让他们比在中性或负面状态时吸收更多的来自周围环境的信息（Fredrickson, 1998, 2001）。这个在积极情绪状态下的暂时的认知效果在多个实验中得以实现。例如，有测试表明，用实验方法引发的积极情绪扩大了人们视觉注意力的范围（Fredrickson & Branigan, 2005），包括用毫秒级反应时间（Rowe, Hirsh, & Anderson, 2007）和眼球跟踪技术（Wadlinger & Isaacowitz, 2006）去测试细微的行为反应。而且，脑成像的实验（例如，磁共振影像）显示，积极情绪在非常早期的视觉编码阶段扩展了人们的视觉领域（Schmitz, De Rosa, & Anderson, 2009; see also Soto et al., 2009）。积极情绪也很大程度地扩展了人们对他们的周围世界的看法。

虽然伴随积极情绪的意识扩展是微妙和暂时的，就如情绪本身，但它能解释与创造性的正相关（Rowe et al., 2007），也能很好地解释积极情绪的其他效果，如对自传式记忆（Talarico, Berntsen, & Rubin, 2009）、综合决策（Estrada, Isen, & Young, 1997）、测验和工作绩效（Bryan & Bryan, 1991; Staw & Barsade, 1993）、应对和恢复（Fredrickson, Mancuso, Branigan, & Tugade, 2000; Tugade & Fredrickson, 2004）、人际信任（Dunn & Schweitzer, 2005）、社交连接（Johnson & Fredrickson, 2005; Waugh & Fredrickson, 2006）、团队合作（Sy, Cote, & Saavedra, 2005），以及谈判能力（Kopelman, Rosette, & Thompson, 2006）。总之，开放和灵活的觉察是积极情绪状态的核心属性。

用积极情绪改变生活

扩展—建构理论的第二个原则是，随着时间的流逝，暂时的积极情绪所点燃的意识扩展状态会累积和合并，去建构持久的个人和社会资源，最终更好地重塑人们的生活（Fredrickson, 1998, 2001, 2009）。在心理治疗的背景下，这意味着教授来访者自己产生积极情绪的技能——这反过来会增加他们每天的积极情绪量——会建立起资源和恢复力来帮助减少未来的痛苦及培养幸福感。最近的随机控制实验检验了教授人们慈心禅（loving-kingness meditation，LKM）的效果，它能让人们自己更多地产生积极情绪。结果表明，慈心禅练习能广泛地增加人们自我报告的积极情绪。这些情绪的稳定性和广泛性显示，让积极情绪持续向上变化是可能的，尤其是那些投入更多时间在慈心禅练习中的人更是如此。

然而，最重要的是，人们在练习慈心禅时积极情绪的明显增强也丰富了他们的个人资源，包括他们的正念、他们对环境的掌控、他们与他人的积极关系、他们自我报告的健康。反过来，增加的这些资源促进了抑郁症状的缓解和生活满意度的提高（Fredrickson et al., 2008）。随着每天的积极情绪的增加，它也显示慈心禅能增强心迷走张力（cardic vagal tone）（Kok et al., 2010），这是神经健康和行为灵活的一个标志（Thayer & Sternberg, 2006）。这一关于培养积极情绪对长期的健康和心理收益的初步研究为研究积极情绪在心理治疗中的价值提供了强大的理论基础。

向上螺旋与向下螺旋

因为积极情绪和消极情绪都会改变人们的态度、思维、动机和行为，所以它们也会触发自我维持的动力——或者说螺旋——会将人往下拖或者往上升。例如，负面情绪中的生气、压力或悲伤都会让人的注意力变窄，强化与情绪一致的评估模式（例如，相对应的抱怨、威胁或失败），开始下一回合的愤怒、压力或悲伤，伴随着社会冲突和孤立。这些循环使他们自己持续产生向下螺旋，所有治疗师对此都很熟悉。

扩展—建构理论支持积极情绪创造出相反的向上螺旋动力，在其中扩展的意识伴随积极情绪让人们从压力环境退后一步或"去中心化"，用更积极的眼光去评价它们，这反过来会触发进一步的积极体验。随着这个向上螺旋展开，它创造了弹性、幸福和更多与社会连接的机会。

很多前瞻研究已经记录了这种向上的螺旋动力（Burns et al., 2008; Cohn, Fredrickson, Brown, Mikels, & Conway, 2009; Fredrickson & Joiner, 2002; Kok & Fredrickson, 2010），我和我的同事最近概述了向上螺旋如何能够驱动神经可塑性，并将这一成果用于心理治疗。

扩展—建构理论的临床应用

扩展—建构理论最初被用来解释积极情绪如何被自然选择的力量所塑造。关键是，随着时间的流逝以及反复的体验，这些稍纵即逝的愉悦状态丰富了我们人类祖先的存活资源。这一理论最初来自对有典型的生活压力的健康人群的测验，近来临床科学家已经创造了该理论的临床应用，将一系列情绪功能紊乱和匮乏的精神障碍作为目标，如抑郁、焦虑和精神分裂症（for a review, see Garland et al., 2010）。例如，一个初步的研究产生了令人满意的结果。在此研究中利用慈心禅作为一种方法来引发更频繁的发自内心的（self-generated）的积极情绪，来治疗精神分裂症的负性症状，包括快感缺乏、无动机、无社交性、言语贫乏和情感迟滞（Johnson et al., 2011; see also Johnson et al., 2009）。同样的，初步证据显示，抑郁和焦虑障碍能用改编的培养积极情绪的认知行为疗法——心理想象（Rudd, Joiner, & Rajab, 2001; Tarrie, 2010）或积极的重新评价（Galand, Gaylor, & Park, 2009）来进行治疗。基于这些令人满意的初步结果，探索慈悲和智慧的积极状态是否可以被认为是临床应用中的行为机制是非常令人感兴趣的。

扩展—建构视野中的慈悲和智慧

扩展—建构理论所描述的一个关键过程是，即便是短暂的积极情绪和心态也能产生向上的螺旋动力，促进个人的成长和转化，最终重塑一个人持久的特质和习性。从这个观点来看，慈悲和智慧既可看作暂时状态，也可看作持久的个人特质。下面的段落将进一步阐明这个观点。

将慈悲和智慧作为状态

在过去的 10 年中，我研究的 10 种积极情绪包括快乐（joy）、感激（gratitude）、平静（serenity）、兴趣（interest）、希望（hope）、自豪（pride）、乐趣（amusement）、鼓舞（inspiration）、敬畏（awe）和爱（love）。我根据它们的相对频率按顺序列出这些情绪，从人们感受最频繁的积极情绪开始，除了一个例外。这个例外是爱。感受爱、亲密或信任，好像是人们感受频率最高的积极情绪——至少对于我们已经测试的那些成人来说是这样的。只要想想诗人、艺术家和作曲家对这些情绪的反应，就可理解情绪治疗师会将爱看作一个非常奇妙的东西（Fredrickson, 2009; Izard, 1977）。那是因为，短暂状态的爱实际包含了其他九种积极情绪：快乐、感激、平静，等等。

爱是在安全、亲密的关系背景中体验到的。例如，在关系的早期阶段，由于初始吸引（initial attraction）的作用，人们对这个新认识的人所说的话和所做的事都深感兴趣。面对各种尴尬的第一次，他们一起分享乐趣和笑声。当一个关系建立而且可能超越了预期时，会带来极大的快乐。人们一起分享他们对未来的希望和梦想。当关系开始更稳固时，他们可能沉入舒适的宁静——来自基于相互的爱的安全感。在这个阶段，处于爱的关系中的人经常为他们的爱人将快乐带入他们的生活心存感激，将其作为他自己的成就而感到骄傲，被他们好的品质所鼓舞，也许还会敬畏那让他们相遇并联系在一起的宇宙的力量。

这些快乐的瞬时状态每一阶段都可以被描述为爱。以这种方式观察爱也增强了我们看到爱作为一个瞬时状态起起落落的能力，而不仅仅是一种稳定关系的描述。从最基本的形式来看，爱是在与他人的信任关系中升起的积极情绪。当我们开始意识到相互联结并为此感到快乐时，我们体验到了爱。这里开放地接纳是关键，它显示了那特别的爱的非语言展示——向前倾，点头肯定。它创造了强烈的愿望要变得体贴、友善，来表达在意和关怀。这不是一种有条件的爱，"如果……当……或……只要……，我就会爱你"，这些条件描述了一种依靠某种固定的方式看待他人或关系的形式，以及一种僵化，这与真正的打开和真诚的爱的时刻中固有的开放性相违背。

这种开放和接纳的爱的状态与慈悲的状态相互紧密交织。的确，慈悲可以被看作爱的一个关键变量：当与我们联结的他人（或生物）正处在痛苦中的时候，爱和慈悲就完全变成一回事了（见第一章）。基于痛苦的普遍性，当我们带着仁慈、清澈的眼神和开放的接纳与那些受苦的人联结时，我们自然地想要关心、帮助或给予。这种感受本身激励着我们尽自己所能去减轻他人的痛苦。慈悲会激发行为。

就积极情绪（例如，爱和慈悲）扩展人们即时的意识来说，它们也会增加人们即时的智慧。治疗师定义智慧的一个方式是："精通生活中基本的实用性（pragmatics）"，特别强调全面看到和整合表面上看起来矛盾的观点来获得平衡和幸福的能力（Baltes, Glück, & Kunzmann, 2002; see also Sternberg, 1998）。扩展的意识能够看得更全面——因此可以被看作智慧的一个核心方面。觉察的范围会随着时间而动态地改变——它随着正面和负面情绪扩张和收缩——片刻的慈悲和片刻的智慧挽手而行。

平等舍心（equanimity）可以恰当地用来描述这种状态中的智慧。在爱和悲悯的背景中，舍心指的是意识到：即使我们有最好的愿望并付出努力，我们和我们所爱的人也会不时地遭受痛苦，我们的痛苦经常束缚于我们根深蒂固的内心的习性。这个扩展的对舍的意识有助于在慈悲的时候保持开放和接纳。它创造一个意愿去接纳，无论下一步发生什么，都不将偶然性和我们提供的对他人的照料和关心黏在一起——例如，我们的帮助和努力偶然地确实缓解了痛苦（见

第六章）。

将慈悲和智慧作为特质

通过扩展—建构理论，当教授来访者和我们去自我产生（self-generate）一些爱和慈悲的瞬间——并认可经常这样做的价值时——会产生短暂扩展的意识，一种支持智慧和舍心的精神状态。随着时间的流逝，这些片刻会得到累积和合并，并重塑为人们的持久特征，这反过来可能为智慧和慈悲创造了新的资源，进而促进幸福和健康。当慈悲和智慧成为自动反应和习惯时，它们就成为了特质。换句话说，当人们体验一种特殊的情感或者精神状态的阈限变低，并且这种情况在多种不同的环境里出现时，这种频繁状态可以被再构为一个特质——一个对更普遍、持久的特征的描述，而不仅仅是对某个时刻或某个环境的响应。

因此人格在某种程度上是可塑的，会随着时间发生变化，基于人们习惯性的情绪和心态。通过增加我们每天爱、慈悲和其他积极情绪的量，我们滋养了性格发展和心理成长。如果我们希望建立更慈悲和智慧的社会，我们可以从将我们的注意力转向产生爱的社会联结的"微时刻"开始，以及更频繁地培养这些微时刻。

练习自我产生积极情绪

慈心禅

我自己最近的一个关于积极情绪建构重要个人资源的实证研究采用了我们之前提到过的古代佛教的修心练习：慈心禅（Loving-kindness meditation，简称为 LKM; Germer, 2009; Salzberg, 1997）。鉴于西方大多数人对禅修的科学研究主要聚焦于正念禅修，我选择研究慈心禅的效果，因为它更直接地将引发积极情绪作为目的，尤其是在关系中。慈心禅是一种利用一个人的习惯性条件反应来增加善意和温暖的感受及关心自己和他人的技术。和其他禅修练习一样，它包括以一个坐姿安静地冥想——经常闭着眼，最初聚焦于呼吸和心脏区域。初学者可能需要先练习 10 分钟左右。当练习变得越来越熟练和舒适时，人们会开始尝试更长的禅修时间，目标是每天练习 25 分钟。随机对照实验显示，经过 2 ～ 3 个月这样的练习后产生了很多的成效（Fredrickson et al., 2008）。

慈心禅有点像指导下的想象，但练习的目的是感受爱和同情，而不是视觉影像本身。对于某些人来说，慈心禅乍一看可能像是蜜糖和不切实际的。这可以通过带着平等舍心的智慧来平衡抵消。你可以这样来练习：轻轻地将你的意识不仅带到痛苦的现实和必然性以及创造痛苦的条件上，而且也将之带到广阔的人际互动和所有人基本的相似性上。我们在这样的背景中期盼快乐和幸福，这对于练习慈心禅很重要。

慈心禅

- 在这安静的时刻，将你的意识带到你自己的心的感觉上，回想一个曾让你感到温暖、温柔和富有同情心的人。这可以是你的孩子，配偶，甚至是一只宠物——只要一想到他你就会微笑。你的目的是自然地唤起温暖和温柔的感受，想象如何与你所爱的人或物的联结会让你有这种感受。

- 一旦这些亲切的慈爱和悲悯的感受升起，在你内部创造真诚的温暖和善意，轻轻地放下那个所爱之人的影像，仅仅关注你心脏区域的感受。

■ 现在，将温暖的感受扩展到你自己。珍爱你自己，深情而纯粹地，就像珍爱你自己刚出生的孩子那样。我们并不习惯向内去爱，所以这需要耐心和练习以真正地实现它。首先，在这发生之前，你可能需要把整个练习时间都用来将爱导向你自己。

■ 传统的慈心禅伴有一套你反复对自己默念的祝词。这些话语本身相对于它们引发的感受和情绪来说并不是关键。你可以用最能打动你的祝词进行修改。传统的祝词大概是这样的："愿我（我们、他、她或他们）平安。愿我快乐，愿我健康。愿我自在。"缓慢而安静地对自己重复这些短语。当你将你的注意力从自身转向日益扩大的他人的圈子时，也用它们来培养真诚的温暖和温柔。

■ 下一步，将你的温暖、温柔和充满同情心的感受辐射给他人。首先给一个你熟悉的人，然后逐步将你的所有朋友和家人唤入你的内心，然后是所有与你有联结的人——甚至是遥远的联结，例如，最近你打电话寻求技术支持的服务人员。

■ 最后，将你的爱和善意的感受扩展到地球上所有的人和生物。你可以想象你的城市、你的国家、你所在的洲，然后是整个星球。

■ 当你结束禅修时，温柔地提醒自己：你练习的目的是让你自己的心和情绪条件反射化，以便让你在任何希望的时刻容易产生这些慈爱和温暖的感受。

实证研究表明，规律的慈心禅练习的确容易让人在每天与他人的互动中找到快乐（Fredrickson et al., 2008）。

积极情绪文件包

慈心禅并不是唯一一个增加人们积极心理状态（例如，慈悲和智慧）的方法。我在我的书《积极性》（*Positivity*，Fredrickson,

2009）中描述了很多基于实证的有此效果的技术。我的这本书是写给普通读者的，目的是帮助那些希望学习更多的积极心理学知识的人们更好地生活、更快乐和更有弹性。我在《积极性》这本书中描述的一个额外技术是构建和利用"文件包"（包括各种图片、引述、物体和其他纪念品等）来引起10种积极情绪中的每一种的过程。这个积极情绪文件包，不管它们是实物文件还是数码形式，都可以帮助每个个体在他们最需要的时候去重新点燃积极情绪。

积极情绪文件包

一个特别有效的积极情绪文件包主要聚焦于爱。为了建立你自己的文件包，可以问自己以下问题：

■ 什么时候你会感到在你和他人之间有爱的温暖涌出？

■ 什么时候你会感到亲密、平安、安全和信任？

■ 什么时候你的一个关系会激发另一种形式的积极情绪——快乐、感激、平静、兴趣、希望、自豪、乐趣、鼓励或敬畏？

■ 什么时候你会发现自己依偎在爱人的怀里，并认可他（她）的独特性？

■ 什么时候你会有强烈的愿望只想和你的爱人在一起，享受在一起的感觉，珍爱他（她），或者沐浴在他（她）给你的荣耀中。

下一步，继续一个寻宝游戏。寻找能够重新在你内心点燃爱的感觉的照片或其他纪念品。不用匆忙结束你这装配着爱的文件包的过程——品味和享受它。与这因建立一个真正感动你的文件包而产生的爱的感受共鸣。这里的理念是创造一个私人的爱的神殿，它反映了你自己的心的内在运作。就像营养学家会要求他们的来访者注意某些食物让他们有何感受一样，这里的目标是注意某些活动、环境和思路是如何让你感受的。当你知道什么会令你情绪高涨和活泼时，你就获得了对你每天的情绪体验的深刻理解和掌控，这会进入你以后每天的互动与体验中。

我会定期在某一个周让那些听我积极心理学课程的学生创建一个聚焦于某一特定积极情绪（例如，快乐、爱、感激）的文件包，在接下来的一周去注意负面情绪的下行拉力，然后再在下一周去打开他们的积极情绪文件包，回顾它的内容，轻轻地、真诚地重新点燃那积极的感受。

前一年我的一个学生——帕蒂，允许我分享她以这种方式使用她的文件包的体验，她将这些记录在上我的课时的学习日记中。第一周，她描述道，建立她的文件包是一个快乐而放松的体验，她不断搜集纪念品，不是因为这是家庭作业，而是因为这很好玩。在第二周，她写道，她开始感到挫败和愤怒，因为她觉得她最好的朋友（另一所大学的一年级学生）忽视她。这是她使用她的文件包的信号。当她正念地打开它时，她感觉她的愤怒逐渐消失了。她感觉更好和更开放了。她的开放允许她从朋友的视角来看待这件事情，也更宽容了。她向自己承认，她实际上是担忧她朋友的幸福，希望朋友不要太忙、交到新的朋友并享受她在新学校的生活。与待在愤怒中让友谊消亡相反——帕蒂承认她以前和另一个朋友发生过类似的事情——这次她给她的朋友写了封诚实而热情的信，描述了她的感受并送了一个小礼物（一个"最好的朋友"的护身符）。她的朋友收到信后，哭着给帕蒂打了电话，她们回到了最好的关系状态。当我一年多后联系帕蒂时，她说她们的友谊依然很好，她将这归功于她及时使用了她的积极情绪文件包。

当人们开始理解积极情绪（例如，爱和慈悲）如何工作时——它们如何打开心扉、改变未来和创造令人振奋的向上螺旋动力——他们可能会更频繁地看到培养这些真诚的瞬时体验中所体现的智慧。从扩展—建构理论的角度来看，开启更多瞬时的爱和慈悲的体验不仅仅是治疗过程的最终目的，更确切地说，这样做是一个重要的手段，可以重新塑造人们的慈悲和智慧的持久水平以及许多其他资源和人格特质，从而让生活更令人满意、更有意义。

第二部分
慈悲的意义

痛苦是无法避免的，恰恰也是痛苦将人们带入心理治疗。治疗师如何在面对如此多的痛苦时能忍受甚至保持活力呢？慈悲看起来会有帮助——一个积极的态度，感受到的是更多的爱而不是悲惨。慈悲也让治疗师在困难阶段依然与他们的来访者建立情绪的联结，例如，当我们感到害怕、无助或不胜任时。

第四章将回顾佛教中理解慈悲的三个主要心理学传统，有时候甚至作为我们基本的、绝对的本质。第五章展示慈悲是一个认识的方法，是另一只"眼睛"——即使在另一个人处于痛苦中或当我们无法改变一个悲剧人生的进程时，通过它我们依然可以看见这个人的丰富性。在第六章，作者提醒我们将自己也包括在我们的慈悲范围内。她精确地描述了自悯是什么意思，以及它如何积极地影响我们的生活和工作。第七章详述了作为治疗目标的自悯，提供了许多在治疗背景中如何培养慈悲的态度的练习和建议。最后，我们在第八章将看到训练慈悲心如何能改变大脑的功能，不论是练习较短时间还是一辈子。

佛教心理学中的慈悲

John Makransky

在佛教心理学中，慈悲是一种共情的方式。我们感同身受地感受他人的痛苦，并自然地希望他们从中获得解脱。一颗慈悲的心，与一颗无情和愤怒的心相反，被认为是与我们的实际情况更紧密协调的。这样，智慧中的慈悲是理解我们基本的情况：我们痛苦的内在原因以及我们获得自由和善的潜能。从佛教的观点来看，带着智慧的慈悲是情绪疗愈和内心自由的基础。

慈悲也表现为一种精神能力，当被培养和加强后，随着我们意识到人的全部潜能而增强所有积极的心态。在佛教心理学中，我们的经验模式是基于我们的意图和反应的习惯展开的。"诸法意先导，意主，意造作"（《法句经》）。所以，慈悲的心态会激发我们自己的快乐和幸福，有助于引出他人内心的潜能，而冷酷、恶毒和羡慕的心态则反其道而行之。在佛教禅修系统中，慈悲是和慈、喜及舍紧密相联的——被称为"四无量心"——作为强有力的内观禅修的基地。总之，慈悲被看作一种用来净化混乱的心、内在疗愈和保护自己及他人的力量。

慈悲在上千年的传授和练习中存在三种形式：上座部佛教，大乘佛教和藏传佛教。这些摆脱痛苦的方法可被看作更接近心理学和哲学，而不是宗教，因为它们不要求信仰一种更高的力量来获益。考虑到临床科学家和心理治疗师开始系统性地探索慈悲的概念，所以研究一下世界各地对此理解的微妙差别也许是有用的。

早期佛教和上座部佛教中的慈悲

因为佛教心理学中的慈悲包括希望众生能从他们的痛苦中彻底解脱，所以佛教中对"苦"（巴利语，*dukkha*）的解读对于理解慈悲是至关重要的。东南亚的小乘佛教传统，是来自佛陀的早期系统教导，其中描述了三种水平的痛苦：（1）明显的苦；（2）无常的苦；（3）自我中心条件下的苦（Harvey, 1990;Nyanamoli, 1964）*。明显的苦包括所有身体和精神形式的痛苦，即我们一般意义上的痛苦：疾病的折磨和身体受伤，衰老和死亡，悲伤、精神创伤和不幸。无常的苦来自徒劳地想要获得、拥有、紧紧抓住快乐的事物，就好像它们能成为一股稳定的安全和幸福的来源。为了快乐和安全我们想紧紧抓住的那些过去的事物会转变为痛苦的条件，因为我们一生中会逐渐失去它们且无情地接近死亡。

自我中心条件化下的苦是前面两个苦的基础。这种形式的苦是固着在心智的潜意识中，试图从无常的体验流中创造一种围绕着固定世界的坚固的、不变的和分离的自我感。心智持续地试图制造这样一种具体的、不变的自我和世界的印象，反过来，形成了很多条件反射式的思维和反应的焦虑模式：抓住任何看上去可确认一个固定的、不变的自我和它的世界的证据，害怕或讨厌任何威胁（见第九章和第十三章）。在这些我们关于自我和他人的心理构念所引

---

* 在佛教传统中分别被称为：苦苦、坏苦和行苦。

发的反应和感受中无法控制的摆荡，就是自我中心条件化下的苦
（Makransky, 2007）。

无常的苦和自我中心条件化下的苦对于我们大多数人来说是不
能充分意识到的，但佛陀的觉醒过程（这个过程被传授下来）让他
能够清楚地看到它们。佛陀的慈悲——希望人们从痛苦中解脱——
聚焦于所有三种水平的苦，即使没有明显的苦时，后面两种苦依然
会存在。所以，佛陀的慈悲是平等地扩展到所有众生。它是公平的、
无条件的且包括一切的慈悲，佛陀将其传授给了他的追随者。

正念

在佛教解释的觉醒之路上，正念是关键。培养正念就是培养有
意识地不带评价地觉察当下的体验。如之前所说，无常的苦和自我
中心条件化下的苦被无意识的实体化（reification）习惯所调节，心
智试图产生和执着于一种自我和世界的永久感，这是心智投射到它
的无常的体验上的。当我们对抓住永久的幻觉的倾向被正念觉察所
照亮时，我们开始意识到我们的执着产生了如此多的焦虑和不安。
因此，当我们对无常和建构的自我本质获得洞察后，会出现对自己
和他人的强烈的同情和慈悲。这种与我们自己联结的同情和慈悲导
致正念的温柔、接纳的品质，允许我们的内心对进一步的洞察保持
开放。这反过来有助于产生更多的慈悲，并能敏锐地觉察那些处在
意识和潜意识的痛苦中的他人。

佛陀认为，痛苦最根本的原因——幻想一个具体、固定、不变
的自我，且围绕着它的令人失望的执着和回避反应——会逐渐地被
这深刻的领悟和智慧削弱。通过剖析内心建构的分离概念，这个洞
察让我们体验到他人在根本上是和我们一样的，因此增强了我们对
他人的同情（Fulton, 2005）。当一个个体通过这种洞察从痛苦的内
在因素中彻底释放时，就达到了涅槃——从我执的痛苦中彻底解脱。

当这种洞察在通往涅槃的过程中逐步深入，个体就能认识到自己和他人具有相同的获得内心自由的潜在能力。从开放性的洞察中浮现的慈悲并不是说对某种意义上存在于众生中的层层之苦感到气馁和沮丧，而是牢记他们拥有从痛苦中彻底解脱的潜能。这样的慈悲不只是激发他人的潜力，而且是去挑战他们的那些遮蔽其潜能的思维和行为（Aronson, 1986; Makransky, 2007）

八正道

慈悲因此隐含在随着深入觉察和内省而呈现的整个觉醒过程中，也就是通往解脱的八正道中的正念（right mindfulness）和正见（right understanding）。慈悲也隐含在八正道的其他六个部分中：正思维，正语，正业，正命，正精进和正定。正思维，是基于对无我的深入洞察，远离贪婪、残忍和敌意，趋向慈悲的思维方式（Harvey, 2000）。这样的思维形成有力的意愿，形成正语、正业和正命的动机（Harvey, 2000; Rahula, 1974）。慈悲的正思维和正业启动、完成八正道所必需的正精进，带着慈悲心、温柔和关怀聚焦于身心中严守戒律的能量，帮助我们培育和保持健康的心态。正定是通过集中注意于一个禅修对象来培养深层的宁静。佛陀经常教授聚焦于慈、悲、喜、舍的专注型禅修（Aronson, 1986）。当这些心态在禅定中无私和无遗漏地培养时，它们成了四无量心，据说会赋予内心巨大的能量去克服障碍，快乐而自在地生活，并支持一个人的所有八正道的发展，同时激发他人的潜能来获得相似的心态。

四无量心

基于以上这些益处，上座部佛教强调培养四无量心，这在觉音（Buddhaghosa）的经典文献"清净道论"（Nyanamoli, 1964）中被系统阐述。这里，慈心（love，或者 loving——kindness）是胸怀宽广地祝愿众生体验到快乐和幸福。它不能与自我中心的依恋或占有相混淆。慈心有削弱敌意和害怕的倾向，因此其特征是一种对自己的保护性力量和对他人的保护性影响。

慈心

在觉音对慈心的冥想培养中，慈心的祝愿先导向我们自己，因为深层地接纳自己是深层地接纳他人的关键，他们都像我们一样处在层层痛苦中，也希望得到快乐。首先，我们通过重复这样的短语——"愿我快乐和幸福；愿我从仇恨和危险中解脱"，产生正性的愿望和慈爱的感受，接纳我们自己。当对自己的慈爱的愿望和感受建立后，认识到其他人也希望快乐，于是很自然地将这相同的愿望扩展到他人身上。我们开始将祝愿扩展到某些会强烈引出慈爱的人，比如，一位特别鼓舞你的老师；接着可以将慈爱的祝愿和感受扩展到一位亲密朋友，然后可以将其导向不怎么亲密的人，如平时相处较少的陌生人，最后可以把慈爱的祝愿和感受导向某个敌意的人。我们越来越多地认识到每一个生命都如我们一样——都是值得给予慈爱的，无论他们表面上是什么样子——慈爱的祝愿逐渐扩展，直到它囊括所有地方的所有生命。这种聚焦将我们的心引入一种高度专注的状态，带着无限的包容、稳定、宁静和喜悦（Aronson, 1980; Harvey, 2000; Nyanamoli, 1964; Salzberg, 1997）之后，这种专注可深入到进一步的禅定水平。觉音第一次全面描述和系统化了这个练习，这在第三章中（连同具体的指导语）称为"慈心禅"。

悲心

基于对慈心的培养，我们开始培养悲心，祝愿生命脱离痛苦。作为一种精神力量，悲心能削弱残忍的倾向。不要将其和痛苦的悲伤相混淆，因为它对生命的祝愿——内心从痛苦中解脱——被看作在佛陀的觉醒之路中的一种真实的可能性。通过慈心禅将众生感受为亲密的，然后思考他们经历的痛苦，对他们的悲悯就自然升起。

由于慈心的培养最初是从对自己的慈爱开始，现在也先从富有同情心的自我接纳开始。觉音引导我们首先聚焦于某个遭受强烈痛苦的人，因为这样一幅画面容易使得我们带着强烈的同情希望他摆脱痛苦。接着我们指导自己的心带着同样共情的悲悯感受和祝愿到一位朋友身上，之后是一位中性的人，再到某个有敌意的人。就如无限的慈爱一样，悲悯的祝愿也扩展到所有地方的所有生命，最终随着禅定的逐步深入而变得包罗万象、稳定和喜悦。我们可以将悲心聚焦于所有有情众生，包括那些目前并不处在痛苦中的，通过回想他们始终存在的无常和我执的苦（Harvey, 2000; Nyanamoli, 1964）。

喜心

对众生的慈和悲在他们快乐和好运时会自然地引发我们的喜悦，所以下一步培养的是喜心。这种喜心的品质，是对他人的快乐产生平静的喜悦（而不是过度激动或轻浮的），削弱当他人可能做得比我们好时的嫉妒和厌恶。在练习中，我们首先想象一个亲密朋友的快乐或成功，对朋友的成功充满喜悦，并想："真是太好了！"然后我们将我们的喜心转向一位中性的人的快乐，再到一位有敌意的人，最后到所有地方的所有生命。

舍心

舍心是一种在面对所有生命都经受的起起落落时平和的宁静，是一种认识：他们的快乐和痛苦受他们自己对经验的意愿和反应模式的影响（Harvey, 2000）。舍心也包括平等的力量，将所有生命看作在受苦、渴望和脱离痛苦的潜能层面本质上都是相同的。这个品质因此支持了平等地将慈、悲、喜扩展到全体。虽然舍心削弱了偏见，但不能和冷漠相混淆。培养舍心首先聚焦于中性的人，然后到一位亲近的人、一位非常敬佩的朋友、一位有敌意的人，最终到任何地方的生命。觉音说，这样无量的舍心，是建立在最高水平的禅定上的，是基于之前的慈、悲、喜心的修行上的。

舍心和其他"无量心"的结合有助于保持它们的纯度。例如，舍心保护慈心避免退化为对所爱对象不必要的紧抓不放，它保护悲心避免变成一种优越感或怜悯感，它保护喜心避免发展成无根据的轻率。就如在第三章里所提到的，舍心作为一种心态也与智慧相联系。

以这种方式培养的慈、悲、喜、舍四无量心，也被称为"四梵住"，即与那些古代印度传说中的一种神相似的心态。因此，在早期佛教和上座部佛教的理解中，悲悯的培养需要在紧密结合相关的慈、喜和舍等心态的基础上才能最充分地实现。它们一起组成了一种古老而崇高的"积极心理学"——神的幸福。

大乘佛教中的慈悲

上面所说的上座部佛教的觉醒之路被称为阿罗汉的佛陀的高级门徒模仿实践，他们被认为达到了涅槃：内心从痛苦中获得了解放。虽然如上所述，上座部佛教中的悲心隐含在八正道的每一支中，但其重要性还是不如智慧：领悟进而直接从痛苦中解脱（见第九章）。因为领悟或智慧认识到经验的无常、无我的本质，它将内心从实体化和执着于它建构的自我感的倾向中释放出来，将我们从痛苦的最深根源中解放出来。是领悟，而不是慈悲本身，被作为上座部佛教阿罗汉解脱之道的核心原则。

公元前1世纪，在印度佛教发展中的其他运动出现，被归集为"大乘佛教"，意思是"大的车辆"。大乘佛教传统给予悲心更核心的位置，因为他们强调了佛陀已经认识到的、与阿罗汉不同的一种新的觉醒方式。佛陀的这个认识给了他力量巧妙地传递其对觉醒的领悟，让无数的人们受益。确实，佛陀通过他的存在和话语对他人有益的影响力是超过其他阿罗汉的，所以这被作为佛陀的智慧超过他人的一个证明。因为他的智慧不仅将自己从痛苦的根源中解脱出来，他还指导如此多的其他人获得了相同本质的自由。佛陀的愿望先于在平等的慈悲中禅修，这被看作他加深他的智慧的方法以至他能如此深刻地理解他人并如此巧妙地引导他们。慈悲因此在大乘佛教中得以提升，被看作在最圆满的觉醒中是与智慧密不可分的（Harvey, 2000）。那些选择跟随佛陀与众不同的觉醒之路的人——让全世界去认识并传递智慧和慈悲的密不可分性——在这个传统中被称为菩萨。

慈悲和空

在大乘佛教传统的教法中，慈悲令我们对他人亲密而慈悲地开放，不仅因为认识到他们的状况（都是相同的），而且也因为认识到一切存在根本上都是不可分的本质。根据大乘佛教的学说，各种现象不仅被发现是无常的、只是被以为是"我"或"我的"（如上座部佛教中所说），而且通过进一步的研究，甚至会发现无法找到任何一种可独立存在的现象，无论是暂时还是相反的。例如，一张木质桌子，最初被我们认为是一个固有的、一体的实体，独立地自行存在，好像与之前所说的起因、条件或部分无关，好像与观察者的内心的建构活动也无关。但通过进一步的研究，大乘佛教认为，无法找到这张独立存在的桌子。相反，桌子可被分解为无数的原因、条件和部分，而只是通过观察的心智被概念化地建构为一个独立的、自我存在的"桌子"的表象。

从表面上来说，这意味着这张木桌独立于所有导致其存在的原因和条件：一个木匠、树、空气、阳光、灵魂、水、蚯蚓、昆虫等，而每一个因素的存在又依赖于更多无数的原因和条件，最终每个物体都与其他物体相连，每个有情众生都与其他有情众生相关。在深度洞察的水平上，任何地方都无法找到独立的、分离的事物——每个看起来独立的"事物"其实缺乏那种独立的自我存在性，尽管在被深度研究之前看上去好像是存在的。

在大乘佛教的理解中，认识到所谓自我存在是空的这种领悟比领悟无常更深地切入痛苦的内在根源——更充分地解构了对体验的实体化和执着，因为空的智慧中找不到任何独立的事物，即使是暂时的。这种对现象的空的本质的认识甚至超越了被实体化的由概念建构的一个分离的"观察者"和"被观察的事物"，从而释然进入到一个非概念的、非二元的觉察：认识到整个世界以及它的存在最终像一个不可分的空间（Conze, 1973）。这不是一种虚无主义形式，事物继续通过其相互依存的存在模式来出现，众生继续因为实体化、执着和对事物或他人反应——就好像他们都是固有的，是独立和自我存在的，好像他们不是空的。而且，空的不二智慧认识到，所有众生与自己不可分地存在于法界（空的、所有事物相互依存之地，梵语：*dharmadhatu*），这支持了一个对众生全部接纳的、无条件的慈悲。

以这种方式认识到世界的空性是认识到涅槃（体验的空的本质）与表象上相互依存的、变化的世界不可分。同样的，空间与所有它所遍及的形式也是不可分的。认识到空性，因此给予一个人自由，参与到世界中而不执着于它，且对所有受苦于执着地将他们自己妄想的实体化的自我和他人投射为独立存在并做出反应的人能带着无条件化的慈悲。如一位学者所说，"（这）意味着，例如，一个菩萨能与那些坏人接触，进入他们并将他们拉向善的行为，因为他们知道他们坏的特性并不是固有的事实"（Harvey, 1990）。这种彻底的慈悲对于做心理治疗也是必要的——尤其是和那些对他人造成伤害的人工作时。

拥有非概念化的对空的领悟——超越所有妄想和执着（因此也超越内在的痛苦的根源），就会对那些继续困在痛苦的根源中并感到与自己本质上不可分的人们感受到巨大的慈悲。这种深刻的领悟，作为包罗一切的慈悲的基础，被称为完美的智慧。

六度

在早期的大乘佛教文献里，慈、悲、喜、舍四无量心以与这些教导一致的方式被重新阐述。最深的平等舍心现在被认为与般若之智本身一致——本质稳定的、宁静的，没有期待或偏好，因为它是根植于事物那超越区别的无条件的、不可分的空性中（Conze, 1973, 1979）。从这智慧（意识到生命的痛苦来自于他们的体验的执着）辐射出的慈心、悲心和喜心，激发行动去满足他人各种水平的需要，并最终指点他人实现自由。这样的行动被描述为布施，持戒，忍辱，精进，禅定（Conze, 1973）。这五个他人导向的行为层面，与般若之智一起，组成菩萨的觉醒之路的六度（Six Perfections）。

智悲双运

在第一章提到，佛教传统将智慧和慈悲看作相互关联的——就像鸟的两只翅膀。虽然我们都有实现般若智慧的潜能，但我们根深蒂固的对事物本质分离和独立存在的执着让我们难以超越对该学说仅是概念化的理解而达到一个非概念化的、非二元去认识它们的意义，这种认识能深层地转变我们对他人的反应。因为包含一切的慈悲是非二元智慧对世界的主要反应，所以在我们直接领悟这种智慧之前，在这种慈悲中进行训练就是去协调心的潜能以到达这种智慧境界。换句话说，就是培养普遍的慈悲，帮助心从执着于自己和二元论的狭隘范围中解放出来，给予其勇气和力量，放下它的参考框架，进入非概念化智慧的无边空性中。反过来，培养无边的、不可分的空性智慧，会进一步增强一个近似无边的、平等的慈悲（Harvey, 1990; Makransky, 2007）。所以，在来自印度的大乘佛教传统中，修行者大量地训练慈悲心，赋予他们的心以能量去认识非概念的智慧，而当非概念的智慧出现后，它又反过来增强了慈悲。

这种系统性地培养慈悲和智慧的训练在 8 世纪印度大乘佛教导师莲花戒的合集《修习次第论》（*The stages of meditation*）中得到解释（Beyer, 1974b）。他指导对亲近的、中性的和敌意的人培养慈悲心，直到对任何地方的所有生命培养慈悲。在每个阶段，我们从三个受苦层面以及他们也希望从痛苦中解脱来反思自己和他人的同一性。我们也基于相互依存的联结来反思我们对所有他人的反应，我们努力学习平等地看待每个人，将其作为我们受苦大家庭的一分子。

你也许会注意到，这种禅修类似于上座部佛教对慈悲心的培养，但在大乘佛教传统中，慈悲心的力量是立即导入一种强烈的愿望获得佛陀的觉醒——一种开悟，来运用巧妙的方法帮助他人从痛苦中解脱。这个愿望被称为菩提心（bodhicitta），通过菩萨立誓充分获得慈悲和智慧的巧妙方法帮助众生而获得强化（Beyer, 1974b）。通过这种誓愿获得的力量，菩萨进入禅定阶段，给予心足够的稳定性来探究经验各个方面脆弱的本质，直到非概念化的智慧开启。这种开启的空性智慧增强了菩萨对所有那些将空相执着于实有而受苦的人的慈悲（Beyer, 1974b），这为他的心注入能量来解放自己从而进入智慧。智慧与慈悲的协同作用通过菩萨实践通往佛陀之路的六度来获得——在每个阶段慈悲地提供给他存在的时间、精力、耐心、资源和力量，任何可能帮助他们缓解和释放存在之痛的途径，同时认识到所有这些活动的空的本质。

在吸收了这种印度练习系统的藏传大乘佛教的训练系统中，慈悲是被这样培养的：回忆某人的母亲作为慈爱的来源，引发人们自然的慈爱回报反应。这种慈爱反应之后被转移到对众生作为过去的母亲，她们在三个层面受的所有的苦难成为人们囊括一切的慈悲的对象。这样的慈悲引发人们帮助众生从痛苦中解脱的渴望，通过帮助他们而充分认识他们的潜能（Harvey, 2000; Makransky, 2007）。

自他交换

　　另一位著名的 8 世纪印度导师——寂天，通过指出关于自我和他人的概念的构建本质，向我们展示如何重新利用这些概念来配置我们的世界，进入一种慈悲和智慧的表达，从而将我们放置在菩萨之路上。寂天认为，自我和他人仅仅是相对的、概念化的词语，就像一条河的此岸和彼岸（Harvey, 2000）。同样，将其他人看作本质的"他者"也是个认知错误。因为从他们自己的角度来看所有人都是"自己"；所有人都像他自己：具有最深层的潜能，想要快乐以及受蒙蔽的模式；在空性的、相互依存的法界中，所有人与自己都是不可分的（Wallace & Wallace, 1997）。通过反思自己和他人在这些方面的同一性，以及通过换位思考所获得的对于我们的内心巨大的助益，我们去探索将他人当作我们自己，同时将自己当作一个中性的他人。通过这种练习，我们发现，执着于我们自己比他人优越的巨大负担和痛苦都获得了释放，我们就能越来越多地引发慈悲和智慧的感受并认识到众生就如我们自己（Wallace & Wallace, 1997）。

　　在藏传佛教中，这种"自他交换"的练习通常以"施受法（tonglen）"的形式进行，在其中，我们将自己换作他人——通过想象，我们将他人的痛苦带入我们存在的空间——同时，自由地将我们自己所有的优点、幸福和资源给予他人。这种想象的方式有助于我们的心与空性智慧相应——认识到其他人与我们在根本上是不可分割的，让这种智慧表达它自己的最本性的慈悲（Chödrön, 2001a）。施受法力量的一部分是来自对痛苦的体验。当我们遇到困难时，我们通过自己遭受的痛苦来直接感受他人遭受的苦难，然后想象喜悦地缓解他们的痛苦——通过我们以他们的位置来体验我们自己的方式。例如，人们倾向于将自己孤立于他人来体验自己失败的悲伤。而在这种练习中，通过我们自己对失败和悲伤的感受，我们体验到很多他人的感受，与他们产生一个强烈的共情的联结。这一联结帮助我们的内心进一步释放它对孤立自我感的执着，释然地进入经验的空性的本质，领悟到自我与他人根本上是不可分离的，因此在关系中更充分地存在于他人面前。通过熟练运用施受法，我们可以逐步学习将我们自己的痛苦变成慈悲和智慧之路，甚至直至死亡（Chödrön, 2001b; Makransky, 2007）。

藏传佛教中的慈悲

公元 8 世纪在印度出现了进一步的佛教传统，被称为金刚乘（"金刚石的车辆"），成为佛教在亚洲的西藏和其他喜马拉雅区域传播的中心思想。基于前面的学说，一些大乘佛教的学派假设人们本来就具有慈悲和智慧以及所有与觉醒相关的品质的惊人能力——它们已经根植于我们内心最深的、无条件的本性中。金刚乘传统特别强调了佛性的学说，相关的痛苦的学说及其根源也被重新组织。

我们的佛性

金刚乘宣称，我们根本的意识是先于所有我执的模式的，是必然无条件的、纯粹的和无污的。我们基本的意识是一种空性和认知的无限扩展，就如遍及阳光的无限空间，已经被赋予囊括一切的智慧和慈悲。个体和社会的条件反应性的妄想和执着习惯遮蔽了这一潜能。因此，培养慈悲和智慧不是产生新的心态并令其更加发展壮大（如在上座部佛教和部分早期大乘佛教中所理解的），而是帮助内心放弃它被欺骗的倾向，以便它固有的、无条件的无边慈悲和智慧的力量——它的佛性，可以自发地显示。持有这种认识后，无论来访者有多么痛苦，心理治疗师都可以滋养和支持来访者最深的本性。

金刚乘宣称，心的本性包含了潜在的觉醒所需的所有积极的能量和品质。当一个人的注意力习惯性地被自我中心的想法和反应所捕获时，这些内在能量便模式化地变成迷惑人的情绪，例如，恐惧、贪婪和厌恶——成为痛苦的内在之因（Bokar Rinpoche, 1991）。金刚乘修行的目的是转化和解放这些混乱的情绪模式，通过让一个人先天的、根本的意识认识到所有的经验都是自己的空性认知的表达，从而超越妄想和执着。当一个人先天的意识认识到想法和情绪是作为认识的空性的模式后，情绪就自然地在他们无条件的空性中自我释放，就如在水面写字，字迹会消融，水面又恢复它自己不变的平静。而给欺骗性的情绪提供燃料的内在能量也从扭曲的模式中解放，展现为囊括一切的慈悲、智慧，存在于他人面前（Dilgo Khyentse Rinpoche, 1992; Makransky, 2007; Ray, 2001; Sogyal Rinpoche, 2002）。慈悲因此被理解为根本意识的固有能力——原始的心的固有品质，会在心从自我中心的概念化和反应中获得自由时自然地释放。

因为所有人都分享这相同的自发觉醒的潜能，金刚乘实践者的慈悲心知道其他生命不仅处在他们的痛苦中，而且处在他们的无量庄严、本初清净和固有的潜能中。一个人在实现他的佛性后，与其他人的未实现的佛性进行交流时，会将他们最深的潜能反射给他人，进而有助于在他人内心唤起它（Makransky, 2007）。唤醒自己的先天潜能变得具有传染性。

藏传金刚乘的禅修练习体现了这种传染性。我们将许多已觉醒的主尊带入心中，以人或象征的形式。他们被我们看作最深的慈悲和智慧，是实现了佛性的化身。我们与这些充满慈悲的对象进行深度交流，仪式性地向他们代表的佛性提供所有我们外在和内在的经验。被笼罩在他们遍布的慈悲和智慧中，我们自己的痛苦现在能被我们以深度的接纳和安全感去体验，而我们执着的情绪模式也被释放了。最终，与我们的施主一起融合在他们遍布的慈悲、佛性、无限的空和认识之地（Thondup, 1995）。从这里开始，我们自己先天的能力可以被解放——我们对所有其他处在相似的层层痛苦和潜能的人的慈悲可以自发展开。当我们在这温柔的方式中学习，开始认识我们的佛性并将它慈悲的能量给予所有人时，我们尝试将自己放置到觉醒的主尊之中，成为他们帮助众生的延伸（Bokar Rinpoche, 1991; Dilgo Khyentse Rinpoche, 1992; Makransky, 2007）。

总之，慈悲和智慧在三种主要的佛教传统中以不同的方式相互关联。在早期和上座部佛教中，慈悲被看作一种净化、保护和疗愈的力量，来支持内在的解脱。在大乘佛教中，慈悲被看作主要的方法来增强和传达一种非概念的智慧，在其中自我和他人被经验为不可分的。在藏传佛教中，无条件的慈悲包容一切地向外辐射，作为心的最深的无条件本质的自发表达。

每个传统都发展了系统性地培养明智的慈悲的方法。在我们现代的全球化中，临床医生有机会探索哪种方法能够更好地帮助和滋养他们自己或他们的来访者。在这些关于禅修传统的讨论中，临床治疗师也在探索现有的概念和技术如何与他们的设置相适应。愿本书能培养和促进这崇高的努力。

| 第五章 |

慈悲的治疗师

Elissa Ely[*]

每周两个晚上，我会去一个无家可归者的庇护所。那里的很多病人有时候会相信，他们因为从没犯过的罪而被惩罚。他们生活在恐惧中，担心一些不可能发生的可怕事情会降临到他们身上，而有时候是他们不能忘记已经发生的可怕事件。

我用冥想来帮助他们：象征性地抓住他们的手，称赞他们的力量，暗示如果他们坚持——如果他们服药，定期来看治疗师，远离有害物质——他们的症状就会缓解，他们的生活就会改善。

但我知道事情并不总是如此。

下面是庇护所一位病人的故事。故事开始于一份我写的关于他的新闻报道。他的全量表智商低于 70。他不喝酒，也不吸食毒品，但他难以控制买彩票的冲动。当他的数字中奖时，他会到中餐馆宴请很多他身边突然出现的朋友，或者去看电影。

他在等待政府的救助。每天早上，他走过一座桥去本地的一个

---

[*] 大多数治疗师都认为他们自己是慈悲的，他们也确实是这样的。然而，我们都要面对我们能力的局限性。下面的故事说明了在面对世界上无数的、难以形容的痛苦时，保持慈悲所面临的挑战。——编者注

植物园。一整天都在里面散步、做静力训练、看鸟，然后走回无家可归者庇护所。大自然令其愉悦，而庇护所让他感到焦虑和害怕。由于俯卧撑锻炼，他的手很大，手臂像水管，于是墙壁和垃圾桶就会遭殃。

事后他会非常后悔。"我从没想要让我的手离开我的口袋去打人，夫人。"每次犯错后他都这样说。他愿意服药来控制他的愤怒。

社会服务进展缓慢。精神健康部门对没有住院、没有自杀或精神病史的人不感兴趣。基于他中低程度的智商，我们认为最好由智力障碍机构为他提供服务。

申请提交几周后，被没有理由地拒绝了。一位行政人员告诉我们，这个病人有权写一份详细的信函申诉他自己的权益，会作为上诉处理。这其实看起来很矛盾：要去写一份高度复杂的文件来捍卫自己的失能，但一个人无法和国家的行政奥秘进行辩论。

他继续做他的俯卧撑，服用抗愤怒药丸，在外面走，除了寒冷的冬天。他试图治疗自己。但他开始倒退，推翻垃圾桶，威胁同寝室的伙伴。他经常将手从裤袋中拿出。一天，我们将他带到办公室。我们需要告诉他，我们给他写的上诉也被拒绝了，所以他依然没有被纳入住房或治疗计划，没有变化可以期待。我们是在他晚饭吃了一半的时候叫他来的。他拿着一个冰激凌杯过来坐下，慢慢地吃着。为了拖延告知他这个坏消息，我们询问他一天的活动。

"我在公园里，"他说，"我在那里练俯卧撑。我喜欢在早晨闻树的味道，看虫子。我发现一个鹰巢，其中一只鹰是红色尾巴的，它是只雌的，白色尾巴的是只雄的，它更大一些。"

他为自己的知识感到自豪。

"你知道吗，夫人？我在晚餐时间看到了同样的一只白尾的鹰，"他说，"它飞过桥来到这里，寻找鸽子。对它们鸟儿来说，这是一顿牛排晚餐。当它们吃完时，除了几根羽毛，什么都不会剩下。"

他站起来用冰激凌勺子指着窗外。

"你需要在晚餐时看着那棵树,"他说,"它很漂亮。它让我感到幸运。"

他伸出水管般的手臂。

"嗯,是的,夫人,"他说,"我感到很幸运。"

我给本地的报纸写了篇关于他的简况,以一首诗的形式,反应令人振奋。读者觉得他们参与了一个救赎的时刻。他给他们留下一个无法抗拒的画面:和平的自然学者,手拿着塑料勺指向老鹰。

他短暂地享受了一段时间小有名气的状态;就像对上了彩票的所有号码。

这就是我写的故事的结尾。

但这不是他生活的故事的结尾。

一周后,一个庇护所里的女人指控他抚摩她的胸部,尽管并没有人能做证。她之前已经多次对其他男性提出指控了。但在这个时候指控具有重要分量,所以他被禁止进入庇护所。

他无法明白被禁止是什么意思,这个概念对他来说没什么用。我们的庇护所是他认识的唯一的家,所以头几天,他睡在了前门的长凳上,恳求职员让其回去。最后他自己去了市立医院急诊室,恳求他们将他送回我们这里。他所要的就是给他服用抗愤怒药丸,在公园里做俯卧撑,带着鸟类知识漫步。

最后,他消失了。我们希望他找到了去另一个庇护所的方法,但我们再没有听到关于他的任何消息。我们也忙于其他100个无家可归的人。

大约一年以后,我接到一个护理师的电话。她任职于一家私人疗养院的行为部。我们的病人以一种接近于紧张性精神病的状态被收留。他给出了庇护所的地址作为家庭地址。

护理师将我们曾经认识的健康、幸运的人，描述成了呆板、安静和敌对性的。他也被描述为行为不当，在走廊上手淫。这个行为让所有员工都认识了他。他受困于关禁闭、口齿不清和焦虑，他的头脑简单的恐慌选择了错误的表达方式。当这些事情发生时，该护理师已经读过那篇我写的关于他的文章，但她没有认出诗中的人就是这位。

在接下来的几个月，她打了几个咨询电话。他的行为没有减少，他带上了一个脚环，当他穿过病房门时会嘟嘟叫。他被禁止走出大楼，去开阔的地方，或接近鸟儿——他的最好的治疗方法。

当这家私人疗养院计划关闭时，她给我打了最后一个电话。

他还没有被重新安排，她不知道将他转移到哪里去。"这是可耻的，人们不知道在这个故事里下一步发生什么，"有一天她说，"你也应该写这个。"

在庇护所拒绝他后，他从我们的视野里消失了，然后短暂地出现（正好能被看见和误解），然后又消失了。然而，一直以来，在我们的视野和意识内外，他依然活着，变得更凄凉和更少被理解。他的生活，淡出我们的视线，依然继续着。然后，这名护理师也消失了。

在他第一次向我们描述他的幸运的四年后，我收到一封来自同一个州的另一个地方的一家神经内科门诊的信。信封已经被扔掉，信封上的名字很陈旧，但侥幸的是，某人在前台认出了它并将其带给了我们。显然，他依然将庇护所的地址作为家庭地址。

里面的内容令人心里一凉。信里面好像没有把来访者当做一个人——没有一句关于来访者的话语的引文，甚至没有对他身体的描述。你会有一种感受，这个神经科医生有一点穷途末路。他写道，没有任何关于这个人的历史，没有办法理解他沦落的轨迹。唯一的结论——通过观察做出的结论——是他的靶行为已经恶化。因此，治疗计划是增加药量。

我们给这位神经科医生打了电话。我们的病人现在住在一个集体宿舍里。他完全是个密码，令人费解，只能通过他持续的问题行为来识别他。没有人想要冒险给他减少药量。没有人试图让他走到外面去。那个被描写的、被赞美的幸运男人——爱鸟的他，已经无法被认出。那个人也许已经不复存在。

我们将我们的所有记录给了那个诊所，这样他们就可以知道现在的这个人就是我们那时认识的他。我们也给了他们一份旧的报纸文章的副本，希望这会鼓舞他们温柔地对他，人性化地对他。我们再次不知道他的下落——只是再次，他的生活曾经继续。我们失去了病人的下落，但他的生活依然在继续，甚至这不是他的故事的结尾。这只是我写的故事的结尾。

有时候我们所做的只是简单地聆听。有时候我们所做的甚至更简单：提醒他人未被认识的病人是谁。病人、治疗师、邻居、家庭，我们只是快照，相互之间并不充分认识。我们大多数人都要忍受这种部分认识的生活，因为生存并不取决于此，但有时候它很重要。

第六章

自悯的科学

Kristin D. Neff

当你开始触碰你的心或让你的心被触碰时，你会发现它深不见底，它混作一团。这颗心是巨大、广阔而无限的。你会发现那里有如此多的温柔和空间。

——Pema Chödrön（2001a）

为了理解自悯这个词,可以先思考一下一般感到悲悯（compassion）是什么意思。当我们体验到同情时，我们注意到了他人的痛苦并被它触动。例如，在上班路上，当你路过一个乞讨的无家可归的人时，你可能不是匆匆走过，而是真的会停下来考虑他的生活是多么困难。在那个时刻，你将这个人看作一个正在受苦的真实的人，你的心和他连接在一起。不是忽视他，而是发现你被他的痛苦所触动，并想要给予他某些帮助。重要的是，如果你的感受是真正的悲悯而不是可怜的话，你可能会对自己说，"我现在这样都是上天给我的恩典。如果我生在一个不同的环境，有可能不是这么幸运，我或许也处在生存的挣扎中。我们都是脆弱的。"

因此，悲悯是以识别和清楚地看见痛苦为前提。它引发对处在痛苦中的人以慈爱、关心和理解的感受，这样，想要减轻痛苦的想法自然会出现。最后，同情包括认识到共通的人类情形：实际上它是脆弱和不完美的。

而自悯具有相同的特性——只不过是向内同情。在这一章，我将描述自悯是什么、自悯与幸福的关系以及它在心理治疗中如何有助于疗愈。

什么是自悯*？

综合很多佛教导师的作品，我将自悯定义为三个组成部分：自我友善、普遍人性和正念（Neff, 2003b）。

自我友善

自悯需要我们在痛苦、失败或感到不完美时给予自己温暖和理解，而不是用自责去鞭打自己。它让我们认识到不完美和经历生活的苦难是必然的，所以，在面对我们的痛苦时，我们能安慰和鼓励自己，而不是当生活达不到我们的要求时变得愤怒。我们不带评价地承认我们自身的问题和缺点，所以，我们能去做必要的事来帮助自己。我们无法总是得到我们想要的，我们也无法总是成为我们想成为的。当现实被否认或拒绝时，痛苦就会以压力、挫败和自责的形式出现。而当这个现实被善意地接纳时，我们就会生出积极的友善和关心的情感，来帮助我们应对困难。

---

* 在本文中，compassion 将根据语句的通顺性分别用"悲悯"、"同情"、"慈悲"来翻译。——译者注

普遍人性

对自我严格评价的一个最大的问题是，它会让我们感到孤立。当我们注意到某些我们不喜欢的自我部分时，我们会非理性地认为其他人都是完美的，而只有自己是有缺陷的。这不是个逻辑过程，而是一种扭曲的自我中心：聚焦于我们自己的缺陷，让我们形成管状视力，以至除了虚弱、无价值的自我，我们看不到任何其他方面。类似的，当我们的外在生活出现了问题而感觉其他人闲暇安逸时，我们会认为自己的处境是不正常或不公平的。当以一个与他人隔离的角度去解释我们的体验时，我们难以想到我们的同胞也会有相似的体验。自悯是认识到生活中的挑战和个人的失败是人类的一部分，是我们共有的体验。从这个角度来说，它能帮助我们在痛苦中更少地感到凄凉和孤立。

正念

正念是一种非评价的、接纳的心态，如其所是地观察想法和感受，而没有压抑或否认。你无法同时忽略你的痛苦而又对其有同情心。当然，你可能会认为痛苦是最明显不过的。但我们中很多人会在照镜子时对自己不满意。还记得这个痛苦的时刻是值得同情地回应的吗？同样，当生活出错了，我们经常会立刻进入问题解决模式，而没有认识到，当面对困难时，我们还需要安慰自己。相反，正念要求我们不过度认同负面的想法和感受，否则，我们会被我们的厌恶反应所抓住（Bishop et al., 2004）。这种冥思苦想使我们的注意范围狭窄，夸大自我价值的影响（Nolen-Hoeksema, 1991）。而正念的方法为我们应对困难感受提供了一个心理空间，这会提供更多清晰的、更大的视角和更平和的情绪（Baer, 2003; Shapiro, Carlson, Astin, & Freedman, 2006）。

自悯语句

当你感到有压力或处于情绪痛苦中时——也许你遇到了交通堵塞，或在与爱人争论，或觉得某些方面不够好——可以用一套记住的短语来提醒你此刻更同情自己一些。你可以做一次深呼吸，然后将你的手放在你的胸口，或温柔地拥抱自己（如果这样做令你舒服的话），然后重复下面的话语：

这是个痛苦的时刻。

痛苦是生活的一部分。

愿我能善待自己。

愿我能给予自己需要的慈悲。

这段短语抓住了自悯的三个部分的精髓。第一句帮助我们正念地面对痛苦（也可以说"现在真的很困难"或"这确实令人痛苦"）。第二句提醒我们，痛苦属于所有的生命，这会在我们的生活出现问题时减少我们感到羞耻和孤立的倾向。第三句提醒我们要自我友善而不是自责地回应。最后一句再次强调在困难时刻是需要也是值得同情的。尝试这些短语。而其他短语在其他情景可能会感觉更真实，例如，"愿我接纳我真实的样子"、"愿我宽恕自己"或"愿我学会接纳我无法改变的"。正如你可能已经注意到的，这个练习和第三章介绍的慈心禅很相似。

什么不是自悯

自怜

人们经常回避对他们自己采取一种慈悲的态度，因为他们混淆了自悯和自怜（self-pity）。西方文化具有强烈的"坚强"的传统：我们被教育应该不抱怨地坚持。然而自悯与自怜是极为不同的。当一个人感到自怜时，他们变得全神贯注于自己的问题，而忘了其他人也具有相似的问题。他们忽略了与他人的彼此联结，表现出他们好像是世界上唯一受苦的人。自怜强调与他人隔离的自我中心的感受，夸大个人痛苦的程度。而自悯让我们真实，非隔离地看到我们和他人之间的相关联的关系。当我们承认此刻我们是多么困难时，其他人也自动被涵盖进我们关心的态度中。此外，当我们考虑到他人的困难经历时，我们也能够将自己的情况放入更大的视野中来看待。

自我放纵

自悯的一个巨大阻碍是被认为这是在放纵自己。很多人认为，自责对于激励他们自己是必要的，如果他们过于自悯他们就会整天只是坐着看电视和吃冰激凌。但这是真的吗？我们可以从父母如何激励孩子中找到一个好的类比。当一位母亲关心她的儿子，希望他幸福时，她会听任他只做他喜欢的事吗（就像整天坐着看电视和吃冰激凌）？不，她确信他需要做些事，例如，健康饮食、上学、完成家庭作业、刷牙以及早些上床睡觉——即使他不喜欢——因为这是他成长和健康所必需的。她的孩子也会因母亲的鼓励和支持而被激励去达到他生活的目标，即使可能失败。

另一方面，如果一位母亲在她的儿子把事情搞砸时冷酷地批评他，说他是个毫无价值的失败者，将一事无成。这会让他产生怎样的感受？受鼓舞、激励，准备去拥有世界？当然不是的。不断的批评让我们感觉无价值和抑郁——这根本不是一个充满热情的精神状态。然而，是不是我们中的大多数人就是这样对待自己的呢？我们莫名奇妙地就会有这种观念，认为自责是一种比培育自己、给自己支持和鼓励更有效的激励方法。

你可能会说自悯所产生的动力来自于爱，而自我批评所产生的动力来自于害怕。在一定程度上自我批评确实会成为激发源，那是因为我们想要避免失败时的自我评价。但如果我们预想到某个失败会遭遇强烈的自我批评，那它就太令人恐惧以致我们不再去尝试了。这就是为什么自我批评会与低成就和自我设限策略（例如，拖延）联系在一起。

自我批评也被当作面对个人的弱点时逼迫自己行动的一种方式。然而，如果弱点持续地不被承认，则可能是潜意识试图回避自我责备（Horney, 1950），这个方法会产生相反的效果。例如，如果你有一个愤怒的问题，但因为你无法面对某部分真实的你而不断地将其归咎于你的伴侣，那你将如何获得一个更和谐的关系呢？然而，通过自悯，我们试图获得一个非常不同的理由——因为我们在意。如果我们真的想要善待自己，那么我们就要做些事来帮助自己变得快乐，例如，承担或挑战新的项目或学习技能。因为自悯能给予我们安全感去承认自己的弱点，让我们处在一个更好的位置上去将它们变得更好。

自尊

区分自悯和自尊（self-esteem）也是非常重要的。自尊是指我们正面评估自己的程度。它表示我们有多爱自己或认为自己有价值，经常是基于与他人的对比（Coopersmith, 1967; Harter, 1999）。在美国文化里，拥有高自尊的意思是在一群人中脱颖而出——特殊或高于平均水平（Heine, Lehman, Markus, & Kitayama, 1999）。相反，自悯不是基于正性的判断或评价——它是一种与自己联系的方式。人们感受到自悯是因为他们是人，而不是因为他们的特殊或高于平均水平。它强调相互联结而不是隔离。拥有自悯意味着，你不必通过比别人好来觉得自己好。它也比自尊提供了更多的情绪稳定性，因为它总是在那里——无论你是处在世界之巅还是摔了个大跟头。

实验数据

但研究显示什么呢？到目前为止，关于自悯的主要研究是相关性研究，使用自悯量表（Neff, 2003a）——一个包含 26 个项目的自陈测验（你可以在线做这个测验 www.self-compassion.org）。然而，更多最新的研究开始通过实验操作或干预来研究自悯。

自悯和情绪健康

研究文献中最一致的发现之一就是，更多的自悯与更少的焦虑和抑郁相关（see Neff, 2009, for a review）。当然，自悯的一个关键特征是缺少自责，自责被认为是焦虑和抑郁的重要预报器（Blatt, 1995）。然而，自悯依然可以在控制自责和负面情绪中提供保护来抵御焦虑和抑郁（Neff, 2003a; Neff, Kirkpatrick, & Rude, 2007）。因此，自悯不仅仅是关于看到事物光明的一面或避免负面感受。自悯的人能认识到他们在受苦，但在他们在这些时刻能对自己友善，承认他们与其他人类的联结。

在这种想法的支持下，我和我的同事开展了一个演讲活动，其中包括一次模拟面试，参与者被要求写下对这臭名昭著的问题的答案：“请描述你最大的弱点”（Neff, Kirkpatrick, & Rude, 2007）。自悯的人不仅在完成任务后体验到更少的焦虑，他们在写自己的弱点时也倾向于用更有联结性和更少隔离性的语言。同样的，Leary 及其同事（Leary, Tate, Adams, Allen, & Hancock, 2007）通过要求参与者汇报 20 天的周期中经历的问题，研究了人们处理负面生活事件的方式。具有高自悯水平的人对其问题有更大的视角，更少可能感到孤立。当思考他们的困难时，他们也更少地体验到焦虑和不自在（self-consciousness）。

自悯与更多的智慧及情绪智力相关（Neff, 2003a; Neff, Rude, & Kirkpatrick, 2007），这暗示出自悯代表一种智慧地应对困难情绪的方式。例如，自悯的人比那些低自悯的人更少进入冥思苦想和思维压抑的状态（Neff, 2003a; Neff, Kirkpatrick, & Rude, 2007）。他们也报告有更多的情绪应对技巧，包括更清楚他们的感受和更多的修复负面情绪状态的能力（Neely, Schallert, Mohammed, Roberts, & Chen, 2009; Neff, 2003a; Neff, Hseih, & Dejitthirat, 2005）。

自悯看起来能促进积极的存在状态。例如，自悯与社会联结感和生活满意度相联系——这是有意义的生活的重要元素（Neff, 2003a; Neff, Pisitsungkagarn, & Hseih, 2008）。它也和自主、胜任感及关联性相关（Neff, 2003a），这表示自悯有助于满足基本的心理需要，Deci 和 Ryan（1995）认为这是幸福的基础。自悯的人比那些缺乏自悯的人倾向于体验更多的快乐、乐观、好奇和积极情绪（Neff, Rude, & Kirkpatrick, 2007）。通过用温暖的自悯拥抱痛苦，可以产生积极的感受来帮助平衡负面情绪。

自悯、动机和健康

研究支持了自悯能增强动机而不是放纵的观点。例如，虽然自悯与完美主义负相关，但它和自我的绩效标准水平没有联系（Neff, 2003a）。自悯的人可以有高目标，但也接受他们不能总是达到目标。自悯也与更多的个人主动性相关——想要实现一个人的充分潜能（Neff, Rude, & Kirkpatrick, 2007）。自悯的人被发现比缺乏自悯的人更少有焦虑和自我妨碍的行为，例如，拖延（Williams, Stark, & Foster, 2008）。另外，我和我的同事（Neff et al., 2005）发现，自悯与掌握目标——学习和成长的内在动机——正相关，而与绩效目标——想要提升一个人的自我形象——负相关（Dweck, 1986）。这是因为自悯的人会更少地害怕失败和感受到自我效能。因此，自悯的人去实现目标的动力，是基于内在因素，而不是因为他们想要获得社会认可。

自悯也能促进与健康相关的行为。例如，由 Adams 和 leary（2007）进行的一个研究表明，自悯有助于人们控制饮食。节食者经常表现出一种悖论倾向——如果他们突破了节食，摄入了高热量食物，他们随后会倾向于吃更多的食物来减少相关的负面感受（Heatherton & Polivy，1990）。这个研究表明，帮助女性对突破节食的行为自悯能削弱这种倾向。相似的，Kelly、Zuroff、Foa 和 Gilbert（2009）检验了自悯对帮助人们停止或减少吸烟的作用。被训练在面对放弃吸烟的困难时自悯的人比那些训练反思和监督自己的吸烟的人表现出更少的吸烟量。自悯干预在那些高度自我批评或拒绝改变的人中间尤为有效。同样，一个对女性健身目标的研究发现，自悯的女性锻炼的内在动机大于外在动机，她们的目标更少与自我担忧相关（Magnus，Kowalski & McHugh, 2010；Mosewich, Kowalski，Sabiston，Sedgwick & Tracy，2011）。她们也经常报告对她们的身体感到更舒适，更少担心社会对其形体的评价。因此，自悯看上去能增强身体和心理的健康。

自悯和人际功能

有证据显示自悯在心理上有益于个体，也有证据显示自悯有益于人际关系。在一个针对异性恋伴侣的研究中，相对于那些缺乏自悯的人，自悯的人被他们的同伴描述为更有情感联结、接纳性更高以及更少的疏离、控制和语言或身体攻击。自悯也与更多的关系满意度和依恋安全感相关。因为自悯的人给予自己关心和支持，他们表现出拥有更多的情绪资源可用来给予他们的同伴。

　　另外一个研究发现，自悯的大学生更可能在与父母和恋人的冲突中妥协，而那些缺乏自悯的人倾向于放弃他们的需求。这个模式是有道理的，因为具有高自悯水平的人说他们倾向于平等地善待自己和他人，而具有低自悯水平的人说他们倾向于对他人比对自己更好（Neff, 2003a）。这个研究也显示，在解决关系冲突时自悯的人感到更真实和更少的混乱体验，他们也报告在关系中有更多的幸福感。

　　一个有趣的问题是，自悯的人是否也会对他人更富有慈悲。培养一个对自己开放的态度，认识到人类的相互联结，理论上应该能促进对他人的友善、宽恕和共情。虽然对这个主题还需要更多的研究，但初步的发现认为，自悯与关心他人是相关的，但这种联系会因年龄和生活经验而有所不同。

　　Neff 和 Pommier 分别在大学生、一个老年团体和佛教禅修者中研究了这个问题。研究发现，在这个老年团体和佛教徒样本中，自悯与对他人的同情、共情性关心、利他有显著联系，但不包括大学生样本。这可能是因为相互联结感对促进自己善待他人需要在生命的后期才会发展。然而，在这三个团体中，自悯的人更可能宽恕伤害他们的人。他们也显示出更强的换位思考能力（perspective-taking）——这是智慧的一个重要的部分。

　　类似的，Richard Davidson 和他的同事们开展了一个团体研究，参与者接受慈心禅的训练（有意识地培养对自己和他人的同情）。研究发现，训练提高了自悯的水平（Davidson, 2007; see also Weibel, 2007）。随后，向参与者呈现痛苦的画面（例如，一个患有眼部肿瘤的儿童），并对其进行脑部扫描。自悯水平提高快的参与者体验到更多的感同身受（证据为脑岛活跃度提高，脑岛也是和换位思考能力相关的大脑区域）。这个生理研究认为，自悯有助于产生对他人的同情。

自悯与自尊

高自尊的心理益处（例如，减少抑郁和焦虑）数十年来一直被鼓吹（McKay & Fanning, 1987）。然而，心理学家现在开始质疑自尊是否真的有如此效果（for reviews, see Blaine & Crocker, 1993; Crocker & Park, 2004）。例如，高自尊的人经常进行向下的社会比较，也就是他们通过贬低他人、抬高自己来让自己感觉更好（Tesser, 1999）。自尊也和自恋联系在一起（Twenge & Campbell, 2009），表现为膨胀和不现实的自我观点（Sedikides, 1993）、偏见（Aberson, Healy, & Romero, 2000）、自我防御地攻击（Baumeister, Smart, & Boden, 1996）和恃强凌弱（Salmivalli, Kaukiainen, Kaistaniemi, & Lagerspetz, 1999）。另一方面，自悯看上去提供了高自尊的很多益处而有更少的弊端（Neff, 2011a）。

研究表明，自悯和自尊的特质水平有中等程度的相关（Leary et al., 2007; Neff, 2003a; Neff, Kirkpatrick, & Rude, 2007），如预期的一样双方都代表了对自己的积极态度。然而，当把自尊这个因素控制后，自悯依然可预测有更多的快乐和乐观，以及更少的抑郁和焦虑（Neff, 2003a）。而且，从它们对幸福的影响来看，两者也是不同的。

在我和 Roos Vonk（Neff & Vonk, 2009）在荷兰组织的包括了一个更大的团体样本的调查中，自悯显示比自尊具有更强的对健康的预测功能。首先，相较于自尊，自悯与在一个超过 8 周的周期（在 12 个不同的时间段进行评估）中更稳定的自我价值感相关。该发现也许和这个事实相关：相较于自尊，自悯也被发现更少地取决于身体吸引力或成功。结果表明，相较于自尊，自悯与更低水平的社会比较、公众中的自我意识、自我沉思、愤怒和认知闭合（cognitive closure）需要相关。自尊和自恋有很强的关联，而自悯和自恋没有关系。这些发现显示，相较于那些高自尊的人，自悯的人更少地聚焦于评价他们自己、感觉比别人优越、担心他人是否评价他们、捍卫自己的观点，或愤怒地反抗那些不同意他们的人。

Leary 及同事（2007）用情绪归纳法比较了自悯和自尊。参与者被引导回忆以前的一次令他们感到自己很糟糕的失败、拒绝或丧失，然后被提问一系列问题，评估他们对事件的感受。在自悯的情况下，参与者根据提示写下答案，提示被设计好来引导他们思考这些事件，从而探索自悯的三个部分：自我友善、共同的人性和正念的接纳。在自尊条件下，参与者对关于保护或支持他们自尊的提示做出回答。当思考过去的事件时，接受自悯导向的参与者比那些自尊条件下的人汇报更少的负面情绪。而且，那些自悯条件下的人比那些自尊条件下的人表现出对这些事件承担更多的个人责任，这表明自悯并不会导致"撇清关系（letting oneself off hook）"。

Gilbert 和 Irons（2005b）认为自悯增强了幸福，因为它有助于人们体会到更多的人际联结感。他们认为自悯抑制了威胁系统（与不安全依恋，防御和自主觉醒（autonomic arousal）相关），并激活了安抚系统（与安全依恋，安全感和催产素相关）（见第十八章）。相反，自尊被认为是一个优劣势的评估，有助于建立社会等级的稳定性，与报警、激活冲动和多巴胺活动相关。而自悯增强了安全和相互联结感，自尊将自我放在与他人竞争的位置上，并且放大了隔离和差异感。

治疗设置中的自悯

一个令人兴奋的领域是关于自悯对临床实践的意义（Baer,2010b）。缺乏自悯的人比具有自悯的人更可能拥有一个爱挑剔的母亲、来自于功能失调的家庭和表现为不安全依恋模式（Neff & McGeehee, 2010）。对于问题是和他们的家庭相关的来访者，他们也许更可能从发展自悯中获益。

自悯是否会在心理治疗中内隐地发生以及是否是有效治疗的一个潜在因素，这是个有趣的实验问题。某种程度上是这样的，所以这可能对理解治疗过程有重要的影响。

我和我的同事进行了一项研究，跟踪前后一个月里来访者通过心理治疗体验到的自悯的变化（Neff, Kirkpatrick, & Rude, 2007）。治疗师使用完型双椅技术，目的是帮助来访者减轻自我批评和给予他们自身更多的同情（Greenberg, 1983; Safran, 1998）。研究表明，一个月里自悯水平的提高与更少地体验自我批评、抑郁、思维抑制和焦虑是相关的。

Paul Gilbert（2009c）发展了一个团体治疗干预，叫作慈悲心训练（compassionate mind training，简称为 CMT），帮助人们发展自悯的技能，在一个初步研究中，患者对住院有强烈的羞耻和自责的情绪。经过慈悲心训练后，患者的抑郁、自我攻击、羞耻和自卑情绪明显地减少（Gilbert & Procter, 2006）。

基于正念的治疗方法，例如，Jon Kabat-Zinn（1990）的正念减压疗法（MBSR），也可能是一个有效的发展自悯的方法。正念教人们去注意在当下觉察中出现的困难想法和情绪，以便能用善意、接纳和非评价的方式去体验。正念减压疗法通常由心理治疗师和其他健康专家教授，来帮助人们应对压力、抑郁和其他形式的精神痛苦。研究显示，正念减压能明显增加自悯（Shapiro, Astin, Bishop, & Cordova, 2005; Shapiro, Brown, & Biegel, 2007）。研究也显示，定期进行正念禅修的人会更自悯（Lykins, & Baer, 2009; Neff, 2003a; Orzech, Shapiro, Brown, & McKay, 2009）。

Chris Germer 是这本书的一位编者，专门研究基于正念与接纳的心理治疗，他通过正念自悯的视角来看待心理治疗。就如他在他的书《不与自己对抗，你就会更强大》（*The mindful path to self-compassion*）（2009）中所说明的，自悯给了正念的接纳另一个维度："接纳通常指对于我们正发生的——接纳一个感受或想法——自悯则是接纳那个正在发生的人，就是当我们在痛苦中时接纳我们自己。"

这是个关键的领悟。当我们被自悯平抚和安慰时，我们能更容易在正念中与痛苦的感受联结。这样，在治疗中除了正念技能外，明确地教授自悯的训练可能是非常有用的。

为此，Chris 和我目前正发展一个 8 周的正念自悯的训练课程（Mindful Self-Compassion，简称为 MSC），目的是明确整合自悯和正念练习。这个课程有与 Kabat-Zinn 的正念减压课程相似的结构元素（8 节课程和一个一天的静修；包含正式和非正式的正念练习），希望能提供一个有用的补充。课程的第一天，我们主要聚焦于自悯的定义并揭示它与自尊、自怜和自我放纵的不同。在后面的几周里，我们会教授一系列的正念和自悯练习，以应对每天生活中的困难情绪和挑战性的关系。

下面是来自正念自悯课程的一个练习——写一封富有同情心的信给自己（也见 Shapira & Mongrain, 2010）。

自悯信

■ 坦率地描述一个会让你感到自己不好的问题，例如，一个身体缺陷、一个关系问题或一次工作或学习上的失败。

■ 下一步，想象一个朋友，他是无条件接纳的和富有同情心的；他知道你所有的长处和短处，理解你的生活经历、你当下的环境，理解人性的局限。

■ 最后，以这个朋友的口吻给你写一封信。你的朋友会对你的这个问题说些什么？他会用什么词语来对你表达深深的同情？你的朋友会怎样提醒你你只是一个人而已？如果你的朋友要给你一些建议的话，这些建议会怎样来体现无条件的理解？

■ 当你写完这封信后，将这封信搁在一边，过一会儿再去看它。然后再读一遍这封信，充分理解每句话，允许自己被安抚。

我们最近做了一个随机控制的正念自悯课程的研究，比较正念自悯治疗团体和对照控制团体的效果。结果显示，参与正念自悯课程的人在自悯、正念、对他人的同情方面有明显的提高，而在抑郁、焦虑、压力和创伤方面有明显的降低。参与者自悯水平的程度与他们在此课程中所做的正式和非正式的自悯练习的多少相关。我们也探索了幸福感的增强到底是因为增加的自悯，还是因为增加的正念。我们发现，虽然大多数在幸福方面的收获可被解释成是因为增加的自悯，但正念解释了在快乐、压力和创伤影响等方面的变化。这表明，自悯和正念是正念自悯课程的关键点。

虽然来访者可以通过与富有同情心的治疗师的关系，学习以更健康的方式对待自己的问题，但自悯练习能帮助人们在咨询之外成为他们自己的治疗师。当然，治疗师也需要自悯，尤其对于在结果不如预期时出现的同情疲劳（compasson fatigue）（见下章）。自悯不仅与更少的同情疲劳相关（Ringenbach, 2009），也与更多的"同情满足（compassion satisfaction）"相关——一个人从工作中体验到的积极感受（例如，感觉有活力、快乐和感激）能让世界有一点不同。

在《存在心理学探索》（*Toward a Psychology of Being*）中，马斯洛（1968）认为，情绪的成熟需要非评价、宽恕和慈爱的自我接纳。自悯集中体现了这种存在的方式，这可以帮助精神健康专家在自己及他人身上理解和培养这种类型的情绪智慧。

第七章

在心理治疗中培养慈悲

Christopher K. Germer

治疗师会因为经常与痛苦打交道而有一些不好的名声。然而恰恰因为生活是令人痛苦的，我们的职业在过去的一个世纪才得以延续甚至兴旺。治疗师拥有一种神秘的能力，或者至少有一种奇特的意愿，来承受情感痛苦，他们是怎么做到的呢？

慈悲是一种心的品质，可以转化痛苦的体验，甚至令其有价值。当我们以慈悲的方式对痛苦开放时，就有了自由的感受——不抵抗、不退缩，以及与他人的深度联结感——超越自己的扩展感。正如措尼仁波切*（Tsoknyi Rinpoche，2004）所说：

什么是真正的慈悲体验？……有某种清晰和自由感……同时，有某种亲切升起，没有任何原因或条件。有一种深深感受到的变得更温柔的感觉……在抑郁中不是以受伤的方式感到悲伤，而是温柔的，同时感到欣喜。慈悲体验是个混合物……轻度的喜悦和悲伤，不是为自己悲伤……也不是特别为某个人悲

---

* 一位藏传佛教法师。——译者注

伤，就像被汁液浸透，就像一个苹果充满了果汁。

的确，很多治疗师经过一整天的办公室工作回到家，会感到轻快和满足，尽管已经听了很多难以忍受的悲痛之事。

前面一章已经提出实证，支持自悯作为情感幸福和满意的人际关系的基础。这一章将探索如何帮助我们的来访者，当他们非常需要慈悲时，培养出对自己的慈悲，以及治疗师如何通过示范回应痛苦的慈悲，来促进这个过程。本章还将探索在咨询室里是什么支持和阻碍了治疗师的慈悲，并提供了两个简单的策略来调节慈悲疲劳。

慈悲和悲痛

伊桑是一位非常抑郁的中年男性，一年前结束咨询后又回来了。他正在办理离婚手续，临时和朋友住在一个狭窄的公寓里。另外，由于经济不景气，伊桑的生意也不太好，他即将失去自己的房子，因为他无法付月供。他无法入睡，并因食欲降低而体重大减，他的抗抑郁和抗焦虑药物都不起作用。伊桑正在经历一个大灾难。他有自杀的想法，但还没有计划。这就如 Nietzsche（1923/2010）所说，"自杀的想法是一个伟大的安慰：借助它一个人可以成功地度过很多糟糕的夜晚。"

我认识伊桑已经差不多 10 年了，从没见他处在这种状态中。我们之前的模式是，一起头脑风暴他的生活问题。但这次我有点挫败，因为每个提问都像掉入网中，没有意义。最终，伊桑制止了我，问我是否对他感到厌烦了。他可怜地说："我知道我们认识快 10 年了，但你是否已经不喜欢我了？"

这个时候我慢了下来，只是和伊桑待在一起——也和我自己待在一起。我放弃急于疗愈他和阻止一个可能的自杀，避免失去他妻子正住着的房屋的抵押品赎回权，或让他不要产生情绪障碍。我对自己说："这是我们生活的一个时刻，无论它可能有多么痛苦，这里只有伊桑和我。"我让自己进入伊桑的现实，让他的痛苦成为我自己的痛苦。

当我这样做之后，我开始认识到不知所措的感受是怎样的，以及我感到自己在帮助伊桑时是多么无能。我猜伊桑也是这样想的，于是我们的对话变得更简单了。

> **伊桑**：我不知道该做些什么。
>
> **CKG**：我也不知道。我现在确实不知道。
>
> **伊桑**：我孤独一人——没有妻子、工作、任何人。
>
> **CKG**：这确实很糟糕，我知道。
>
> **伊桑**：我非常地疲劳。我经常在恐惧中醒来。
>
> **CKG**：恐惧？
>
> **伊桑**：大多是关于钱的，我不知道该如何生存下去。
>
> **CKG**：你能在你身体的某些部位感受到恐惧吗？
>
> **伊桑**：当然……这里，在我胃部。几乎每个早晨醒来时我的胃里就像打了结一样。

我猜测伊桑在腹部感到害怕，因为我那时有相同的感觉。当伊桑说他的体验时，我在等待我腹部的肌肉放松——停止抵抗——在我准备好回到伊桑如何能安全度过一天的话题之前。伊桑对我的深刻影响导致了这些感受。他不再称自己是一个"完全的失败者"，想要讨论如何不住院，通过规律进食和累时上床睡觉来照顾自己，而不是整夜坐着冥思苦想。当伊桑让我停下来，以这种方式将注意力放在我自己的体验上时，治疗开始再次向前推动了，这次无须太多努力。

慈悲是一种技能，让我们能开放地面对悲伤。当我们对抗自己生活中出现的悲伤或与我们因他人而感到的痛苦进行战斗时，我们便无法慈悲。在伊桑的案例中，我为他生活的瓦解而感到悲伤，我害怕他会在我眼皮底下自杀，我因此徒劳地试图再建之前一起的快乐时光。我只是不愿意感受害怕和悲伤，无论是他的还是我的。这种临床治疗师的阻抗常常会出现在治疗室中，妨碍治疗的进展。

但悲伤并不是一个坏的东西，它只在干扰我们的能力时才是个问题。事实上，经验丰富的禅修者会将悲伤作为禅修之路上一个进展的信号。它意味着我们的眼睛和心在对生活中无法避免的痛苦开放。随着时间逝去，我们学习到我们个人的痛苦和失败——知道得不够多，拥有得不够多，不快乐，不健康或不够成功——是人类状况的一部分。正是心的本质，将我们的生活描绘成"不怎么对"（见第九章和第十章）。正如佛教导师 Mu Soeng（2007）所说，"对某个人生活中的错误以及所有人类累积的错误所引起的悲伤有助于成为慈悲升起的一个背景"。

禅修的果实——和自己坐在一起扩展时间片段（也许和我们的来访者坐在一起多年）——包括对痛苦的普遍性的领悟，还发现慈悲是对此的一个珍贵的智慧的回应。慈悲能缓解痛苦。抵抗不适情绪只能雪上加霜，给已经存在的痛苦情境增添更多的压力。有一条哈西德派格言："如果感受不到慈悲，人们将会发疯。"

让交流更温暖

在我们的生活中，当事情不可避免地出现问题时，我们会典型地进入一种不适宜的三位一体反应：自责，自我孤立和自我专注（Germer, 2009；第六章）。这些反应看起来是我们对于威胁的战斗—逃跑—冻结反应的临床表现。我们可能因为出错而攻击和批评自己

（"我是个白痴！"）、逃离我们自己（进入工作、酒精、食物等）或陷在我们的头脑中（"为什么是我？"）。自悯则相反，它包括自我友善、一种普遍的人性和正念（见 Neff，2003b；第六章）。慈悲能改变内在谈话的语调——"让其更温暖"（Gilbert, personal communication; 见第十八章）。

感受到与他人的联结对降低人的悲伤大有帮助。无论导向何方，我们的慈悲都能帮助我们认识到我们都是人，都有人的缺点和脆弱：生病，变老，社会性痛苦，死亡。我们生活中发生的大多数事件取决于无数的因素（何时何地出生，父母是谁，携带了谁的基因），而不全是我们自己的选择。当我们能看见我们生活的背景时，羞耻就会减少。这种扩大的、减少的自我中心的视角减少了羞耻，给予了我们力量去处理自己的问题。当我们的病人在他们的痛苦中更少地感到孤单时，他们就能鼓起勇气来面对生活中的破碎部分，并带着更大的能量和好奇，交流也变得更加鼓舞人心。

慈悲取向的心理治疗

所有心理治疗模型都认为，治疗应该在慈悲的方式中进行。不断有研究数据证明，自悯是心理治疗中的一个潜在的改变机制（Baer, 2010a; Birnie, Speca, & Carlson, 2010; Hofmann, Grossman, & Hinton, 2011）。这些发现显示，如果他们能明确地培养慈悲的心态，治疗会更有效——这可被称为"慈悲取向疗法"。这是如何实现的呢？在慈悲取向心理治疗（Compassion-oriented Psychotherapy）中，来访者可以通过学习和慈悲练习或者通过治疗关系来发展慈悲。这两种整合慈悲进入治疗过程的方法将在这一章的后面加以讨论。

自悯是大多数慈悲取向心理治疗的目标。当我们遭受强烈和烦乱的情绪时，在我们能情感性地对他人有帮助前，我们常常首先需要平静和安抚自己。然而，有时候我们照顾自己的最好的方式是练习对他人的同情，因为这样做有利于改善人际关系，增强个人的幸福感（Cosley et al., 2010; Crocker & Canevello, 2008; Dunn, Aknin, & Norton, 2008; Mongrain, Chin, & Shapira, in press）。

慈悲聚焦治疗模型

一种新的、实证支持的、慈悲取向的心理治疗方法叫作"慈悲焦点疗法"（compassion—focused therapy，简称为 CFT），由 Paul Gilbert（2005, 2009a, 2009b, 2010a, 2010b, 2010c）及其同事所发展。Gilbert 的模型整合了进化心理学（Bell, 2001; Gilbert & Bailey, 2000）、依恋理论和亲和情绪的神经生物学（Carter, 1998）。慈悲焦点疗法基于现有的研究证据提出，至少存在三种整合的、具有不同的功能和进化因素的情绪管理系统：（1）威胁（threat），与侦测危险和保护相关；（2）驱力（drive），与保卫和享受资源相关；（3）满足和安慰（contentment and soothing），与在关系中感到安全和平安相关（Depue & Morrone-Strupinsky, 2005）。满足和安慰系统在依恋行为的进化中尤其重要，友好关系和依恋能抑制另外两个情绪系统——例如，当我们感到害怕时，友善能令我们冷静。

所有三种情绪管理系统已经进化了上百万年，对于生存来说是必要的，当它们处在平衡时功能最佳。然而，现在我们的危险和驱力系统在我们的竞争的、个人主义的文化中经常被过度触发。而且，很多个体在童年时没有被充分安慰，以致在成年后当他们被情绪淹没时不能激活安慰系统，或他们可能没有遗传这种倾向。慈悲焦点疗法的目的是教会来访者如何唤起慈悲的心态。虽然威胁系统是一种由进化决定的先天的对危险的即刻反应，但我们也先天地而且明显地被预置了在当下的危险消失时安慰我们自己。

当我们遭受强烈的或顽固的痛苦时，可以运用慈悲焦点治疗来处理我们的自我批评和羞耻（Gilbert, 2010b; Gilbert & Bailey, 2000; Gilbert & Irons, 2005a）。当我们的生活崩溃时，我们不仅倾向于感觉糟糕，还会相信我们自己是糟糕的。这种自我感淹没在痛苦中，我们不知道痛苦到哪里是个头，我们能否重新开始。我们可能会认为："我是个次品"、"我是个弱者"、"我不可爱"，可能还会有很多其他负面的危险的信念（Young, Klosko, & Weishaar, 2003）。这些自我状态触发了威胁系统，而通过激活自我慈悲的安慰系统，自我批评的内在对话失去了把手，让我们能够恢复全局观，在我们的生活中做出必要的改变。

通常，在认知行为疗法中的来访者会说，他们能意识到他们的负面自我谈话，也能以积极话语代替，但他们依然感觉不好（Stott, 2007）。为什么会这样呢？作为儿童，我们的照顾者希望将我们从巨大的痛苦中解救出来，保护我们远离生活的困难。这种亲和关系带来的舒适感会激活安慰系统，并形成一种情绪习惯来应对我们成人后的压力。

慈悲焦点治疗认为，对于某些人来说，特别是那些来自困难或情绪疏忽背景的人，改变我们内在对话的内容是不足以改变我们的情绪的，而是我们需要改变内部对话的情感基调。这意味着确认我们自己（"这很痛！"）、表达共情（"当然，你现在很难过"）、鼓励自己（"你可以做到"），以及其他必要的方面来重新感到完整和安全。幸运的是，当我们非常需要的时候抚慰自己、让我们自己感到安全以及照顾我们自己，是可以学习的技能（Germer, 2009; Gilbert, 2010c; Lee, 2005; Neff, 2011b）.

童年因素

一些个体看起来比其他人容易体验到自悯。这种自悯的能力依赖于我们童年时在我们与主要照顾者的关系中如何感受安全（Neff

& McGeehee, 2010）。我们都具有依恋他人并延续到成年的"内在工作模式"（Bowlby, 1969, 1973）。Mary Ainsworth（Ainsworth, Blehar, Waters, & Wall, 1978）和其他治疗师识别出了不同类型的成人"依恋模式"，可以显示我们在与他人的关系中是如何行为的（Collins, 1996; Collins & Feeney, 2000; Mulkiner & Shaver, 2007）。例如，一个建立了安全依恋模式的人可能被那些能确认他们的需要并对他们适度回应的父母所养大。安全依恋的成人在关系中感到相当的安全、乐观，对小错误并不在意。他们喜欢表达自己的看法，分享和倾听。相反，被认为具有"焦虑—矛盾"依恋模式的不安全依恋的人，他们的父母可能是更自我中心的、不一致的，导致孩子长大后不信任关系。一个具有回避型依恋模式的不安全感的人的父母可能是轻视或挑剔的，这会导致孩子成年后会最小化他们的需要和回避亲密关系，以避免感到失望（Cassidy & Shaver, 2010; Wallin, 2007; Zayas, Mischel, Shoda, & Aber, 2011）。

自悯训练，是一种再学习如何安抚自己和在关系中感到更多安全的方式。Paul Gilbert 将不安全依恋模式描述为威胁系统在童年早期过度活跃的症状，并延续到成年，干扰了对慈悲的给予和接收。

学习自悯也是必要的，因为作为成人，那些能可靠地期待他人知道我们某个时刻的感受并正确地回应的日子已经一去不复返了。而当事情出错时责备自己的倾向却始终存在。为了快乐地生活，我们不仅需要修复我们童年的伤口，而且也需要一个与自己慈悲的关系。当事情变糟的时候，如何激励你自己？例如，吃完东西后，你会如何激励自己呢？是在镜子中检验你自己，注意你的生理缺陷以及提醒自己是多么没有希望？还是对自己说："我知道你对吃第二块巧克力蛋糕感觉很糟，它的味道太好了。虽然饱餐一顿并不是犯罪，但我也可以在下次坐下吃晚饭时给自己一顿真正美味的、有营养的食物。"（Adams & Leary, 2007; Fain, 2011; Goss & Allen, 2010）

基于慈悲的心理治疗

在基于慈悲的心理治疗中，来访者被指导进行一些特定的练习来引发慈悲的心态。可用的方式有很多。虽然正式的禅修练习很少每天超过 1 小时，但我们可以在醒着的时候始终指导我们的意图、想法、情绪和行为朝向慈悲。这练习背后的原则由诗人 Mary Oliver（1986）漂亮地表达了出来："你只要让你柔软的身体爱怎样就怎样。"

五条通往自悯之路

■ **身体**：让你的身体变软；停止紧绷（例如：深呼吸；洗个热水澡；抚摩宠物；放松腹部；运动；小睡片刻）。

■ **心理**：允许想法来来去去；停止攻击它们（例如，做专注或正念禅修；区分优先次序，思考死亡；祷告"你的意愿会实现"）。

■ **情绪**：与感受做朋友；不要回避它们（例如：练习慈心禅；将你的手放在你的心口；练习宽恕你自己和他人；听轻柔的音乐；问"你最好的朋友现在会说什么"）。

■ **关系**：安全地和他人联结；停止孤立（例如：练习慈悲，想象冥想；共进午餐；对一位老朋友表示感谢；道歉；做志愿者）。

■ **灵性**：承诺更大的价值；停止"自交（selfing）"（例如：参与祷告／冥想；分享你的信仰；在大自然中散步；讲和；承诺一个随机的仁慈行为；说真话）。

最大的挑战是要记得练习。一天的大多数时候我们的身心处在压力中，这为安抚和慈心做好了准备，但我们还是会本能地把大部分精神和情绪用来避开痛苦、抓住快乐，这不可避免地会增加我们的压力。在早晨进行一个正式的冥想练习特别有助于建立一个基线，

以便于当我们被拽入情绪困难时进行识别，并有意识地向我们自己提供慈悲的回应。

把手放在心口上

■ 当你注意到你处在压力中时，做两三个深深的、满足的呼吸。

■ 轻轻地将你的手放在你的心口上，感受你的手的轻柔的压力和温暖。如果你愿意，可以将你的双手放在胸口上，注意一只手和两只手的不同。

■ 如果你喜欢，你可以持续地体会这种感受。

■ 这个简单的行为帮助我们在思维和感受中找到自己，提醒我们善待自己。这个动作几乎是反射性的：只要去想象你会对坏消息如何反应，例如，所爱的人去世了，你就可能会发现自己在喘气（深深地吸气），并把一只手放在你的胸口，大声说："我的天！"这个练习是在自然的、自我安慰反应上的一个有意的变化。

好的意愿，不一定要好的感受

在自悯之路上的过程可以被看作对意图的不断提炼。随着时间的流逝，我们认识到练习自悯不是为了感觉更好，而是因为我们觉得糟糕。为什么这一点很重要？因为任何我们为了回避当下的感受而练习的技术都是一种阻抗形式——这注定要失败。

我们生活中的每个地方都会显示出阻抗：

- 通过抵抗睡不着，我们创造了失眠症。
- 通过抵抗焦虑，我们创造了惊恐。
- 通过抵抗悲伤，我们可能发展出抑郁。
- 通过抵抗疼痛，我们可能创造了一种慢性疼痛症状。

- 通过抵抗我们女儿那讨厌的男友，我们可能得到一个讨厌的女婿。

感觉好些是自悯必然会有的副产品；如果我们面对焦虑或抑郁时表现出愤恨和绝望，而不是安慰，那么我们可能会卡在一个斗争、挫败和无望的恶性循环里。而慈悲是对痛苦的一种简单、自发、聪明的回应。我们在培养善意——一种友善和慷慨的态度——而不是要求改变我们当下的体验。慈悲给我们力量去面对我们生活的起起落落——快乐和痛苦、疾病和健康、获得和失去——直到我们有机会改变它们。

我们与我们的体验的真实关系也是我们与自己的真实关系。当我们开放地接纳自己时——我们情感上的局限性、智力缺陷、身体缺陷——我们便能以更大的幽默和优雅来对待我们的生命，看到新的可能，在我们生活的关键领域获得成功（见扩展—建构理论，第三章）。卡尔·罗杰斯（1959）说，"生活的一个有趣的悖论是，当我接纳我自己的样子后，我就能改变了"。而且，作为基于慈悲的治疗师，我们培养对所有生命的祝愿（包括我们自己），祝愿他们能摆脱痛苦，就如我们那样能开放地面对自己的错误和不足。正如禅修老师 Rob Nairn（2009）所说，我们保留成为一个"慈悲的混乱（compassionate mess）"的自由。

个人差异

当将新的心理治疗技术引入临床时，会有一种自然的想要在每个人身上尝试的倾向。然后，我们通过临床体验和研究去逐步发现不同的个体对特定的干预方法是怎样的反应。这也发生在基于慈悲的心理治疗上。例如，在童年早期学会自我责备的抑郁的人，当他们去善待自己时会感到非常不自在——感到深深的不安全（Pauley &

McPherson, 2010）。一些焦虑的儿童在面对快乐的脸时比面对可怕的脸更焦虑，这将危害治疗关系（Rich, 2010）。经常陷入反刍性思维的抑郁来访者看起来更容易从呼吸冥想中获得帮助，而不是慈心禅；较少反刍思维的来访者可以从慈心禅中获得更多的帮助（Barnhofer, Chittka, Nightingale, Visser, & Crane, 2010）。我们正开始从这些研究中学习如何调整慈悲取向治疗来适应不同来访者的需要。研究者也在探索：

- 自悯与依恋模式（Raque——Boydun et al., 2011; Shapira & Mongrain, 2010; Wei, Liao, Ku, & Shaffer, in press）
- 自悯如何分别影响焦虑和抑郁（Raes, 2010, 2011）
- 如何调整基于慈悲的治疗用于母婴困境中（Cree, 2010）
- 精神病康复（Gumley, Braehler, Laithwaite, MacBeth, & Gilbert, 2010; Johnson et al., 2009）
- 抑郁中的自我攻击（Kelly, Suroff, & Shapira, 2009）
- 双相障碍（Lowens, 2010）
- 创伤后应激障碍（Thompson & Waltz, 2008）
- 焦虑障碍（Tirch, 2011; Welford, 2010）

性别也显示对来访者接受自悯有影响。女性看起来比男性更容易接受自悯（"哦，我需要那个！"）。这可能和女性更高的雌激素水平相关；雌激素能增强催产素的效果——一种黏合作用的激素通常能令人在关系中感觉舒服（McCarthy, 1995）。另一方面，睾丸素可能有抑制催产素的效果——这可以解释为什么在压力条件下女性会比男性更容易寻求与他人建立联结（"趋向成为朋友"）（Taylor et al., 2000）。然而，值得注意的是，女性看起来比男性更少自悯（Neff, 2003a），这也许是因为迫于遵守不切实际的陈规的社会压力。

男性被社会鼓励要坚强，因此经常会为了保护他人而将自己处于危险境地。所以，对他人慈悲也许是一种对男性来说被社会接受的方式，这在开始时可以引发他们内心的慈悲心态。但男性也需要安慰他们自己，正如我们近些年注意到的在战争创伤幸存者中看到的。构建自悯训练中的用语是很重要的。例如，自悯能向男性解释为一种力量，增强他们处理挑战、管理困难情绪、诚实面对自己、减压的能力，能避免他们因过度工作、过度分析和过度行为而伤害自己（Russell Kolts, personal communication）。慈悲训练已经被用于治疗男性家庭暴力者（Stosny, 1995），在其中用"工具性（instrumental）"词汇来构建自悯是有用的——这可以促使他们关心他人并获得尊重和赞扬。

回燃

很多临床医生都见到过，当一个病人在治疗中感到真实地被看见、被听到和被爱时，一些非常困难的记忆会重新出现。这个过程的一个比喻是"回燃（Backdraft）"。当一位消防队员打开背后有熊熊火焰的门时，会出现回燃现象。氧气冲进去后导致火焰发生爆炸。类似的，当心门被慈悲打开时，强烈的痛苦有时候会被释放出来。而且，一些病人，尤其是那些有创伤史的，会"害怕慈悲"（Gilbert, McEwan, Matos, & Rivis, in press）。

回燃是疗愈的一个固有部分。所以，如果一个病人离开治疗室后没有能力承受引发出的感受，会有怎样的后果呢？如果没有自悯技能，来访者可能会发现只能通过一些不符合医嘱或其他的自我伤害的形式来击退烦乱的情绪。一个基于慈悲的治疗师需要有能力阻止病人在会谈中开放太多，尤其是在创伤治疗中。我们只需要"接触"潜在的情感痛苦，而不必钻进去，然后找到方法来平抚和安慰我们自己（Rothschild, 2000）。平抚和安慰是暴露和脱敏的先修课程。

慈悲训练课程

临床治疗师可以将慈悲训练并入他们与来访者的治疗工作中，或者他们的来访者能参与一个慈悲训练课程。正念减压疗法和正念认知疗法显示出能提高自悯水平（Birnie, Speca, & Carlson, 2010; Kuyken et al., 2010; Shapiro, Astin, Bishop, & Cordorva, 2005; Shapiro, Brown, & Biegel, 2007）。在正念训练和积极的心理健康之间的关系中自悯显示出是一种"关键的态度因素"（Hollis-Walker & Colosimo, 2011; Van Dam et al., 2011）。慈悲的觉察隐含在正念减压疗法和正念认知疗法中；进行明确的慈悲训练的程度通常取决于每个老师。

现在，有很多正在发展中的主要目标是培养慈悲的训练方案：慈悲培养训练计划（compassion-cultivation training program，CCT；Jinpa et al., 2009），Emory 慈悲冥想方案（Emory compassion meditation protocol，Negi, 2009），非暴力沟通（nonviolent communication，NVC；Langemann & Yamaner, 2011），慈悲心训练（compassionate mind training，CMT; Gilbert, 2009a）以及正念的自悯训练（mindful self-compassion training, msc; Germer & Neff, 2011）。这些指南式的方案为慈悲训练对临床和非临床人群的影响进行前瞻性研究提供了一个机会。

慈悲传递疗法

我们的来访者并不是主要为了学习慈悲而来的，他们也不一定想要学习禅修。他们只是想要感觉好些。而且，最普遍的教导来访者更慈悲的方式是通过一种温暖、尊重的治疗关系，这是慈悲传递疗法（Compassion—Informed Psychotherapy）的主要"干预方式"。在人们的相遇中，慈悲通过语言、表情、语气和其他微妙的微沟通方式来传递。基于人类之间的联结对我们大脑的潜在相互影响性（Cozolino, 2010; Hein & Singer, 2008; Siegel, 2007, 2010a; Singer & Decety, 2011），治疗关系可以被认为是所有慈悲取向疗法中的关键部分。

每个从业者对自悯如何通过治疗关系传递给来访者，或许会有不同的解释。我是这样理解的：

1. 我们的来访者将我们带入他们的情感痛苦中，尤其是他们正在抵抗的痛苦。

2. 我们睁大眼睛（正念觉察），敞开心扉（慈悲）地"接收"它。

3. 在慈爱的觉察中，我们"抱持（hold）"来访者，以及来访者的体验。

4. 我们"提供（offer）"一种对这痛苦改良的态度返还给我们的来访者，他们将其带入他们的生活。

考虑一下下面的临床遭遇：

玛丽亚是那种我从不会安排在下午 3 点来治疗的来访者，因为这个时间我的精力比较差。她是她父母的七个小孩中最大的，她的单亲母亲在餐馆工作时会将他们托付给一个年轻女性照顾。长期以来，玛丽亚一直努力工作，在原生家庭外没有什么人际关系。对于这令人畏惧的会谈，我只能用"浅薄"来形容。我越试图探求她的生命轨迹，玛丽亚就越退缩。但玛丽亚每周准时来，表面上认可（或期待）这一个小时的专注。

在某个时刻，我决定接受沉默的折磨并和玛丽亚坐在一起——接受它首先作为我的问题，而不是她的。这个简单的注意力上的变化为我和玛丽亚打开了一个全新的世界。

首先，我想象，玛丽亚的生活是什么样的，才会让她觉得这浅薄的与我联结的水平对她的时间、金钱和精力来说是值得的。我让自己不仅仅思考她的体验，而且进一步将她的感受"吞入"（take it in）。很快，我发现在我的内脏有一个空洞的感受。然后，我触碰到了一些共同的东西——孤独，有时候生活会是多么孤独。当我从我的幻想中出来，我有了一个与玛丽亚的亲密感，感到几乎想要感谢她依然在房间里，她的话语像小铃铛在我的意识里叮当作响。然后，我知道要去哪里了——直接进入孤独——每当无聊的烟雾围绕我的时候。也许玛丽亚能够感到我对她的天真的（较少治疗性的）好奇，她逐渐将更多的情感生活带入治疗室。她开始更多地笑，乐于分享她整个一周来获得的对他人和自己的认识。随着逐渐学习珍爱玛丽亚、无趣的事情及其他所有的一切，我们的互动慢慢地一点也不无聊了。

我们需要与由慈悲而引发的情感痛苦进行联结。如果我们只是掠过悲伤，生活就会变得浅薄；如果我们对抗它，则会有更多的困难，当我们感到伤痛和无保护时则只会恐惧。治疗师的一个关键技能是能够以一种安全、非评价的方式陪伴情感痛苦——尤其是在治疗的危机时刻——然后为我们的来访者示范这种态度。为此，每天早上在我为我的第一位来访者开门之前，我都会做一个简单的祷告："愿我慈悲地对悲伤敞开心扉。"

在治疗师内心促进慈悲

很多情况会影响治疗师在治疗中保持慈悲的能力。在 Vivino Thompson、Hill 和 Ladany（2010）的调查中，一些看上去支持慈悲的因素包括：

- 来访者在很大的痛苦中
- 治疗师理解和喜欢来访者
- 来访者对咨询过程的投入程度

- 治疗师有自己的治疗或内心练习
- 治疗师有慈悲的榜样
- 治疗师的临床经验和训练
- 治疗师的灵性价值观和信念

一些阻碍慈悲的因素包括：

- 来访者的攻击性或严重的病情
- 违反边界
- 治疗师的个人事务
- 治疗师感到不胜任

当治疗师知道在他们自己的生活中什么会支持或阻碍慈悲后，他们就能创造和改善条件来培养慈悲。

治疗师的慈悲练习

自悯练习对心理治疗师的正常工作和保持良好状态具有很好的效果（Kane, 2010; Neff, Kirkpatrick, & Rude, 2007; Patsiopoulos & Buchanan, 2011; Ringenbach, 2009; Shapiro, Brown, & Biegel, 2007; Ying, 2009）。

下面的自我慈悲练习——"放松、安抚和允许"——通过将困难情绪锚定在身体中然后释放它们，来让我们从极度的沉思中摆脱出来。

放松、安抚和允许

- 以一个舒适的姿势坐着，适当地保持放松。闭上你的眼睛，可以全部或部分闭上。做几个深呼吸，进入你的身体，进入当下。

- 在你的心脏区域找到你的呼吸，温柔地觉察每个呼吸。

- 几分钟后，将你的注意力从呼吸转移到你的身体上，转移到身体上那些困难情绪表现最强烈的区域。例如，如果是愤怒的话，你可能会在你的胃部感到紧张。如果是悲伤，你可能会在你的胸部感到空空的。

- 放松你身体的这个区域。允许（let）肌肉放松而不是要求它们变（become）软，就好像只是敷热酸痛的肌肉。你可以快速地对自己说"放松……放松……放松"来加强这个过程。记住，你不是在努力让感受消失——你只是带着慈爱的觉察和它们在一起。

- 现在安抚你的痛苦。将你的手放在你的心口，感受你身体的呼吸。也许友善的话语会在你心中升起，例如，"哦，亲爱的，这是如此痛苦的体验。愿我能自在和幸福地成长。"

- 如果你希望，你也可以通过将手放在处于压力下的身体部位，将友善引到那里。可以将你的身体看作一个心爱的孩子的身体。你可以对自己说一些友善的话语，或者只是重复"安慰……安慰……安慰……"

- 最后，允许不舒服待在那里。放弃让那感受消失的愿望。任由不舒服来去，好像是你家里的一位客人。你可以重复"允许……允许……允许……"。

- "放松、安慰和允许""放松、安慰和允许"。你可以用这三个词语像咒语、提醒你自己温柔地对待你的痛苦。

- 如果那情绪让你很不舒服，你可以和你的呼吸待在一起，直到你感觉好些。

- 当你准备好后就慢慢睁开你的眼睛。

"放松、安慰和允许"作为一个练习，让我们分别在身体、情感和心理上建立一个与情感痛苦更慈悲的关系。练习一段时间后，简单地说"放松、安慰和允许"就能引发一个慈悲的心态。

另外，在治疗中的危机时刻培养慈悲的另一种方法称为"呼吸慈悲"。它是基于施受法（*tonglen*，藏语），由 10 世纪生活在印度的佛教阿底峡尊者（Chödrön, 2001b; Tarchin, 1999）所发展。这个传统练习包括吸入他人的痛苦，呼出仁慈、温暖和善意，这能有效地颠倒我们本能的、最终破坏性的、与不舒服的情绪对抗的倾向。在这次改编版中，我们吸入携带疼痛的慈悲——伴随毒素的药——呼出慈悲。

呼吸慈悲

舒服地坐好，闭上眼睛，做几次放松的呼吸。

扫描你的身体，注意任何紧张的身体感觉。也允许自己去觉察任何在你的意识领域中试图压抑的有压力的情绪。如果一个有挑战性的人进入你的脑海，让自己觉察与此人相关的压力。如果你正在共情性地体验另一个人的痛苦，也同样让自己觉察那种不适。

现在，在你体内觉察你正承载的压力，充分地深吸一口气，将慈悲吸入你的身体，让你体内的每个细胞都充满慈悲。通过深深地吸气，也在你体验不适时给予你自己应得的慈悲，来让你自己得到安抚。当你呼气的时候，将慈悲送出，给予你的不适相关的那个人，或者在一般情况下呼出慈悲到全世界。

继续呼吸慈悲，让你的身体逐步找到自然、放松的呼吸节奏。间或地扫描你的内在风景以寻找任何不适，然后为自己吸入慈悲并为那些需要它的人呼出慈悲。

温柔地睁开你的眼睛。

你可以在心理治疗中做相同的练习。当你感到难过或不舒服时，做一个深呼吸，用慈悲充满你的身体，然后呼出慈悲给你的来访者。逐渐去发现一个舒适的呼吸节奏，为自己吸入慈悲，为你的来访者呼出慈悲。这个简单的练习看上去是如下的工作机制：

1. 扭转拒绝不舒服的倾向
2. 将觉察锚定在身体上
3. 促进联结感
4. 引发慈悲的心态

总的来说，潜在的慈悲呼吸可以帮助我们更好地进行治疗会谈，带着情感和我们的来访者在一起。

管理慈悲疲劳

当然，即便我们做了最大的努力，心理治疗也会情绪疲劳。我们称其为慈悲疲劳（compassion fatigue）（Baker, 2003; Christopher et al., 2011; Figley, 2002; Kahill, 1988）。慈悲疲劳不会无缘无故地出现——在一次治疗时间中我们可能会有100个瞬间疲劳，其中我们注意到一闪而过的不快感受，例如，情感失联或厌烦。慈悲疲劳也许是用词不当，因为慈悲通常是激励人的。也许比慈悲疲劳更好的词是执着疲劳（attachment fatigue）——执着于某些结果，例如，愉悦的治疗时间、快乐的来访者、成功的治疗或赚钱的业务——当现实是另外的结果时，我们便将自己困住了。或者也可以叫共情疲劳（empathy fatigue）——感同身受了痛苦却没有同时体验爱和平等（Klimeki & Singer, in press）。

两个可以有助于缓解慈悲疲劳的练习包括复诵关键短语来引发自悯以及平等舍心。

慈悲疲劳的短语

■ **自我慈悲。**当我们感到疲惫或生气时，这是个信号：我们需要关怀自己——我们需要自我慈悲。我们可以开始对自己念诵如下短语：

愿我平安。

愿我平静。

愿我善待自己。

愿我如实接纳自己。

这些短语逐步塑造我们的想法、感受和行为，例如，确认在我们内部什么是好的，允许自己能休息一下、锻炼或见更少的来访者。

■ **平等舍心。**下面的平等舍心短语来自早期佛教练习的临床修正版：

每个人都在他自己的生命旅途上。

我不是我的来访者痛苦的原因，也无法完全靠我的力量令其痛苦消失，无论我多么希望我可以。

虽然这个时刻是难以承受的，但依然有权利给予帮助。

自我慈悲和平等舍心的短语需要每个治疗师私人定制，以便让感受更真实、生动、有生命力。虽然这些练习短语在我们感受舒适和快乐时好像没什么感觉或觉得不可靠，但当我们被来访者的痛苦淹没时它们会有一种深层的、解放性的影响。

慈悲是一个新的心理研究领域，研究显示出它对心理治疗和总体幸福感都有重要的影响。我们大都知道如何构建肌张力，但我们有多少人知道如何构建情感张力呢？为了来访者和我们自己的利益，我们需要在清醒时的生活中始终有意而系统地培养慈悲，尤其是当我们做治疗时。

第八章

慈悲*的神经生物学

Richard J. Davidson

想象一下，在 20 世纪 70 年代早期，你刚开始接受神经科学的研究生培养。你和其他学生一样从该领域的基础学起。这里面的一个理念是，大脑不像体内的其他器官，脑细胞在持续死亡，而不会再生。

这个假设一直没有受到质疑，直到 20 世纪 90 年代早期发现哺乳类动物的神经发生（neurogenesis）。神经发生，或者说新的脑细胞生长，每天都在发生着，一般一个健康的成年人每天产生了 5000 ～ 10,000 个细胞（Aimone, Deng, & Gage, 2010）。这些新的细胞被持续整合到大脑的回路中，在它们的功能中扮演着重要的角色。这意味着大脑具有显著的改变结构的潜能，它被我们的所做、所言、所想持续地塑造着。

神经可塑性（neuroplasticity）这个词被我们用来描述这一潜能。它指的是这样一个事实：大脑是一个会基于体验而做出改变的器官，也许更甚于体内的其他器官。例如，学习演奏一种乐器（如钢琴）

---

*本章更多的是在讲悲心。——译者注

会引发几个大脑区域发生结构性的改变，包括初级运动皮质和初级听觉皮质（Hyde et al., 2009），学习杂要即使只有短暂的七天，也会引发视觉皮层区域可测量的结构性改变（Dreimeyer, Boyke, Gaser, Büchel, & May, 2008）。这些大脑中的改变机制可能包括新的神经连接的生长和新神经的创造。

我们现在对大脑的科学理解与 20 世纪 70 年代有了很大的不同，好像在研究一个全新的器官。这种新的理解给人类发展带来了激动人心的新的可能性。通过心理训练——如同其他类型的技能习得那样——塑造大脑的可能性便是其中之一，例如，禅修（Berger, Kofman, Livneh, & Henik, 2007; Kwok et al., 2011; Poldrack, 2002; Tang, Geng, Stein, Yang, & Posner, 2010）。如果大脑能通过心理训练而获得改变，那么我们就可能塑造适当的人类品质，如慈悲等。

尽管关于大脑灵活性的知识在不断增长，但在神经科学中依然存在一个挥之不去的信念：认为一些特质（例如，慈悲或快乐）是相当固定的。就像很多人认为的，这些特质具有相当稳定的设定值，会持续终生。基本上个人的品质，例如慈悲，依然被认为比大脑本身具有更少的可塑性。

在这一章，我将先回顾慈悲与个人幸福感的关系的研究——一个与很多心理治疗师紧密相关的主题。然后，我将描述来自我自己的实验室的研究结果，其显示了慈悲训练是如何影响大脑功能的研究的。最后，我将提供证据证明慈悲是一种能被培养（即使只接受相当短期的练习）的技能。

什么是慈悲？

慈悲这个词在不同的人身上会引发不同的想象和感受。我们的文化背景和很多其他因素无疑影响着我们对这个词的理解。一个对慈悲的定义是，"所有有情众生能脱离痛苦的愿望"。在书中也有更多对慈悲定义的深入讨论（见第一章的综述）。

慈悲禅修聚焦于很多慈悲学习，因为它提供给研究者能力让人们进入慈悲的行动，而其他方式很难做到。人们练习这种禅修能真正"感受到"慈悲，他们可以一边练习一边被研究。Matthieu Ricard——一位非常有经验的佛教僧人和作家，是这样描述他和其他僧人的这种练习的："我们试图做的……是产生一种状态，在其中慈爱和慈悲充满整个内心，没有其他的考虑、推理或杂念"（personal communication, October 2001）。使用脑成像技术可以发现，像 Ricard 这种经验丰富的练习者，当他们在慈悲禅修中时，几乎没有精神"噪声"。

慈悲和幸福

佛教心理学

在佛教心理学中，慈悲是四种有助于健康和快乐的精神状态之一：慈、悲、喜、舍。这些状态被认为都可以通过练习来培养。它们一起被称为"梵住（*brahma—viharas*）"，字面的意思是"天上的住所"（Salzberg, 1997）。一些禅修师称它们为"最好的安住之处"或"崇高的心境"。其中悲是希望众生脱离痛苦，慈是希望众生快乐，喜是为他人的快乐而感到快乐，舍是在快乐和痛苦、幸运和不幸的情况下保持内心的平衡。事实上，很多人认为慈悲令人感觉良好。

科学心理学

总的来说，直到最近慈悲还没成为心理学或科学的主要关注点。实际上，大多数涉及人类情绪的心理学的书甚至没有提到过慈悲。然而，从它对快乐和身体健康两方面的影响上来看，慈悲也许与幸福有着重要的联结。

快乐是一种心的状态，被大多数人体验为令人愉悦和满意的，但最近的研究也显示，快乐实际上能让我们更健康。Steptoe、Wardle 和 Marmot（2005）对主观快乐和生理上的压力反应进行了大量的研究。他们发现，中年男性和女性身上的积极情绪与神经内分泌、炎症和心血管活动的降低相关，而这些都是身体疾病的危险因素。在一个较新的对 30 个关于快乐和长寿的研究的分析中，Veenhoven（2008）发现，虽然快乐不能预测一个患病的人的寿命，但它能预测健康人的寿命。这表明，当我们生病时，快乐并不能令我们康复，但它能预防疾病。因为这些研究总结了很多其他关于快乐的研究结果，所以可以肯定地说，科学文献具有充分的证据证明，快乐对身体健康有积极的影响。

但是，快乐看起来在我们现代文化中并没有得到正确的评价。社会进步和幸福的指标主要聚焦于经济因素，但一个在美国的关于快乐和收入水平的比较显示，即使我们比以前赚更多的钱，我们快乐的平均水平也会保持相对稳定（Layard, 2010）。这个发现被称为"进步悖论"（Easterbrook, 2003）。经济的成功可能被尊崇为快乐的必要条件，但研究并不支持我们对金钱的追求。事实上，一旦基本需求（例如，食物和庇护）得以满足，更多的钱其实并不会令人更快乐（Diener & Biswas-Diener, 2002; Myers, 2000）。科学研究告诉我们：关于到底是什么令我们快乐，我们知道得根本不多。也许是时候考虑一些新的可能性了。

这些可能性会是什么呢？在一个由 Dunn、Aknin 和 Norten（2008）主持的研究中，研究者探索了利己与利他行为对快乐的效果。这些发现支持了慈悲和快乐可能存在相关的看法。研究者给一些受试者每人 50 美元，并告知他们可以任意花费这 50 美元，只要他们用在自己身上。同样也给另一群被试每人 50 美元，但告知他们这 50 美元必须花在他人身上。在最后一天，两组人回到实验室，研究者测量了他们的主观快乐水平。与预期相反，更快乐的是将钱花在他人身上的那组。虽然研究更多地聚焦于慷慨而不是慈悲，但考虑、实施利他行为与慈悲和慈悲行为有很多共同之处。

科学现在才开始探索慈悲的益处。一个问题是，慈悲是否如同快乐一样能积极地影响身体的健康。一个潜在的关于这个"心—脑—身"关系的途径是调控涉及人类的应激激素皮质醇的大脑活动。皮质醇是由肾脏上面的肾上腺释放的，它在身体健康中扮演了一个重要角色。皮质醇的释放是由来自复杂的大脑回路的神经冲动所刺激，包括杏仁核和腹内侧前额叶。

皮质醇一般呈现一个昼夜变化：早上处于高水平，而晚上处于低水平。这个变化很重要，因为它与很多健康因素相关。皮质醇水平波动不大的人——具有平缓的皮质醇模型——的体重可能比那些具有陡峭皮质醇模型的人要重。他们在对外显记忆的测量上也表现不佳，并报告感到更少的社会支持和更高的压力（Abercrombie et al., 2004）。在患有乳腺癌的女性中，那些具有平缓皮质醇模型的人实际上死得早一些（Sephton, Sapolsky, Kraemer, & Spiegel, 2000）。

由于皮质醇过多的不良影响，威斯康星—麦迪大学的大脑影像和行为实验室的神经科学家关注于大脑和精神活动会怎样影响这个关键的激素。我们特别关注了认知的重新评估的效果，要求被试者对于呈现的处在痛苦中的人的图像想象一个积极的结果。一些呈现的图像是非常刺激和扰乱情绪的，然而积极的认知重评降低了杏仁核的活跃度（Urry et al., 2006）。杏仁核很重要，因为它有能力刺激皮质醇的释放，所以，降低杏仁核的活跃度能导致皮质醇水平的降低。

我们对我们记录的在个体大脑中的信号是否能预测他们的皮质醇模型进行了研究。事实上，确实如此。一些被试拥有代表成功的情绪管理特性的大脑模式——在对刺激图像做出反应后，他们能抑制或降低杏仁核的活跃度。这些被试具有更陡峭的皮质醇模型，这代表更低的感知压力和更好的身体健康与寿命。而且，伴随着这种认知重评的一些相同的效果也会在慈悲禅中看到。

慈悲和快乐与健康的因果关系依然还没确定。然而，现存的研究表明，慈悲可能是几种与正面影响健康的生物学标记相关的精神属性之一。这也是慈悲应该受到额外的科学研究的一个理由。

慈悲与大脑

我们当下在慈悲禅上的工作在很多方面是一个更早期的 Waisman 实验室的研究产物。在研究了情绪管理以及禅修的效果之后，它向我们表明，我们完全可以将用于研究害怕、焦虑和厌恶状态的严格的心理学和神经科学工具用于积极属性的研究，例如慈悲。通过这些，我们已经开始为理解当体验慈悲时在大脑中发生了什么以及怎样培养慈悲奠定了基础。

慈悲与脑电图

在练习慈悲的时候大脑中正在发生什么呢？首先，我们用脑电图（EEG）试图回答这个问题。我们的研究包括 8 位非常有经验的禅修者和 10 位初学者。有经验的禅修者已经有惊人的禅修实践量，为 1 万～ 5 万小时，而对比组只在研究前一个星期接受了禅修训练。在研究中，通过使用自我报告（被试告诉我们他们的体验），我们能够确定什么时候慈悲正出现。一旦脑电图基线被确定，我们就记录交替的禅修和休息区段中大脑的活动。

脑电图记录沿着头皮由脑神经产生的电波活跃度，能够揭示哪种脑波活动正出现。我们在高级禅修者中记录到的现象令人激动，用肉眼就能识别。迄今为止，还没有在任何群体中有这类脑活动的报告。变化主要在伽马波活动（Gamma activity）和神经同步性（Neural synchrony）。伽马波活动是脑波的一种模式，可能是在进行有意识的觉察中的一个主要因素。神经同步是指大脑中的不同神经群中伽马波活动的协调性，它可能是进行有意识觉察的质量中的一个因素（Engel, Fries, Konig, Brecht, & Singer, 1999; Tononi & Edelman, 1998）。经验丰富的禅修者在禅修练习中的脑电图显示高振幅的伽马波活动和大范围的脑同步的增加。虽然两组人员在禅修阶段中的伽马波活动都有提高，但在长期练习者中平均增加 30 次之多（Lutz, Greischar, Rawlings, Ricard, & Davidson, 2004）。

我们也发现了大脑活动和禅修者的经验水平之间的关系。通过与每位练习者的深入访谈，我们能够获得每位被试已经练习的大概的总小时数。这是个令人深感谦卑的练习。被纳入研究的参与者必须具有至少 1 万小时的练习经验。1 万小时并不是一个任意的数字。它经常被作为一个人擅长一项高技能活动的小时数，例如，演奏乐器、下棋、打高尔夫球或是网球（Ericsson, 1998; Ericsson, Prietula, & Cokely, 2007）。我们的专家组的平均小时数是 3.4 万小时，范围从 1.2 万～ 6.2 万。

我们发现，被试的禅修练习时间越长，他们的大脑活动的变化度就越大。年龄与出现的变化关系不大，所以，在我们两组中的平均年龄的不同并不能解释结果。这项研究完成后，我们增加了样本中专家组和新手组的数量，包括一些藏人初学者，获得了基本相同的结果。

慈悲和功能性磁共振成像

我们下一步是去弄明白哪个脑区在慈悲的产生中扮演了角色。我们使用功能性磁共振成像技术（fMRI，用来测量与神经活动相关的血流的变化），去看 15 位熟练的禅修练习者和 15 位初学者的大脑活动。和对脑电图的研究一样，专家们已经累计有 1 万～ 5 万小时的禅修练习，而控制组除了研究开始前一周外没有接受过其他禅修训练。在慈悲禅修和休息阶段，我们通过声音呈现给被试一些关于人的痛苦，例如，哭喊或尖叫，作为一种情绪挑战。意料之中，被试与情绪相关的脑区域有反应，没有单个区域单独与慈悲的产生相关（Lutz, Brefczynski——Lewis, Johnstone, & Davidson, 2008）。

最戏剧性的变化在脑岛、杏仁核和右颞顶部结。脑岛涉及社会情绪，也是身心互动的关键区域，例如，痛苦的体验。杏仁核是情绪和共情回路的关键组成部分。杏仁核信号的增强可能在体验痛苦时扮演了重要角色，是产生慈悲的强烈动力。右颞顶部结是在进行换位思考时脑部的一个关键区域（例如，这个区域在一个成人想象某个儿童如何看见某物时被激活）。

我们的被试在这些大脑区域的反应方式是吸引人的。被试在他们练习慈悲时比在他们休息时实际反应更强烈，正如在脑电图研究中所说的，高级禅修者比初学者显示出更强的脑活动。总的来说，这些结果表明，培养慈爱和慈悲的目的具有增强我们对他人共情反应的潜能，尤其是涉及情绪共享和换位思考时。

简短练习

当我们提出我们对长期练习者的研究时，人们经常会做出的一个评论是，大多数人不太可能花将近1万小时进行练习。这在某种程度上是对的，于是它引发了另一个问题：初级禅修者通过更多有限的练习是否依然能令这些相同的大脑回路中的部分有所不同。为了测试简短练习的效果，我们选择一个极其短的禅修练习，这个练习被放在互联网上。参与者（$N = 41$）登录一个受保护的网站，然后被随机分配到接受一个指导的每天练习30分钟的慈悲禅修的小组，或者接受相同时间的认知重评训练的小组。训练持续14天。参与者被告知他们将获得两种干预中的一种——慈悲禅修或认知训练——

都被用来提升幸福感。在禅修组中的被试被要求注视和想象痛苦情景，然后分别希望不同类的人脱离痛苦。研究完成后，两个小组都得到机会捐助部分他们从这项研究中挣得的钱给慈善事业。

结果是有趣的。一个确信与产生积极情绪相关的大脑回路的活动水平相当强地预测了人们捐助的钱的数量，但这只适用于慈悲组的参与者。那些显示最大脑岛活跃度的人也捐赠了最多的钱。如果训练被扩展到一个更长的时间段，我们可能会得到更强大的结果。

虽然对慈悲的研究依然在初级阶段，但已经出现了一些令人关注的可能性。慈悲练习明显地与可辨认的大脑活动和与情绪加工相关的大脑活跃区域相关。慈悲练习显示，它能影响人们如何对自己和他人的痛苦做出反应。通过影响与情绪管理相关的大脑过程，慈悲训练可以提高整体的健康和幸福指数。高级禅修者的大脑功能是不同的这个事实虽然还没有证明慈悲和其他精神属性能够被塑造，但它依然支持这种可能性。

总而言之，禅修训练能产生被认为是慈悲的警觉、共情、回应的心理状态吗？初步的科学证据表明，我们的确能训练大脑使之变得更慈悲。脑力训练也许就如身体训练一样——部分决定于遗传倾向，部分决定于环境影响，并通过很多有意识的练习所增强。通过扮演一个积极的培养慈悲的角色，心理治疗师和他们的来访者能够增强幸福感，这样不仅有利于自己，也有利于整个社会。

---

* 本章改编自 Davidson（2009），并得到作者本人的许可。

第三部分
智慧的意义

人类的历史充满了人类愚蠢的故事。尽管我们有最好的意愿，但不管从总体还是个人上，我们发现自己还是在重复老旧的、明知只会带来麻烦的思考、感受和行为习惯。智慧给我们提供了一个方法，让我们有能力停止疯狂，将注意力转向内部，去除我们的错误信念和自我欺骗，让我们的生活与事物真实的样子更一致。虽然这主要是一项内在工作，但治疗师可以以独特的位置在这条路上帮助他人，因为我们的来访者在绝望地寻求新的解决方法来应对那些紧迫和顽固的问题。

第九章以佛教心理学的观点揭示了我们对自己和世界的扭曲观点如何在我们的心中被创造，以及我们如何能在觉知的最早阶段让我们解脱。第十章探讨了智慧的三个关键部分在心理治疗艺术中的运用，以及接受现实——它被定义为无常（impermanence）、内心感觉到不满意的倾向，以及找不到独立自我的事实*——会怎样积极地影响心理治疗。然后，我们在第十一章中看到令人难以捉摸的"个

---

* 这里对应于佛教中的三法印：无常，苦，无我。——译者注

人智慧"实际是怎样的，以及为什么这样的智慧可以被认为是心理治疗的有益目标。第十二章讨论一个独立的我的幻想是我们社会最普遍的痛苦的形式，以及心理治疗中真实的联结如何有助于减少这种幻想。第十三章提供了另一个方法去移向更少自我中心版本的"自我"——通过学会倾听、欣赏和拥抱我们自己很多在寻求关注的部分。最后，我们在第十四章发现智慧的子成分具有潜在的神经生物学过程，以及禅修和心理治疗能引发大脑相似的与智慧相关的改变。

佛教心理学中的智慧

Andrew Olendzki

当无明被舍断，真知生起，

一个人不再执取于感官的愉悦，

一个人不再执取于错误的见解，

一个人不再执取于错误的我论，

不执取则不再逼迫自己。*

　　"智慧"（wisdom）是佛教思想的关键概念，因此它比英语里的通常用法具有更多的技术性意义。它被用于描述对经验的本质上的深刻洞察的理解——提供一种解药用于由错觉导致的人类本质的痛苦。如果没有智慧，我们必然在对我们自己和世界的认知中犯根本性的错误。我们执着于很多错误观念，被各种不良冲动所驱使，因

---

* 此段引自大正藏《中论·狮子吼小经》，原文为："无明已舍、明已生之比丘，以离无明、明生而不取爱取、不取见取、不取戒禁取、不取我论取。不取者不焦躁，不焦躁者自证般涅槃。"——译者注

为不善巧的行为给我们自己和周围的人造成了许多痛苦。智慧获得的过程，首先是对其短暂的一瞥，然后是逐步增加，最终随着一种深刻变化的经验重组（reordering），至此我们能够更清晰地看到事物的本质，解除我们产生苦难的机制。

让我们先看一看智慧所要解决的问题，然后根据早期佛教的理解来审查那些智慧的特定成分。这个探索需要以下各方面作个回顾：佛教是如何理解即刻体验的建构的、信念和行为的习惯是如何被建立和被有意地改变的、正念在破除错觉的力量和为智慧的出现做准备中能扮演的角色。我们也探讨了早期佛教传统所理解的智慧中的关键成分，例如，领会所有事物本质的无常、痛苦的根源以及自我的条件性本质。虽然其中的很多理念对那些习惯于西方关于体验的观点的人来说是个挑战，但它们已经在最深层缓解人类痛苦的背景下发展，也最终致力于此。

体验的构建

佛教心理学这一现代标签基本上是指发展于公元前 4 世纪到公元前 3 世纪南印度的一种关于心和行为的模型，被描述于用巴利语写的被称为三藏（tipitaka）的文献中。这种佛教心理学首先根植于对体验的主观觉察。基于这个事实，我们每个人直接地觉察和体验意识，它通过经验性的观察发展出一张包含很多生理和精神元素以及它们一起工作的过程的示意图，来呈现意识随着变幻莫测的情形如何在生活经验中呈现。

人类的身和心被认为是自然世界的自然组成部分。身体与其他所有物质一样是由相同的基本物质组成，然后，随着时间逐渐进化成拥有了对特定环境刺激敏感的感觉器官（Nanamoli & Bodhi, 1995）。这些刺激在它们成为意识觉察的对象时"被感知（known）"，每一刻的感知依赖于一种特定的感觉器官和感觉对象。比如：依靠眼睛出现视觉形式的感知；依靠耳朵出现声音形式的感知；依靠鼻子或舌头出现嗅觉或味觉的感知；依靠全身的其他受体出现触觉的感知。我们人类的体验由这些瞬间的感知组成，在意识的溪流中一个接着一个。

在佛教传统中，心也被认为像一个感觉器官。被心所认识的对象包括想法、记忆和意象——任何可以被想象或被认知的事物。心理器官（我们可以称之为大脑，尽管传统上它被认为是心）比感觉器官扮演了更广的角色，以各种方式整合它们的导入。虽然它认识的对象由内部产生，而不是来自环境的输入，但依靠器官认识对象的这种基本模式在所有六种体验模式中是相似的。而且，在任何时刻，我们不是在看，就是在听，或在闻，或在尝，或在"想"（通过心的认识）。每个意识片段都包括一个非常具体的、稍纵即逝的体验对象，一个接着一个，连续不断。

其他心理功能，例如，觉知*和感受**，给这些对象增添了颜色和质地。基于前面的体验和习得的解释模式，例如，语言和概念可以告诉我们，我们感知的对象是什么。感受（在这里用于描述有限的情感基调）告诉我们，我们所感知的是愉悦的、痛苦的或中性的。每一刻，随着信息被心智接收和处理，觉知和感受，连同意识和它的各种对应的感觉器官，在自动地运作以塑造出一个有意义的世界。我们实际上对我们如何看到或听到事物，我们如何觉知它们或它们给我们怎样的感受并不会有很大影响。可以说，每一刻，所有这一切都是你随机拿到的一副牌（用一个比喻来说），我们的主要工作是学习如何有技巧地打出你的手牌。

---

* 佛法中，觉知被称为识蕴。——译者注
** 佛法中，感受被称为受蕴。——译者注

形成"行蕴"

继续那个比喻，打牌的心理功能，被称为行（formations），它与形成我们对正产生的体验的反应有关。我们不是只会处理数据的机器——我们也有意地和带有情感地参与到我们所觉察的事物中。这个功能（sankhāra，巴利语）的术语很难翻译，它源自动词"造（to make）"或"做（to do）"，直接与"业（karma）"相关。我们需要一个英语单词来很好地提供动词和名词的功能，因为它既包括对当下时刻的对象主动制造或形成（forming）一个反应，也包括行为留下的模式（formation）——可以作为我们怎样对下一刻反应的模板。比如，一位陶艺家可以根据他的意愿塑造一个容器，之后这个被煅烧的部件在更大的作品中成为一个工件，同样，我们每个人都在选择如何对我们的遭遇做出反应，然后我们之前的选择塑造了我们如何遇见下一刻的体验。在这模式领域中，无明被遇见，之后被转换成智慧。

早期佛教巴利语文献中的一幅画面有助于我们理解"行"是什么，我认为这幅图像很适合我们当下对大脑及其架构的理解。想象一辆马车驰过尘土飞扬的平原，车手可以在地形条件范围内驾驶这辆马车任意驰骋。它可能需要闪开某些石头或远离沼泽地，但它是在车手的意志控制下。这画面抓住了行的第一感觉：心中时刻做着决定的意图或执行功能。

然后，当车手飞驰过某一条路时，它在地面上留下了车轮的痕迹。这个痕迹代表了实际一个行为或活动的实施。在佛教思想中，每刻都在进行着某种行为，通过身体、说话、心的运作，所有这些活动被称为"业（karma）"，karma 的基本意思就是"行为（action）"。

"行"的第二个意思与意志行为留下痕迹的事实相关——战车的轨迹被嵌入平原的尘土中，每个人都可以看见。每个人在平原上眺望时都能清楚地知道马车去过哪里，因为它在地上留下了清晰的活动痕迹。而且，如果它重复多次经过这条路线的话，就会形成一条道路（或一道车槽），所以，战车活动的整个历史已经被记录在它留下的模式中。

我们在早期文献中也发现可以通过其他画面来扩展这种想象，比如说一个画面是，在水上、沙上或在石头上划线的区别（Woodward，1979）。一些习惯性行为深深扎根于固态物质里，很难甚至不可能被改变，而其他一些行为可能改变，当然，还有一些行为影响很小，留不下持久的影响。

重塑我们自己

带着这个观点，我们来看一看大脑是如何发展的。一个婴儿的大脑由大量的神经元组成，当电化学流流过这些神经时，形成了某个通路。正如通常所说的，一起激活的神经元链接到一起。这些定期使用的通路相当稳定，而那些不常使用的通路就会更脆弱。同时，不被激活的神经元会死亡，所以，当大脑成熟时它呈现出特定的形态和模式。这些成熟的大脑常常是独一无二的，因为大脑被我们独特的经验所雕刻（打个比方）。因此，我们大脑的架构，就如战车的轮迹网络，既包含过去行动的残痕，也包括在未来的活动中更容易行进的大道。

这只是个比喻，但它能帮助我们认识行对于理解智慧的重要性（不仅是意识，觉知和感受）。意识是马车本身，但行——指导意识的意图和由它的活动建立的路径——将决定以后意识如何表现。当内心被它的习惯所驱使时，它不是自由的，正是这些习惯常常将我们带入痛苦的境地。

人们很容易将痛苦看作外在的，这种倾向最糟糕的发展，就是把佛教的第一圣谛错误地陈述为"活着就是受苦"。以我对佛陀教导的理解，他实际上是在说，我们对生活的习惯性反应构成了痛苦。正是趋乐避苦——努力试图抓住正在溜走的或避开正在靠近的——不仅仅导致了我们自己的痛苦，而且也令我们的行为对其他人造成了伤害。这些是所有习得行为的路径，无论印刻在土地上还是在我们大脑的神经元中，因为它们已经由身心的自然运作所建构，它们也能按相同的方式被重建。因为心被看作一个过程而不是一个东西，不健康的行为模式的转化包括避免它们的重复和强化，还包括形成新的轨迹。虽然佛陀并没有像我们今天那样从生物学上理解它，但他明显相信神经的可塑性。

正念

在佛法中，将心从痛苦中解放出来的主要技术是禅修——以特定的方式发展和应用觉察。但更重要的是要认识到禅修是通往目标的方法而不是目标本身。它是一个工具，被用来转化行为，从不良习惯转化为灵巧的运行模式。以正念的方式有意地觉察，来重塑心的自动的、潜意识的结构。深嵌的行为模式需要被修改以促进更大的健康，但从定义上来看，这些潜意识的模式不能被直接观察到——它们在我们的意识之外运作。正念练习发展了在这些内心的动力展开时看到它们的能力。练习者要逐步学会瞥见从潜意识心灵深处产生的内容，当它在启动行为过程中穿过意识时。我们曾经完全看不见的体验层面开始进入视野，选择某个行为而不是另一个行为的能力得到增强。我们要学习如何更灵巧地驾驭马车，避开通往危险和麻烦的深槽，形成新的道路，将心带到更健康、更有意义的地方。最终，正念甚至可能将意识从行为的束缚中完全解放出来，允许我们随意去任何地方而不留下轨迹。

挑　战

首先让我们考虑普通人的情况，早期佛教文献中称之为"未觉醒的普通人"（e.g., Nanamoli & Bodhi, 1995）。我们的意识一般聚焦于外在对象。通过感官看、听、尝、闻和触（碰）到我们周围的世界，我们的意识聚焦在这些感觉对象上。考虑一下任意一天的行为：切一片面包，将一辆车驶入一个空的停车位，用手中的笔或者键盘写一封信或文章，从这里走到那里等很多相似的任务。我们是物质的躯体，在物质的世界中穿行，所以它需要大量的意识以确保安全和有效；它在心中采用一个精细的三维空间的觉知模型，基于过去、现在和未来的时间轴来测量事件，通常我们用心建构和认真参与一个复杂的感知大厦，并且我们将其认为是真实的。

大部分时候我们的关注点都向外，我们一般很少觉察心的内在功能。幸运的是，我们已经这样进化，所以无须太费力。这些由行蕴为我们负责。通过我们的生活，我们学会了各种技巧、习惯、测量、反应和行为，来恰当地应对许多不同的环境和状况。听到电话响时，我们会接电话。注意到一辆警车时，我们慢下来。看到一块巧克力时，我们就吃它。这些行蕴以潜在倾向的形式被存储在心灵中，在事件发展需要时被诱发或触发。我们每个人都有一套独特的倾向处于休眠状态，因为我们每个人根据我们遭遇了什么以及我们的回应方式形成了一个独特的历史。这些行蕴，包括休眠的和活跃的状态，是我们的情绪或行为倾向；每个人的一套潜在模式被称为性格、人格或我。

当一个刺激呈现在感官或心的面前时，这些休眠的倾向就会醒来，表现为行为；它们来自佛教心理学所谓的潜伏（latent）阶段（字面意思为躺下，lying down）到涌出（surging）阶段（字面意思为跑走，runing away）（见 Ledi, 1999，对这三个阶段的讨论）。之所以称为涌出，是因为这些反应自然出现，通过身体、语言或精神活动循环付诸行动。然而，还有一个介于中间的第三种阶段，称为出现或现前（presenting）阶段（字面意思为起立，standing up）。在这一阶段，我们意识到情绪或冲动从潜伏出现进入涌动的行为——我们能看见我们所依赖的习惯站起来（stand up），在它们消失（run off）前。如果没有有意的正念练习，很多时候这个中间步骤就会被忽略。如前所说，这种自动化的进化对我们来说是一种幸运，因为在快速变化的世界中要保持健康，不允许太多时间或空间来让意识参与。我们应该高兴，当一辆卡车快速逼近我们时，我们不需要花时间来思考怎么做。事实上，大部分时间我们的意识"忙于他事（other engaged）"地在思考过去和未来，它一般几乎没有时间来监督即刻的生活体验的纹理。

由于一些原因，佛法将这种"忙于他事"的状态看作一个问题。例如，我们发现人类的身心能够从环境中接收到的信息是明显有局限性的。信息被扭曲、误解和曲解，这些都导致了关于我们是谁以及我们居住于怎样的世界的一个普遍错误的观点。这就是无明和痴（delution）所指的（Ledi, 1999）。在情绪或行为倾向的潜伏和涌出阶段缺乏觉察会让心成为本能的奴隶，没有空间成长、发展和进化。这是智慧的缺乏。

缺乏看清楚的能力会引发和强化某些原始本能控制我们的行为。对一种需要合作生存于紧密的社会群体中的物种来说，在最原始的形式中趋乐避苦的冲动引发贪婪和憎恨以及只考虑自己的利益，因此会导致巨大的痛苦。当趋乐（通过贪婪、依赖、冲动）和避苦（通过否认、厌恶、憎恨）的倾向被根本的混乱（无明、痴）所扩大，导致不知怎样才能实际上达到这些目标时，破坏作用也被放大。这贪嗔痴（传统上用来指组成各种人类问题情绪的三原色）一起作用导致了巨大的痛苦（Nanamoli & Bodhi, 1995）。

转向内在

　　心理训练会如何改善这种情况呢？如果在潜伏的倾向和它们涌现成行为之间的空间能被撬开（打个比方说），中间的空隙能被更多的意识觉察所填充，这一模式的运作就会显著改变。在意识之光下，每件事都变得更清晰。首先，刺激本身被更清晰地看见，因为有一个机会有意识地看见它、仔细地检验它，甚至能更精确地理解它的意义，相对于它仅仅服务于引发一个没被检验的反应时。第二，情绪反应也被更清晰地观察，当它作为一个正在产生的内容离开潜伏阶段进入视野时。情绪或冲动现在是被体验的东西，因为意识被放置其上，而不再是隐藏着的东西，从心灵的阴影里运动到行为的迷雾中而没有被看见。另外，进入行为的运动过程现在也被揭露在意识之光下，并在这个过程中失去了一些它的涌动的性质。行为成为你从一开始就介入而不仅仅是感觉发生在你身上的东西。动机因此也从黑暗中出现，成为意识关注的一个对象。一个人甚至可能具有空间来回顾不止一个选项，然后有意识地决定如何回应。最后，意识获得了自由。它打断了条件反应、强迫参与和原始反射的循环，允许我们影响（如果不是控制）我们如何回应在那刻出现的刺激。

　　通过禅修我们培养安住在行蕴的产生阶段的能力。想法和情绪，反应和倾向，都持续地从无意识的心灵深处呈现，但现在我们能够看见它们的运作。当我们用行动涌入世界中时，总是要做选择；问题是我们是否有意识地参与到这个过程中。当意识是聚焦在外或忙于他事时，决定被自动化地做出，既有的反应模式被强化。容易生气的人变得更愤怒，容易害怕的人变得更恐惧，等等。这里面没有什么自由。自由地看见什么从心的潜伏阶段出现以及对如何回应这些做出有意识的选择，与我们能将多少意识用于当下成正比。

然而，这种清晰地看见体验中什么产生和消失仅仅是在湖水的浅层。佛教的禅修艺术远远不止于此，它进一步进入宁静而异常清澈的湖水深处。这个领域被描述于将心带入不一般的意识状态的专注性练习中。虽然这给予心灵额外的力量和能力，是一大财富，但智慧并不直接发展于此。虽然练习以各种方式训练有意识的觉察是可能的，例如，将其导向和安住于一个选择的对象上，但这种精神的敏捷性的发展本身并不会改变作为如此多精神痛苦来源的基本行为模式。

内观禅修

内观禅修包含一些心的专注，但并不是稳定地将意识置于单个对象上，它以一种受过训练的方式聚焦于经验演变的过程。我们仔细地注意各种想法和情绪从心的潜伏区域产生，它们涌入身体、语言和意识的活动，它们消失于视野并成为另一个事件发生的因素。为了建立这种练习，首先聚焦于躯体中产生的身体感觉、疼痛、呼吸的变化过程——注意它们，一次一个对象，带着充分的注意力。如果意识游走到某个思维或记忆上，它将被重新温柔地拉回到任何当下呈现的最强和最清楚的身体感觉上。

最终，一个人可以在其他三个探索领域上取得进展，包括愉悦和痛苦的感受基调，处于观察中的意识本身的品质（例如，它是否在微妙地喜欢或反对它所注意到的），以及任何时候在心中产生和消失的众多的个人想法和其他内容。四念住中的每一个（如它们传统上被称为的），都构成了一个广阔的探究领域，一个人在其中尽可能有意识地觉察体验的细微变化。在这么多技巧下，时刻察觉微妙变化的能力随着练习会逐渐提高，最终人们非常想去看看在每个意识流片刻实际有多少正在发生。

培养智慧

对正在发生的事物的注意能力通过专注和正念而得到发展后，随之而来的体验是奇妙的。专注的心变得犀利、清晰和非常有能力。当进入正念较长一段时间后，如在禅修营中，就连最平常的事件也能显现迷人的地方。虽然这些状态是令人愉悦的，但重要的是，需要再次认识到这不是它们最终的目的。佛陀非常清楚地说过，这种"平静地安住在此时此地"并不一定具有转化性（Nanamoli & Bodhi, 1995）。当铃声响起或禅修营结束时，一个人可能依然喜欢残酷的行为、杀生，或者喜欢以前不喜欢的，或恶言、恶意、诽谤，或愤怒、怀疑、报复和嫉妒，或自大、疏忽和懒惰。有很多这样的性格特征和深层的情绪模式，它们不太可能仅靠禅修就可以清理干净。

当我们用心去看穿那些抓住我们的幻象时，专注和正念的练习就变成了内省或智慧的练习。在正念练习的每一步，我们被鼓励从四个途径去关注觉察的对象，来进入智慧：

1. 通过注意现象的产生和消失，一遍又一遍，在体验的每个方面，我们将逐步获得一种对一切——世界、我们的心、我们的观点和我们自己——都是无常的发自肺腑的认同。

2. 通过从一个内部、外部或从内外互动的视角来考虑所有体验，我们慢慢发展出一个认识：我们的感觉器官及其相应的感觉对象是相互依赖的，经验世界是一个怎样被草率拼凑、建构的东西。

3. 通过将意识减少到最简单的形式——纯然地注意而没有加工、概念化或解释，我们开始瞥见一个宏观结构之下的世界。

4. 最后，最重要的是，智慧的成长允许我们注意经验的单个成分而不黏着。通过对经验的敏锐觉察，执着被有效地瓦解，因为当我们带着均匀悬浮的平等态度看待它们时，我们不再执着或排斥现象。就如传统上所表达的，"一个人安住于缘起，不再执着于世界上的任何事物"。

佛教禅修体验的目标就是这深层的转变。提升的觉察是一根撬棒或杠杆，被用来解除和控制我们每刻带入的通常的假设和反应，松动我们对它们的执着和它们对我们的支配。智慧是打入这个空间的楔子，被越钉越深，最终将心从愚痴中分离开。只有智慧能对抗错觉，因此只有智慧才能导致心的彻底解放和痛苦的持久终止。传统上，智慧被认为通过对无常、苦、无我的洞察来实现（见《杂阿含经》中佛陀对此的第一次讨论，Bodhi，2000）。

无常

足够深刻地理解无常让我们真正获得智慧，这意味着不仅要知道所有事物都是变化的，而且要领会更直觉的深奥观念：没有什么是稳固的。传统的宗教规则（古老的和现代的）认为，在变化的经验模式背后，上帝提供了稳定性。早期佛教思想家则大胆地提出了以下观点：每件事物都处在不断变化中。任何稳固或具有实质性的表象都是内心的人工创造物，这些表象被看作可能有用的适应工具，但从根本上讲是个虚构的幻觉。从一个超越的灵魂或一个被仁慈地创造的宇宙这个稳定平台去考虑无常是一回事，从一个涡流或一个消失中的水珠的角度去考虑这个观念完全是另一回事。组成我们的每个部分——身体、心、感官的感知、思维的线性过程，以及从出生到死亡所构建的所有观点——会像它们产生时那样快速消失。体验本身如气泡般，所以每个建于其上的关于自己和世界的见解都是不稳定和不可靠的。它是如何开始又完全结束在哪里这个问题——是西方哲学和科学思想的核心——好一点的回答是没有答案，而最糟的回答是难以理解，因此，无论哪种情况多半都是无关紧要的。

心灵自然地发展出结构和习惯，用来遮蔽真相以确保我们能在我们的环境中成功回旋。在所有三种衡量水平中——觉知、思考和观点——一个人非常认真地觉察灌木丛中的树枝声，思考那可能是一只饥饿的老虎接近的证据，得出避免成为捕食者的食物是个好主意这样的观点。但智慧不仅仅只包含存活的有效性，而是去进一步研究经验自身的本质，在这里，心的固定的模式被看作仅仅是个构建物，不断生起和消失，组成了非永久的现实。这并不是说老虎或其危险不是事实，而是我们对老虎的体验被整个构建为一系列飞逝般闪过我们大脑的图像。我们一般没有认识到这个事实，佛法中称这种蒙蔽为痴（delution）。愚痴被投射到我们的世界、投射到制造这魔术般世界的自我、我们的心、为生存创造的临时稳定性。这只是因为我们认为事物是稳固的或真实的，以作为解释变迁的一个方式，但并不意味着它们就是实际存在的。

人们能开始看见这种通常的愚痴其实是很多问题之源。如果我们继续试图抓住和定格来自一个完全和彻底变化中的世界的意义，我们将不可能完全理解它。无论摄影师多么熟练，一部电影每帧只能抓住一张视图；无论叙事多么迷人，它总是只保留一个故事。我们创造、建构的意义只反映了我们创造概念的能力，而不是对世界准确的描述。而这导致的最大问题是，当我们假设某些事物是稳定的，当它改变时，我们就在为心理痛苦创造条件。

苦

一切都是在不断的变化这一事实并不一定是个问题。无常是个规则，从最小的亚原子的运动到最大的宇宙活动。佛陀最大的洞察之一就是认识到痛苦不是由无常导致的，而是由基于人类经验建构上的对无常的态度导致的。无常导致了痛苦是因为我们对事物的执着，期望其成为某种特定的方式。比如，我们感到舒服或安全，或对任何对象或体验感觉满意，一旦它们改变成其他的形式，就成了痛苦的来源。甚至，即使只想象它可能改变也会成为焦虑、害怕和压力的来源，因为我们多么希望它就以某种方式存在。佛教对痛苦的探究因此直接导致了对欲望的工作机制的深入探究。

欲望以正面和负面的形式到来，强有力地与快乐和痛苦的动力相连。贪爱（craving）是想要快乐出现或继续，厌恶（aversion）是想要痛苦不出现或停止。两部分在发生和想要发生之间包含了明显的不平衡。佛教称为第一圣谛的苦（或不令人满意）是坦白承认这种张力的存在，尽管人们试图否认、回避、转移或假装这不是事实。更重要的第二圣谛包括理解这痛苦的原因是渴望事物成为另外一种样子，而不是它们本来的样子。这种理解是智慧的重要成分，能导致第三圣谛，痛苦可以通过消除它的根源而被减少。第四个也是最后一个圣谛是，每个人都能沿着一条行为改变、心理训练和培养智慧的道路，导致痛苦的终止（Nanamoli & Bodhi, 1995）。

这看上去是一种惊人的说法：任何人通过彻底转变他的理解都能完全克服创造痛苦的习惯，这也会让人认为佛教是一种宗教而不仅仅是一种哲学或心理学。目前更流行的是设想一些形式的痛苦会缓解甚或消失，但很多是根深蒂固的，我们将无法消除它。在佛教文献和艺术中发现的深度快乐的景象，认为我们获得幸福的潜能可能比我们以为的更超凡。我们可以通过行为改变或高强度的精神训练来获得如此深层的痛苦转变，经典的佛教传统最终将其归于智慧的发展。

无我

佛陀最显著而独特的洞察之一，以及现代心理学家特别感兴趣的一个地方，是关于自我的本质。在佛陀的时代，也如我们现在的时代，一些人认为，自我是一种栖息于身体中的超越的、神圣的精华，而本质上是非物质的和不朽的。另一些人将它看作一种纯物理的物质现象，在死亡的时刻注定消散，因此不需要精神发展或净化，也无法摆脱痛苦。佛陀对自我的态度被描述为在这两极中间。它体现了动态的、过程取向的模型，把心看作是与身相互依赖的，将体验看作每时每刻都在被重新建构的，以及作为一个自我而存在的意义对于这个过程来说也是可有可无的。

佛陀对自我的见解不是一种关于身份的替代性的哲学模型，而是对体验的经验性描述。他提供了一个简单的例子：一个人从树林里拿走了一根树枝，对此没人会反对，因为这根树枝没有被认为是属于任何人的。然而，他注意到，当任何物体或观点被看作"我的"时，人们就会立刻产生一种强烈的冲动想要去拥有和保护它，激起原始的贪爱和憎恨的本能。然而，当我们将体验的任何方面看作"不是我的"时，这些反应就不会被激活。所以，可以看出，作为痛苦的基本构件的贪爱被一种强烈的自我和身份感所强化了。心理训练（例如，正念禅修）可以引导人们对各种体验发展出一种"不是我，不是我的，不是我自己"的观点。自我是否存在并不是很重要。自我其实是那刻当欲望被唤醒时我们导致其存在的东西，当我们不需要什么时，它就不存在了，我们带着平等心和不执着的心看待它。

换句话说，自我是在特定条件下构建的，而在其他条件下没有被建构。智慧包括：理解到被我们称为"自我"的东西的全然的偶然性，以及具有能力避免去伪造它的冲动。当我们非常随意地说"那是我"或"那是我的"时，自我其实不是所有体验存在的出发点，而是我们放置其上的最后的修饰。佛教的智慧指出，事实上，这不是你的，而那样看待它只会导致大量的痛苦。任何能动名词（agentic noun）的混合——行为的行为者，思想的思想者，身体的占有者——根本上是个误会，将导致更多的伤害而不是受益。智慧提供的替代性观点是：这只是一种客观自然现象的相互依赖的产生和消失。可以学习很多技能来与这些意识流工作，但如果倾向于完全地抓住它不放则是完全与其相违背的。

佛陀的遗产

佛教传统最强的一方面是它已经超越了最初的文化背景，在不同时代和地区对不断演化的人类环境发出声音。在佛教教义中有些普遍的东西，被认为是所有人类、所有文化中基本的作为人的方式。佛陀通过指出我们曲解现实的具体方式和提供具体的解决方案，参与探索关于每个个体如何构建意义的基本动力。在佛法随着时间横贯亚洲直到现在扩展到全球的过程中，智慧的具体意义在每个后来的佛教迭代中已经有所改变了，它帮助我们从愚痴中解放出来的特定练习方法也已经变化了。

刚开始，佛陀（公元前480—公元前400）在表达一个非常古老的甚至也许是根源于印度河文明的关于人类情况的观点。这个观点在其定位上是彻底主观的，将觉察当下的能力作为根本的宗教秘密，在意识的所有表现层面开始了一个完全经验主义的探索。愚痴被看作一种毒药，可以通过心理训练和深刻的具有转变作用的理解，从身和心方面对其净化。产生于这个净化过程的智慧不是一种神秘非凡的想法，而是一种对自然世界运作机制的具身性的理解。路的终点是一种深刻的幸福体验，处在当下状态，面对任何情况都能泰然自若，即使面对老化、生病、死亡等事实。佛教的这个早期形式逐渐传遍东南亚，今天依然存在于整个区域。

在一个初期阶段的团结后（这在阿育王时期到达顶点），佛教的传统在接下来的几个世纪，为适应印度快速改变的文化和历史环境而做出调整，特别是在国际贸易的十字路口并被多次入侵的西北地区（现在的巴基斯坦和阿富汗）。它在与印度教（一种传统，它的吠陀根源来自于印欧语系的西部）的几个世纪的结合中也发生了演化，因此综合了一些那个地区的宇宙论。在这些影响下出现的大乘佛教变得在其方向上更面向外部，更超越。因此智慧用文殊菩萨（一个天神形象，拥有巨大的力量，能用他的可理解为解构性的锋刃穿透惑障）来代表。早期佛教徒对人的体验中的自我的空性的深入洞察被更大地扩展到包含了所有现实的空性，带来一种更神秘和广阔的智慧视角，作为到达某种最终超越时间、空间和任何试图概念化的限制的状态（见第四章）。

当佛教沿着贸易路线传向中国，并逐渐打破那种臭名昭著的文化僵化性（notorious insularity）时，它一路上受到一些基督教的影响，发展出一种"净土"形式，这个词的古典意义更多地强调奉献而不是智慧。这个传统在日本非常重要，而且在这个国家和美国依然保持旺盛的生命力（Suzuki，1998）。佛教在中国也受到道教的巨大影响，在中国发展的禅宗（Ch'an）形式作为两种观点的结合（公元 6 世纪），后来被输出到韩国和日本（公元 12 世纪），被称作 Zen。这两种形式都非常重视智慧，将其理解为是对彻底的空相和所有形式的思维及行为的完全的、偶然性的、直接的、自发的、直觉的领悟（Barret，1996）。

在印度，在佛教被穆斯林入侵者消灭之前的几个世纪，佛教的一种密宗形式从克什米尔和孟加拉地区扩展到西藏（公元 7 世纪），在那里，它毫不费力地与当地的萨满教结合，直到现在还保持着强劲的生命力和影响力。密宗佛教，也称金刚乘，包括回归到一种基于直接个人经验的空性，也增加了女性象征、大量视觉观想和赋权练习，来开发超越个人的力量和利用挑战（而不是回避它们）来将烦恼转化为智慧（Powers，2007）。这些智慧被看作心的自然条件，一旦构建概念化二元性的习惯被清除就能直接实现。

在探险和殖民时期（公元 16 世纪），佛教的思想和练习与西方人第一次相遇。佛教通过佛教徒群体的移民（到达美国西海岸的中国人和日本人；越南战争后的东南亚人）影响了西方，也包括 20 世纪西方知识分子对禅修和心理练习的兴趣。虽然在前半世纪它的异国本质吸引了通神论者，而后半世纪吸引了新时代热衷者，但最近数十年西方参与佛教传统已经逐渐地成熟。其独特的关于智慧本质的观点正影响着那些努力支持身心健康、有效教育、运动和艺术等领域（Siegel, 2009）。另外，佛教的观点也为那些即将死亡、监禁或恢复自由的人提供有用的支持，他们提供了关于大脑的本质和功能的有趣的观点。

东方和西方心理学观点的碰撞依然是相当新鲜的。不新的是在研究关于我们自己和我们的世界的根本性认识时向内看的倾向。我们当代人能对佛陀和他历经上千年保持到现代的大量信息做些什么，还有待观察。

第十章

智慧的心理治疗师

Ronald D. Siegel

道可道，非常道。

——老子（Beck, 2002）

一个精神正常的人为什么会写一章有关如何成为一个智慧的治疗师的内容呢？这想法必然是狂妄的。描写智慧暗示此人知道智慧，然而，往往在认为自己聪明的和实际真的聪明之间存在一个相反的关系。

的确，当有经验的临床学家被邀请描述一个智慧的治疗师时，最常被提及的是意识到自己观点的局限性。这事实上是一个古老的理念。孔子认为，任何觉得自己聪明的人也许其实并不聪明（Kupperman, 1990）。这个见解获得了大量的现代研究的支持，这些研究显示，认为自己胜任的人通常胜任力不如那些认为自己不胜任的人（Kruger & Dunning, 1999）。

基于此，这一章主要讨论关于智慧及其培养中什么是研究者已经了解的，什么是治疗师认为的智慧的治疗师需要的属性，什么智慧传统能教我们培养智慧，以及哪种智慧技术可能最与心理治疗相关。

什么是智慧？

人类至少从孔子时代起就开始持续地思考智慧。正如在第一章所讨论的，智慧的现代观念典型地包含古老的想法和现代的对认知过程的理解。研究者解决这个主题的一个方法是通过研究内隐理论（implicit theories）——那些人们拥有的关于智慧的常常不言而喻的假设（Bluck & Glück, 2005; Clayton & Birren, 1980; Holliday & Chandler, 1986; Kunzmann & Baltes, 2005; Takahashi & Overton, 2005）。通过使用结构化访谈和其他评估量表，我们会发现人们对"智慧"的理解是多么不同。这些内隐理论对是什么品质有助于成为智慧的心理治疗师提供了一个有趣的起点。在进一步阅读之前，反思一下你自己关于智慧的观念和它怎样与你的工作相关是有帮助的。

智慧的心理治疗师

■ 花一些时间回想你认为是智慧的一位同行、督导或个人治疗师，列出他最突出的品质。

■ 然后列出一些你作为一位治疗师所做的最不智慧的事情。这里面存在一个主题吗？什么妨碍了你成为一位智慧的心理治疗师？

■ 最后，列出几件你作为治疗师所做的自认为特别智慧的事。什么在支持你作为一位智慧的心理治疗师开展工作？

结果显示，大众持有的关于智慧的理论与治疗师关于怎样令一位心理治疗师变得智慧的观点是相近的。Susan Bluck 和 Judith Glück

（2005）认为，这些内隐理论描述的特质可归于五种可预测的类别：
（1）智力；（2）领悟；（3）反省的态度；（4）关心他人；（5）问题解
决能力。这些与其他人用因素分析技术得出的特质类型相似（例如，
Glück & Bluck, 2011; Holliday & Chandler, 1986），也和治疗师对调查
的反馈一致。

智力

虽然大多数人指出智慧超越书本知识和分析能力，但西方人一
般将这些认知能力看作智慧的前提条件。科学家描述了两种对明智
行为来说很重要的认知：流体智力（包括逻辑思考和清晰推理的能
力）和晶体智力（利用积累的知识和经验来做出合理判断的能力）
（Cattell, 1971）。在一个非正式的调查中询问关于心理治疗中的智慧
时，很多治疗师提到了用多种理论观点思考的能力、从经验中学习
的能力、从来访者的角度考虑情况的能力以及利用在这个领域积累
的知识的能力。

虽然东方的智慧传统承认这复杂的因果关系，但他们倾向于降
低流体和晶体智力的重要性，他们强调超越常规的思维形式去发现
更多永恒的真理。当治疗师越来越多地采用正念取向的心理治疗时，
他们也更多地表现出重视后面这种态度。然而，在我们热衷于培养
这些智慧的超前形式时，我们不要忽视更多的治疗师训练的传统方
面，例如，毕生发展知识、诊断评估、治疗方法和文化差异等。

有一个西藏禅修学生牙疼的故事，有一次，他去寻求一位非常
智慧的精神导师的建议。在等了大半天后，学生最终被允许拜访并
提出他的问题。导师回答道："我怎么知道？你应该去看牙医。"所
以，世俗的知识和训练显然在明智的行为中占有一席之地。

领悟

领悟（insight）开始将我们从书本中容易获得的知识带向更远的地方。作为智慧的一个组成部分，它包括直觉地体会到他人的观点和自己的想法及动机，这是一种深入的理解。虽然我们可以在督导中学习用新的方式去看待我们的来访者的体验，但领悟需要长时间地持续反省——带着兴趣听，以便准确地理解他们的意思。能够感受到一位"疲惫"的来访者实际上是感觉抑郁，或一位"困惑"的来访者实际上是难以忍受她对女儿的愤怒，这对于成功的心理治疗十分关键。这种领悟也包括敏锐地注意所谓的反移情（广义上的）——以一种开放的好奇监督我们自己的情感反应：它们代表什么意思？它们来自哪里？它们可能描绘了我们怎样的关系？当我不情愿让一位来访者回来或当我害怕与另一位来访者会面时迟到，给予注意能使我成为一位更好的治疗师。在调查中，很多治疗师认为，以这种方式观察自己内在工作的能力对一位智慧的心理治疗师来说是一种必要的技能。

反省态度

智慧的这个部分包括对事物深入思考和在行动前进行思考。鉴于我们可能注重治疗师内部的生动自发性，冲动和强迫会是一个实际的问题。的确，大多数治疗错误出现在我们先行动后思考时。正如一句古老的精神分析格言所说，"在错误的时间给出的正确解释也依然是个错误解释"。如果我们不能发现我们突然地为了自己的利益而自我暴露，建议来访者面对他的恐惧，讨论来访者还未准备好去感受的愤怒或没有思考的行动，这就会阻碍有效的治疗。

与这个观点相关的是近来的一种普遍倾向：我们去寻求一种帮助或胜任感而对来访者的困难进行轻率、过分简单或还原论的理解。

"这是对童年性虐待的一个反应"、"这是因为他自恋的父亲"、"她是一位边缘性人格障碍的来访者",以及无数其他结论来使作为治疗师的我们感到更安全,而忽视来访者的复杂性。相反,反思的态度倾向于对依然不确定的可能性保持开放。

关心他人

在调查中,治疗师反复提到真诚的慈悲——关注他人的痛苦——作为智慧的心理治疗师的一个重要的品质。这并不奇怪,从本书中我们可以看到智慧和慈悲就如鸟的一双翅膀,都是飞翔所必需的。在心理治疗中,关心他人最主要的表现是能够将来访者的需要置于自己的欲望之上。以某种方式呈现的行为无论被看作友善还是胜任,如果因个人的担忧而分神,因被来访者的痛苦戳到痛处而退缩,或者只想接待对你满意或让你赚钱的来访者,过于关注我们自己和我们所爱的人,那么这些都会轻易地阻碍我们关心他人。治疗师们反复提到,往往正是他们自己的害怕和不安全感助燃了自我中心的担忧,使他们难以基于来访者的最大利益而行动。一位治疗师非常简洁地阐明了这一点:当被问到什么会阻碍成为一名智慧的心理治疗师时,他简单地回答说,"我"。如果我们不再聚焦于我们自己的舒服或安全,我们的行为会有怎样的不同呢?

问题解决能力

一些治疗师对他们在治疗中需要解决多少问题守口如瓶。特别是那些接受精神分析、存在主义或人本主义训练的治疗师,帮助来访者寻找他们的问题在现实生活中的解决方案会被看作肤浅的和不是"真正"的治疗。然而,在智慧传统中提出实际解决问题的能力被广泛地看作智慧的重要组成部分。在我自己的实际工作中,我经常发现自己会帮助来访者寻找关于医疗、法律、家居维修、汽车、金融和其他问题的解决方案——通常的方式是基于我自己在这些领域的成功和失败的经验。有时候，我发现我正在跨越我的边界，可能是因为想要在任何导致来访者痛苦的领域帮助他们，如果能与其他更多的传统"治疗"工作相结合，那我的行为可能更明智。

我们面临的问题是，提供具体的、解决问题的帮助是否主要来自于我们自身对聪明和有用的需要，还是来访者自身真正的需要。这个需要能以明显的解决现实问题的形式出现，也可以加深治疗关系、分享生活必然的挑战和作为一位可接近的同伴的形式出现。

超越世俗的概念

对于研修古代东方智慧传统的学生来说，他们会惊讶于大多数西方人很少将灵性、与上帝或自然的联结、精通神秘或超越性体验作为智慧的组成部分。的确，超越或超个人意识没有包括在 Bluck 和 Glück（2005）的内隐理论分析的分类中。然而，从很多宗教和哲学传统的观点来看，这些却处在智慧的非常核心的地位。我们接下来看一看超越世俗概念的意识——尤其是来自治疗师的直接体验和领悟——如何能丰富我们的治疗工作。

拥抱现实

在描述一位智慧的治疗师时，被调查者的回答反复提到了看清现实的能力。是哪个现实呢？我们每个人所认为的"现实"是高度受制于我们的文化、语言和个人历史的。一位开悍马汽车的人在听保守派脱口秀时可能比一位开普瑞斯汽车的女性在听国家公共广播时有非常不同的对现实的看法。

在这里，我们可以从古代智慧传统中得到些指导。其中一个对人类经验中的明显的共性最简单、最清楚的描述可在佛教的禅修传统中找到。这些传统认为，如果我们仔细觉察我们的体验，我们将认识所谓的"存在的三种特性"。这些特性为智慧的心理治疗师提供了便利的视角去更深入地看"现实"。

无常

很明显，我们大多数人非常不情愿去注意每件事物都在变化。我们变得如此习惯于生活在我们对世界的相当固定的概念中，难以看到它其实非常不稳定。

这种不稳定通常是不受欢迎的。Judith Viorst（1986）在其经典书籍《必要的丧失》（*Necessary Losses*）中指出，大多数情感痛苦涉及对丧失的反应。这从很早就开始了："我不想使用便壶——我喜欢尿布。"我们对改变的拒绝持续终生，例如，我们被迫与所爱的人分离、我们孩子的长大以及我们身体的老化，等等。我们中没有多少人会喜欢在年老时交出我们的驾照或进入疗养院。因为改变是如此痛苦，所以我们不想看到它的必然性。

车尾保险杠上的贴纸"当他死的时候，谁拥有最多的玩具，谁就赢了（Whoever has the most toys when he dies wins）"——抓住了问题的核心。我们拼命抓住给我们带来快乐的事物。如果我们留心，我们就会注意到实际上正是这种执着导致了痛苦。并不是变化本身，而是我们对这些变化的拒绝扰乱了我们。一旦我们设法放下并允许变化出现时，就像放下了一块烫手的山芋，就会获得一种轻松感。

期待和拥抱变化看来是智慧的一个重要组成部分。在咨询中，我曾经无数次情绪性地停工，因为我的来访者正在描述一种令我害怕的变化。这种变化经常是一种疾病或一种不幸——我立刻会想象，如果这发生在我或家庭成员身上该怎么办。在危急关头，我会有一小会儿"明白"每件事都在变化，但一旦我们再次感到更多的安全，就会非常容易忘记这个事实。

　　然而，当我们没有对年老、疾病和思维感到措手不及时，以及当我们记住命运之轮总是在转动时，这是我们作为治疗师看上去最智慧的时候。当我们能接纳更长远的看法，我们就能更充分地和来访者在一起，无论他们是在体验快乐还是失望、成功还是失败。

　　有趣的是，对谁会在一生中发展出智慧的研究与"接纳变化"的重要性一致。科学家已经将"对体验保持开放"作为智慧的一个有力证据（Kramer, 2000）。经验总是包含着变化。

　　然而，接纳无常也可能存在陷阱。它可能令我们错过另一种被调查问卷频繁提到的智慧治疗师的品质：理解谁在什么时候需要什么。如果我的来访者正在哀悼失去女朋友，而我总在说些"关系总是不可避免地来来去去"、"天涯何处无芳草"之类的话，他可能将此回应体验成共情失败。同样的，如果我的来访者正为一次新的晋升而喜悦时，我却让他看到工作的现实，他的兴奋可能会逐渐褪色，那将不会是最明智的行为。所以，智慧的治疗师需要面对挑战，同时认识到每件事物都在变化，以及我们人类大部分时候不太喜欢记住这个事实。

不满

　　存在的第二个特征被大哲学家 Rosanne Rosanadana 恰当地概括，他不时地抱怨，"它如果不是这样就会是那样。"如果我们仔细地看我们的内心，我们就会注意到它总是不满意的。这种普遍存在的不满有很多根源。首先，我们生活的每一刻都被体验为愉悦、不愉悦或中性的。我们倾向于抓住愉悦的，推开不愉悦的，而在中性时则发呆。我们大多数人不会觉得不愉悦或中性体验是令人满意的，但其实愉悦体验也有不利的方面。因为我们是智能生物，我们感觉到它们都是短暂的，这会导致另一种不满。

　　当不善于观察时，我们假设我们的不满是由于事物没有按我们的要求去发展。但当我们留心观察时，我们会认识到不满是追求快乐、回避痛苦的必然结果。正如无常一样，我们能够看到不是不愉悦的体验本身创造了我们的痛苦，而是我们对它们的抵抗创造了我们的痛苦。不论是我们因努力避免惊恐发作而导致旷野恐怖，还是不想第二天工作时感觉劳累而辗转反侧难以入睡，抑或是在我们努力避开身体或情感痛苦中酗酒，我们都在努力回避不快乐的体验，结果陷入极大的痛苦中。所以，看到这是怎样工作的，以及当它出现时变得愿意承受痛苦，显然是智慧的治疗师的重要品质。

弗洛伊德（1933）恰当地指出，追求快乐是我们本性的一部分。这导致后来的心理学学生，尤其是那些研究快乐的人，去确认这种习惯的无用性。短语"快乐水车（hedonic treadmill）"（Brickman & Campbell, 1971）指出了我们的体验会倾向于习惯化这一事实，所以各种好运（包括变得健康，获得名声或嫁给一位高身价的配偶等）很快就会失去它们那令我们快乐的能力。为了获得同等的愉悦感，我们的需求会越来越多。当然，这只会增加我们的不满。

虽然这还不充分，但它证明我们进化为每时每刻都在思考，特别是愿意思考痛苦。我们持续思考的倾向来自于它的进化价值。在非洲大草原上，我们的牙齿、爪子和皮毛以及我们的嗅觉、听觉、视觉，相对于其他野兽是非常可怜的。我们拥有的对我们有利的是有握力的拇指（能捡东西和制作工具）和我们的思考能力（从经验中学习并做出相应地计划）。

所以，我们每时每刻都在思考并不奇怪。科学家已经发现一个由大脑的相关区域形成的"默认网络"，当我们无须关注一个特定任务时会特别活跃地产生对过去和未来的想法（Gusnard & Raichle, 2001; Pagnoni, Cekic, & Guo, 2008）。不幸的是，这个网络对频繁地感到不满也有贡献。我们的想法使其非常难于只是"存在"和欣赏那个时刻。相反，它让我们设法寻找令感觉更好的方法。

更糟糕的是，我们进化为对坏的体验思考得更多（Hanson & Mendius, 2009; Lambert, 2007）。因为忘记危险可能宣告一条 DNA 的结束，例如，忘记同胞被一只狮子吃掉或一个小孩掉落悬崖。我们的祖先最擅长记住痛苦的事件来保证存活。然后他们将这种能力传给我们。这些祖先做得很好以致忘了一场美妙的艳遇或一顿美味的水果餐，所以，在这相同方式中回忆愉悦事件的能力没有被选择。我们因此成为大脑整个时间都在思考的生物，很容易忘记好的却很容易想起和预期坏的——这从情感上看不是一幅漂亮的画面（Siegel, 2010）。

很多治疗师在调查中认为，智慧的治疗师已经能够认识到自己的想法是由文化和情境决定的，认识到它们在持续变化，而且不会对它们过分当真。看到我们自己的想法的不稳固性，我们也能看到我们的来访者的想法是多么善变和不可靠的。这种关于想法的视角可以作为正念练习的一个重要成果。例如，在练习中，我们观察想法每时每刻是如何伴随着我们的情绪变化产生和消失的。在活动中我们看见如 Ben Franklin（1793/2005）所说的，"成为理性的生物是非常有实用价值的，因为它让一个人为每件他想做的事找到或制造了一个理由。"

当然，接受这个观点也是令人不安的。我们大多数人都钟爱我们的信念，将其作为在世上行动的指南。它们也是我们身份的很重要的建构模块（下面会有更多讨论）。这种真的如其所是地看见它们的感觉有点像从一架飞机上跳下来却没有降落伞。这是令人恐惧的，直到我们认识到其实不存在地面。我们实际上不会摔死，相反，我们只是继续去体验下一个改变时刻。

无我

对于我们来说，这第三个存在的特质起初是最难明白的。佛教心理学的一个中心信条是，我们作为独立个体的自我感是基于一种基本的误解，这个误解是人类生活中所有不必要的痛苦的根源。这个认识——被称为认识到"无我"——是简单而难懂的。它本质上是一个生态学的观点——看到每口食物、每次呼吸和每个移动，这个我（I）将"我（me）"这个生物体看作生命网络的一部分，而它反过来是组成宇宙的物质和能量网络的一部分（见第八章）。我吃的一只苹果的元素或我吸入的氧分子与"我"的界线不是固定和清晰的。而且，我的消化道和肺是可渗透的，我认为是"我"的部分实际上在与世界不断地交换成分，它是更广的宇宙的不可分割的一部分。

我们能逐渐明白我们关于"我（I）"的感觉事实上只是一种实用性的心理结构，而通过研究我们无法在我们的直接体验中找到这个"我"的确切位置。而且，我们看到的（也许是通过禅修练习）也只是刹那变化着的体验。感觉产生；它们立刻被组织到知觉；这些知觉被体验为愉悦的、不愉悦的和中性的；内心努力去抓住愉悦的，推开不愉悦的，忽略中性的。所有这些都自动发生，虽然在此过程中内心会产生很多关于我们的体验，然而没有独立、永久的"我"被发现。最终，我们发现，世界不是被生物或"物体"充满，而是被持续流动着的过程所充满。

虽然这个看法听上去比较深奥，但以这种方式体验我们自己对心理治疗来说有很重要的启示。首先，它允许我们对自己的体验更开放、更能承受。例如，如果某人伤害了我的感受，然后我注意到我的愤怒升起，我可以有两种反应。比较常规的是一个负性的"我"和"你"："我为你做了那么多，我无法相信你竟然这样对我。"另一个反应是，一旦我开始体验"无我"，就只是看到"愤怒升起"。我注意到脖子和背部的肌肉紧张，心脏跳得更快，也许在我的脑海里出现了一幅与那个令我不高兴的人对抗的图像。不再是关于"我的"愤怒（或害怕、疼痛、快乐等）的体验，而是"这（the）"情绪升起。令人惊讶的是，通过不再被如此拽入关于"我"和"你"的思维里后，就可能在更高水平去承受情绪，也可能允许情绪之波更自由地退去。而且，我们也看到我们对情绪体验的叙事只会增加它们的强度和持续时间（Farb et al., 2007）。

对于治疗师来说，忍受不舒服的体验是非常有用的。我们大多数人已经注意到，在某些时候我们的来访者只会表达那些他们觉得我们能忍受的感受，如果有些情绪对于我们来说难以忍受，来访者会感觉到并退缩而不去探索。另一方面，如果我们能忍受更广程度的体验，我们的来访者也将更能做出相同的反应。

在我早期的训练中，我上了一堂与这种观念吻合的有帮助的课。当时我正和杰瑞一起工作。他是一位非常抑郁的年轻男性，确信自己不可能再快乐，不再有机会找到朋友和爱。一周又一周，他告诉我他的没有希望的情形，我无力地试图给予帮助。我建议以不同的方式处理互动，给出理由为何他的情形总有一天可以改善。会谈结束后，我经常会很沮丧，甚至思考我是否适合这个职业。

然而，在偶然的一次特别压抑的会谈后，杰瑞于下一周回来时看上去阳光一些了。他甚至少有地认为我们前一次的会谈是有帮助的。我当时的想法是："对你来说也许，但它只令我沮丧。"

渐渐地，我学到了一课：如果我能陪伴杰瑞进入他最黑暗的地带，体验他在我内心留下的一些卡住和无助的感受，他就会感到少了一些孤独，多了一些被理解，多了一些希望。发展一个个人的对无我的理解能帮助我们走出我们个人的叙事，更少关注我们是否拥有愉悦或不愉悦的感受。这个变化让我们去接纳越来越强烈的情绪，并更好地陪伴我们的来访者，无论他们需要去哪里。它让我们能更充分地对所有感受开放，将其作为暂时的、非个人的现象。

另一个看清无我的好处包括从自尊关注的限制中解放出来。如之前提到的，当被问及在他们的工作中是什么阻碍了明智的行动时，治疗师经常指向他们自己的自恋偏见。我们不断地重新评估我们的地位。比如，我的朋友 Paul Fulton（第十三章的作者）在讨论这个问题时自嘲地说："我只像最近一次会谈那样好。"

我们会希望被自己或他人看作和蔼的、聪明的、体贴的、甚至是慈悲和智慧的，而这种需求有时候是明智行为的实际障碍。想被他人称赞的渴望（Gilbert, 2009a）会使我们在忘了来访者上周告诉了我们什么、关于某个特定诊断的了解不够多、混淆了药物的名称或在一次会谈中走神时掩盖我们的"马脚"。如果我们能够体验治疗会谈的每一刻的演变而更少担心我们做得怎样或看起来怎样，我们就会更有技巧、更真诚地回应这些过失。讽刺的是，当不再对表现出胜任如此在意时，我们实际上能变得更胜任。"坦然面对胜利和不幸，将这两个虚名同等对待"（1910/1999）。无论是对网球还是在治疗中，执着于成功往往会导致失败。

与这个观察紧密相关的是由于认同我们的身份所造成的束缚，这种束缚也通过清晰地体验无我而得以松绑。卡尔·罗杰斯的一个重要的贡献是，认识到我们倾向于将某些属性认同为"我"和将他人看作绝对的"非我"。我们有意识的人格（人格面具）是由那些我们认为是"我"的属性组成，而那些我们认为是"非我"的属性，则无意识地聚集为荣格（1938）所说的"阴影"。

例如，如果我认为自己是一个聪明、有同情心、慷慨的人（在感觉好的日子里），那么每当我注意到我的愚蠢、冷漠和自私的阴影时，我们就会出现问题。以这种方式将我们的属性划分成"我"和"非我"将导致各种扭曲和限制。它令我们难以清楚地看到自己，因为每当我们的阴影出现时我们都会变得防御。它也令我们对他人进行消极的反应，包括我们的来访者，他们可能体现了我们否认的品质。

看到无我是会有帮助的。当通过正念练习或其他探索后，我们看到没有独立、永久的自我，而只是一系列的变化时刻，我们就开始更少强迫地寻求体验来强化一个关于自我的特定观点。如大师们所建议的，正念练习的目的不是通往完美而是通往完整（Brach，2003）。当我们能在某种程度上看到我们的"自我"被时刻构建，我们就能更好地拥抱我们所有的体验并发展出一个更整合的心灵。这反过来让我们在对来访者的反应中能有更少的评判和更多的灵活性。

精神健康专家和普通人一致提到，智慧的另一个重要属性是看到"大画面（big picture）"的能力，以及更大的、超越我们和身边人的即刻满足的需求的行动能力。这是之前提到的关注他人的一种扩展。的确，有大量的文献认为，智慧的专家，不管哪一行，都将他们的工作当作超越自身而扩展到更广的世界和后代（Solomon，Marshall，& Gardner，2005）。当我们能有意识地将这个观点作为一个目标时，对无我的直接体验会自动地将我们的视野转向更多的生物，而我们只是其中的一部分。只关注我们自己的需求或与我们亲近的人的需求，这就如右手拒绝帮助受伤的左手那样愚蠢。

当然，我们还有很多方法来体验与所有事物的互动，帮助我们成为更智慧的心理治疗师。其中一些在第四章和第十三章中有所描述。

正念禅修能唤醒我们的无常、不满和无我；成熟的反思，如下面的练习所体现的，也会有所帮助。

如果我知道

■ 花一些时间来考虑下面的问题。如果能写下你的答案会更好。

■ 如果你充分而持续地意识到每件事都在变化、每件事都在生灭，你自己不久也会死去，所有的体验都是在不断变动中，你的治疗实践会有怎样的不同？

■ 如果你充分而持续地意识到内心常常由于欲望、希望事情成为另一种样子而不是它现在的样子而不满，不是事情本身而是我们对事情的态度导致痛苦，你的治疗实践会有怎样的不同？你会对某些特定的来访者区别对待吗？如果有，会是怎样？

■ 如果你充分而持续地意识到你的自我感是一个概念化的扭曲，意识到我们都只是相互关联的物质和能量的流动场，你会对某些特定的来访者区别对待吗？如果有，会是怎样？

知道什么在起作用

西方和东方传统都认为，智慧的一个重要元素是理解人以及更大的世界是如何运作的。这个知识常常超越之前讨论的液体和晶体形式的智力——它包括对适用于各种情况的普遍原则的一个直觉的领会。

在心理治疗领域，这包括拥有对痛苦如何产生以及如何被缓解的一张普遍的路线图。关于这种理解有很多例子。

我从一位 DSM-V 的开发者那里听说有一些问题定期出现在两个团体之间："分裂派"和"统合派"。分裂派认为，DSM-IV 的问题是它没有充分提炼分类，需要进一步对诊断进行细分以避免将不同类型混在一起。统合派认为，这个方案是执迷不悟，只见树木不见森林。我们的分离的诊断模糊了不同心理障碍形式中的共性。分裂派挑战道：什么共性？统合派说：经验性回避。统合派坚持，所有心理障碍都包含对不舒服经验的拒绝。无论是酒鬼借酒消愁，有惊恐障碍的人通过避免进入超市来回避焦虑，还是抑郁的人通过情感隔离来逃避愤怒或悲伤。

还有一个通往幸福的普遍原则——一个帮助我们作为治疗师采

取明智行为的原则。积极心理学的研究识别了通往快乐的不可靠和可靠之路。不可靠的大部分包括快乐体验需求，无论是提高我们的社会地位（例如，权力、金钱或身份），还是带来其他的短暂愉悦（例如，美味的食物、性行为或其他称心的感觉）。为了感受某种水平的幸福，我们会需要得越来越多（Brickman & Campbell, 1971）。

更可靠的快乐方法不属于快乐水车，而是即使第一百次也会如第一次那样满足，参与它们能显著地增强我们的幸福感（Lyubomirsky, 2008）。它们包括心流体验，在其中，我们充分投入我们正在做的，只有极小的自我意识或担心我们自己的表现（Csikszentmihalyi, 1990）；我们充分享受与他人、动物或自然相处的片刻；我们充分感受每一刻发生的味觉体验；我们承认自己幸运并充满感激（see Siegel, Allison, & Allison, 2009, for a review）。同样，幸福的另一个可靠来源是慷慨。研究表明，馈赠他人的行为能在很大程度上增加我们的快乐（例如，Dunn, Aknin, & Norton, 2008）。

这些只是一部分看上去能决定心理障碍和幸福的普遍原则。心理治疗本身是一种智慧传统，在所有我们的治疗模型中都有持久的领悟被发现，包括精神分析的、人本的、存在的、人际的、行为的和系统的疗法。一位智慧的心理治疗师可能会从他的特定治疗模型中以个人和专业的角度体验、领悟疗愈元素，并能将其应用于多种来访者身上。

我们对所理解的什么是心理治疗的最重要原则进行有意识的反思是有益的，正如下面的练习。

智慧之珠

■下面的问题帮助你反思你积累的关于心理治疗的智慧。把答案写下来也许更好。

■ 写出你拥有的对你的临床或个人生活影响最大的三个体会（例如，关系的重要性、学习与不确定共处、移情的力量等）？你确信什么是治疗中比较重要的？

■ 一个有意义的生活的关键成分是什么（例如，爱、创造性、成就、慷慨）？人们需要知道什么能让生活更好？

■ 想象你在向一位外星人介绍心理治疗。你会介绍是什么导致人类的痛苦的（例如，条件反射、内疚和羞耻、未解决的创伤）？如何通过心理治疗来缓解这种痛苦？

洞察力

如前面所说，领悟总体原则是重要的，但能知道何人何时需要什么也是很重要的。有一个关于一位禅宗大师的徒弟的故事。一次，当师傅回答问题时他正好坐在师傅的旁边。一天结束后，徒弟感到非常困惑。他对师傅说："我努力去相信你的教导，但我依然很糊涂。你看起来给不同的人完全矛盾的建议。"大师说："我知道你的意思。但就像我在一条路上看路人。我看见某人要倒向右边的水沟时我会大喊：'往左！往左！'而当我看到另一个人倒向左边的水沟中时会大喊：'往右！往右！'如果你没有看到那条路，那你就会觉得我的指导是相互矛盾的。"

看到不同来访者所走的路并相应地指导他们的能力，看上去是智慧的另一个重要方面。要做到这点，治疗师需要一张心理和精神发展的路线图，同时，能够充满弹性地持有他的已有理论，以便适应每种全新的情况。正如禅师铃木俊隆的名言所说："初学者的心充满各种可能性，老手的心却没有那么多可能性。"智慧的治疗师努力识别在某一刻某位特定的来访者需要哪个水平层次的理解。这种能力可能首先且主要来自于我们自己的心理或精神旅途——从直接的体验中知道情况怎样，就像是在倒向左边还是右边的水沟。然后，在临床实践的试错中得到提炼，在其中，我们的来访者向我们展示他们发现什么是有用的，什么是无用的。

就如智慧本身有很多组成部分一样，成为一位智慧的心理治疗师也是一个复杂的、多层面的任务。它要求我们在很多表面的矛盾中找到微妙的平衡：运用我们的头脑和我们的心，运用知识和直觉，把握普通常识和非概念化的事实，既看到基本原则又了解个体的不同。它也要求对我们自己和他人的心灵的工作机制有深入的理解，同时始终认识到这些理解的局限性。当然，如果不是基于慈悲和很多其他的品德，即使最高的智慧也不会非常有用。

所以，成为一位智慧的心理治疗师对于我们大多数人来说都是不容易的。但从已经彻底探索的各种方案来看，我认为它值得一试。

第十一章

智慧的科学
对心理治疗的启示

Robert J. Sternberg

虽然获得智慧通常不作为治疗的一个主要或附属的目标，但如果我们能看一看它是怎样被定义的（Sternberg, 2005b），就会发现将智慧作为心理治疗过程的一个有用的目标是有意义的。

智慧的本质

智慧有很多种定义，但没有一个会得到外行或专家的一致认可。智慧一般被看作做出恰当判断的能力，拥有大量哲学或科学知识，洞察力以及识别内在品质、关系的能力和强的判断力。但这些一般定义与更多成熟的智慧的理论模型是怎样的关系呢？

从历史上看，从柏拉图的《理想国》（*Republic*）中的对话录（Robinson, 1990）开始，智慧的概念成了哲学探究的对象。到了近代，随着心理学作为一个从哲学中分离出来的研究领域的出现，智慧的概念也被作为一种心理结构而被探索，一些心理学家也尝试通过实验来研究智慧的概念和它的表现（Ardelt, 2000a, 2000b; Baltes

& Staudinger, 2000; Sternberg, 1990a; Sternberg & Jordan, 2005）。智慧已经在一些心理学视角得到了研究（Sternberg，2001）。一些研究者（Clayton，1975, 1982; Holliday & Chandler, 1986; Sternberg, 1990b）聚焦于智慧的内隐理论，试图理解一般人如何看待和定义智慧。其他研究者则采用了一种发展性的观点来研究智慧如何发展或发展失败。这些领域的实证工作最显著的是在德国马克斯普朗克研究所由Paul Baltes 和他的同事所进行的研究（Piaget, 1972）。

几位研究者和理论家聚焦于将智慧的各组成部分加以整合和平衡的重要性。例如，Labouvie—Vief（1990）强调了不同类型的想法之间的平衡，认为智慧构成了一个平衡，一面是理性（logos），包含客观和逻辑过程，另一面是神话（mythos），或主观和有机体过程。Kramer（1990）则关注各种自我系统之间的平衡，例如，认知、意图和情感领域，认为智慧包括认知和情感的整合，从而导致一个均衡的人格，其中意识和无意识可以和谐互动。还有其他人仍然聚焦于不同观点间的平衡（Kitchener & Brenner, 1990），或聚焦于"一个在强烈情绪和超然之间、行动和迟钝、知道和怀疑等对立价中的平衡"（Birren & Fisher, 1990）。这一章关注于我拟建的一种智慧理论，它建立于之前的理论之上，强调整合和平衡在智慧中的重要性。

根据智慧平衡理论，智慧是智力、创造性和知识的运用，并由积极伦理价值调节，目的是获得共同利益。这个多层面的过程要求，为了努力在适应现有的环境、塑造现有的环境和选择新的环境中获得一个平衡，需要一种在个人内在、人际和超个人利益之中的平衡，并超越短期和长期利益（Sternberg, 1998, 2003, 2005c）。

三种利益中的每一种都包括哪些方面呢？个人利益可能包括想要提高名气或声望，赚更多的钱，了解更多，增加精神幸福感，增加权力，有幸福的婚姻，等等。人际利益可能比较相似，只不过是用于他人。例如，体谅家庭成员和朋友可以作为一个顾及人际利益的例子。超个人利益可能包括对某人的学校或工作单位的贡献，帮助他的国家，等等。不同的人以不同的方式平衡着这三方面的利益。在一个极端，一位恶意的独裁者可能只会关注他自己个人的权力和财富；而在另一个极端，一位圣人可能会只关注对他人或上帝的服务。

是什么构成一个恰当的利益平衡，一个对环境的恰当回应，甚至共同利益呢？这些都取决于积极的伦理价值。伦理价值是智慧思考的一个不可分割的部分。问题是："谁的价值？"虽然不同的主流宗教和其他被广泛接纳的价值系统在具体细节上有不同，但它们看起来拥有某些共同的普遍价值，例如，对人的生命的尊重、正直、真诚、公平，以及让人们实现他们的潜能。当然，不是每个政府或社会都认可这些价值观。今天的大多数社会也只是部分地认可这些价值观而已。

个人智慧

心理治疗似乎是传授一些具体的东西而不是抽象智慧：它似乎是需要传授一些可被称为"个人智慧"的东西——应用于一个人的个人生活的智慧。一个人如何通过将已经获得的智慧应用于自己的生活中来找到快乐？抽象智慧的获得不一定就意味着个人智慧的获得（Sternberg，出版中）。

我们来讨论一些被认为是20世纪最智慧的一些人：马丁·路德·金二世、富兰克林·德拉诺·罗斯福和特蕾莎修女。众所周知，金对其配偶不忠。罗斯福也像金一样，对其配偶不忠。他也拒绝保护大量犹太人和其他被迫害群体免于确定的死亡，因为他拒绝接纳他们进入美国。特蕾莎修女的日记揭露了她在晚年饱受缺乏信仰的折磨。一些历史人物也一样糟糕。例如，苏格拉底，作为有史以来最智慧的一个人，他可能很少被认为是一位完美的丈夫或父亲。也许他对金钱和物质利益的不屑将无法帮助他的家庭维持一个足够的生活标准。如果姗西比（苏格拉底的妻子）确实是如人们所说的脾气暴躁，也许这部分原因是因为她的丈夫。苏格拉底选择喝下铁杉毒液也许有助于他坚持原则的名声，但这对于期望得到他支持的家人没有帮助。

如果这些被认为是智慧的人都表现得不如我们对个人智慧的期望，那么很多我们这个时代的高成就的人就表现得更差了。John Edwards——一位杰出的辩护律师，却由于灾难性的婚外恋和对此事反复撒谎，毁灭了自己作为一位政治家、丈夫和朋友的身份，还包括一个可爱的孩子是一位助选员的而不是他自己的。回顾往事，很难认为他是一位称职的 2008 年总统候选人。Mark Sanford——南卡罗莱纳州州长，被选为共和党的总统候选人。而他的职业也如 Edwards 般崩溃，不仅是因为他对妻子缺乏忠诚，更因为他那被曝光的特别肮脏的私生活。Eliot Spitzer——前纽约州州长，也没好到哪里去，他被指控通过电话为自己召妓。

一个人可以在抽象层面上是智慧的，或者也许和他人在一起时是智慧的，但涉及自己的个人生活时就不智慧了。Gardner（1983, 1999, 2006）区分了人际和内在智力，也许人际或更一般水平的智慧需要与个人或者内在水平的智慧相区分。

个人智慧看上去需要所有抽象的智慧，但也还需要其他更多的东西。更多的是什么呢？更多的也许就是对生活的一种态度——人们要将理论原则应用于自己的个人生活，但这个态度不是容易做到的。

首先，激素、本能，或无论我们称它们为什么，会抵抗这个态度。任何人真的会相信 Tiger Woods——无可辩驳的最伟大的专职高尔夫球手——当他和多个女性而不是妻子在一起时会不知道什么更好？当然，曾经的克林顿总统更知道。在极端情况下，一个人可以过甘地所呼吁的那种苦行的生活。但大多数人试图过平常的日子，在这一过程中，与内在的不接受的冲动搏斗，也许会更好，也许会更糟。

第二，我们自己谁不曾虚伪过，将标准用于他人而对自己缺乏觉察？一个人可以智慧地给出建议，而自己却不采用。例如，一位治疗师可能建议一位来访者戒烟，自己却溜出去抽烟。

第三，我们会拥有相互矛盾的目标，但又缺乏外在客观性，所以在寻求一个解决方案的时候难以采用相同的智慧标准。没有人会始终以完全客观的方式看待自己，所以，我们的观点会被歪曲而导致我们的行为在我们自己和他人看来非常不同。例如，一位出差的丈夫可能将自己看作在赡养家庭，而他的妻子将他看作在抛弃家庭，因为生意对他更重要。

最后，基于"行为者—观察者效应"，我们倾向于将他人的行为看作反映了他们的性格特征，而将自己的行为看作只是反映了我们对环境所进行的回应（Jones & Nisbett, 1971）。也许当环境有利于我们时采取智慧的行动对我们来说并不是个大挑战。但当我们失去工作、婚姻或孩子时，我们会发现，自己倾向于采取一些在友善情况下我们不会采取的行为。

总的来说，我们会在自己身上跌倒，即使我们能智慧地帮助他人。所以，个人智慧超出普遍智慧。也许智慧地和他人在一起是困难的，但智慧地和自己在一起更困难。在个人智慧中，一个人至少需要应对激素、虚伪、缺乏客观性和环境挑战。心理治疗为了达到一个成功的结果，它必须不仅传授智慧，还包括传授个人智慧：一个人如何能成功地将其所学到的知识应用到自己的生活中。

个人智慧应该是心理治疗的一个目标吗？

有证据显示，在其他变量保持恒定的情况下智慧确实会导致老年人有更强的主观幸福感（Ardelt, 2000a, 2000b）。Takahashi 和 Overton（2005）认为，通过帮助他人更好地认识他们生活中的主观意义，智慧能给人带来一种内在奖励感。Hui 和 Yee（1994）发现，在老年人身上表现出的智慧和他们的生活满意度是正相关的。虽然老年人体验了丧失，但这些丧失也帮助他们更好地认识他们所拥有的，让他们对自己的生活和意义有了新的领悟。这反过来增加了他们对生活的满意度。所有这些目标与想要的心理治疗结果一致。

然而，后来的 Paul Baltes 有一个不同的观点（Baltes & Smith, 1990; Baltes, Smith, & Staudinger, 1992; Baltes & Staudinger, 1993, 2000）。Baltes 提出，智慧的人会体验他所说的建设性的抑郁（constructive melancholy）。在这种观点里，智慧的人在复杂的生活事件中既看到了悲伤也看到了快乐。

Bales 与其同事的观点也不同于传统的思想家，如埃里克森（1959），他相信智慧包括某种程度的情感疏远和超然。例如，传统的精神分析治疗师强调与来访者在情感上保持距离，以免陷入他们的问题而导致无法帮助来访者克服那些问题。但是，在 Berlin 小组看来，智慧本身不是超然而是对处在危机中的同胞怀着同情和共情。正如第一章所说，在这里智慧与慈悲如影随形。因此，智慧会带来悲伤，也会带来快乐。那些工作做得很好并将智慧应用于其中的人们当看到他人努力工作却没有什么成效时，也会产生悲伤（Solomon, Marshall, & Gardner, 2005）。

Baltes 所指的建设性抑郁不一定是负面的心理治疗结果。治疗师不仅要让来访者高兴，也要让他对生活中的可能性有现实的认识。有时候，现实主义会导致一种悲伤感。在理想状态下，心理治疗包括对来访者能够应对现实所导致的悲伤抱有充分的乐观和慈悲。

资料也显示，个体能持续地发展智慧，直到晚年健康问题影响了思维（Sternberg, 2005b）。然而，与智慧导致快乐这个结果不一致的一个因素是人们对年龄的负面、刻板的看法（Levy，Slade，Kunkel，& Kasl，2002）。由于人们对年龄的负面的刻板印象，他们会在考虑自己与年龄相关的地位时发觉自己陷入了悲伤，而不管这些悲伤是被刻板观念引发的还是其他什么原因。身体健康状况的实际衰退也会导致这样的悲伤（Jordan, 2005）。然而，年老可能不只带来功能的下降，也有某种程度的好处——更多自由的退休时间、有孙辈存在而又没有自己孩子的负担、少了某些与工作相关的责任，等等。一个人在老年时虽然有悲伤，但也会找到快乐。对于某些人来说，心理治疗是一种随着岁月流逝用来开启快乐之源的方法。

最后，智慧会令人更深地意识到存在于世上的痛苦和艰难。一个智慧的人能忽略他人的痛苦并享受生活吗？这本书的其他作者会反对这个观点（例如，见第四章和第五章）。但如果一个人对这种痛苦有非常清楚的认识，他会出现这个发现自己完全无法享受生活的危险吗？同时，这种理解也能令一个人在今后的岁月中回馈社会，或者寻找贡献自己的时间或金钱的方式（而在此之前是不可能的），尝试去创造一个更好的世界。

心理治疗不仅是为了获得幸福，而且也为了获得对生活中的挑战足够的和现实的适应。这意味着一个人会有一段时间感到悲伤或害怕，但从现实层面来看那代表他在特定时刻所面对的状况。个人智慧作为一个目标，不是因为它总会产生快乐，而是因为它对生活的快乐和悲伤有了更深的理解，同时有了更好的应对它们的方式。

心理治疗提供了一种催化剂来帮助个体发展这样的智慧。我之所以用催化剂这个词，是因为最终个体必须自己发现智慧和快乐。它不是简单地作为一个心理治疗或其他的结果来"给予"他们。智慧是否发展并不完全依赖于年龄、认知、人格和生活经验。最重要的是，人必须以一种与智慧发展相一致的方式去利用生活经验。

有一则笑话，"换一个电灯泡需要多少个治疗师？"答案是，这都没关系，只要这灯泡想被更换。类似的，为了让那些技能实际得到发展，人们必须要发展与他们的智慧相关的技能，然后，他们还必须调整生活的态度——对体验保持开放、反思体验、愿意从体验中获益——这样发展就会出现（Sternberg, 2005b）。心理治疗会促进人们发展智慧去迎接生活中的挑战甚至痛苦（可能是愚痴导致的）。如果一个人去看一下他人职业生涯的崩塌，例如，那些误入迷途的政治家甚或神父，就会看到这些崩塌常常是由于缺乏个人智慧所导致的。

认知谬误

某些认知谬误会阻碍智慧的发展。这些谬误既流行于那些没有很高智商的人中，也流行于聪明人中。事实上，聪明人可能更容易受谬论的影响。我将这些谬误看作愚蠢的一部分——或者缺乏智慧的表现（Sternberg, 2002）。他们可以通过有效的心理治疗来克服。

1. **不切实际的乐观**。一个人认为他自己是很聪明的，或者是有力量的，任何事情都会出现好转，无论多么愚蠢或不道德。当布什下令侵略伊拉克时，他预期战争会很快结束，甚至在战斗还没结束前就宣布"战争已经结束"。

2. **自我中心**。一个人认为他自己的领导力或力量是出于自我扩张的目的。因为逃税而被送入狱中的 Tyco 公司的 CEO Dennis Kozlowski，将公司当作自己个人的钱袋。道德让位给了使自己和家庭富裕的欲望。

3. **错误的全知**。一些人相信，他们自己什么都知道。令人惊讶的是，克林顿的问题不是他犯错，而是一而再地犯同样的错误。克林顿将自己看作非常聪明的（他也确实聪明），也许他认为自己的智力和极高的受教育程度会给他别人所没有的知识水平。。

4. 错误的全能感。拿破仑入侵俄国失败可作为一个错误的感觉力量的典型事例。拿破仑相信他自己是极具力量的。他对俄国的入侵在战略上是很有问题的，但他无论如何想要这一战利品。这次入侵是拿破仑灭亡的开始。就如其他很多有力量的领导者一样，他过度自负，他的全能感导致了他的灭亡。

5. 错误的刀枪不入感。也许 Eliot Spitzer 作为纽约州州长，当天秘密召妓并用纳税人的钱买单时，他觉得自己不仅极有力量而且是安全的。他必然有非常强的无懈可击感。尽管如此，由于他进入了一个反复的鲁莽行为模式，最终还是丢掉了他的职位。

6. 道德分离。考虑一下不同时期的三位不太著名的美国电视福音布道者。Jimmy Swaggert 是怎么犯错的？ Jim Bakker 呢？ 还有 Ted Haggard ？他们三人都宣传道德，而最终却因他们的不道德而蒙羞。当一有机会，他们就在生活中做出恰恰是他们告诉听众不要做的事情，他们展现出道德的分离，虽然他们相信道德对他人是重要的，却不适用于他们自己。他们认为，他们可以凌驾于道德行为之上——直到社会判定他们不可以。

愚蠢不是一种品质。一个人能通过问自己几个问题来克服它：我在做什么能促进共同利益的事吗？这是否考虑了其他人的利益以及更大的利益，而不仅仅是我的利益？这是否同时考虑了短期利益和长期利益？这是否体现了积极的道德价值？一个人可以自己问自己这些问题，或通过心理治疗师的引导来问自己。

总之，个人智慧可以提高一个人的生活质量，但不见得是通过仅仅带来快乐的方式。它带来理解、慈悲，或许也会带来快乐。它令一个人现实而且乐观地应对生活，让人知道通过毅力和积极的态度，虽然不能全部但大部分都能得到积极的结果。心理治疗可以是通往个人智慧的方式之一。它可能与采用哪种特定的心理治疗形式无关（但药物疗法看起来不是促进个人智慧的好选择）。重要的是治疗的技巧和来访者改变的意愿。就如灯泡，个人是可以改变的，但前提是他想要这样做。

| 第十二章 |

联结的智慧

Janet Surrey

Judith V.Jordan

生活就是关系。

——Vimala Thakar（2003）

　　过去的 30 年，在美国威廉姆斯学院 Jean Baker Miller 培训学院的临床治疗师一直在对西方文化中的自我（self）概念所导致的心理痛苦进行研究（Jordan, 1997, 2010; Jordan, Kaplan, Miller, Stiver, & Surrey, 1991; Jordan, Walker, & Hartling, 2004; Miller, 1986; Robb, 2006; Shem & Surrey, 1998）。分离的和疏远的、缺乏深层联结的自我所引发的痛苦是我们社会流行的很多心理障碍的核心，包括焦虑、抑郁、上瘾、创伤后应激障碍、解离障碍和虐待行为等。就如水对于鱼，这些失联和孤立的情况是如此普遍，以致我们几乎无法一睹我们的情形的真相，也无法自由地想象和创造出实际的另一种情况。个人"权利"的中心地位和神圣性的信念在心理学中表现为对建立个人赋权和自我实现（例如，"美国梦"和相应的自助运动）的强调。这种个人主义已经成为美国文化的心理学和政治的基础，并明显地塑造了我们的心理学的健康发展理论。同时，孤独、疏离以及婚姻、家庭和社会纽带的破裂在当代美国社会盛行（Putnam，2000）。

随着更多的关系心理学的出现，虽然人们开始更充分地认识到人类对依恋和最佳关系发展的需要（Gilligan, 1982; Goleman, 2006; Robb, 2006; Siegel, 1999），但主流的文化范式和治疗实践依然继续支持个体作为改变和成长的核心的至高无上性。关系被看作对个体内在改变的辅助或支持，而不是促进相互关系或群体的心理能力的基础。

有研究者指出，对个体自我的过于强调创造了压倒性的和极度不现实的对自我和他人的期待——这种期待注定是要破产的。这个过于强调的含义是我们期待自己和他人在任何情况下总是强大、富有权利和自我实现的。我们不觉得我们基本的存在形式是作为强大而持久的关系和群体的一部分，我们以自己独特的方式对其做出贡献，并自然而然地从中汲取力量和智慧。我们理想化和夸大地相信一个分离的、个体的存在最终导致了个人的价值和自信危机。它也将我们与那可以培养和实现的智慧和慈悲的深层资源隔离。

对自我价值和自尊的持续不安促进了权力控制（power-over）策略：将一个人的价值定义为在某些方面更好、更富有或更优秀。只有优越或"胜利"才能满足个体对个人价值的追求。这种心态导致高度阶级分化的社会，在其中某些人群被看作更优越、更有价值，也因此获得更多认知、资源、力量、声望、收入甚至人际关系。

在这一章，我们将为西方心理治疗师提供一个替代性的框架，其中将关系置于治疗的核心。这个模型指出，联结的智慧，提供了一种思考和工作的方式来培养可靠的联结性，帮助来访者识破并超越对自己和他人的理想化以及不健康的期待。它是一条通过关系发展的智慧之路。

佛教深度心理学

　　佛教的深度心理学在 2500 年后依然有显著的意义。和现代理论不同的是，它已经经受了时间和文化的考验。佛教心理学认为基于一个分离的、个体化和"实质性"的自我的信念是心理痛苦的主要来源——与我们根本上是相互联结这一"实相"是相悖的。看破和超越这分离的观念是佛陀的通往智慧和从痛苦中解脱的八正道的核心（见第四章和第九章）。

　　在基于资源竞争的关系中，他人被看作竞争者或供应者，这会导致长期的伤害和侵犯体验。这种在儿童和被边缘化的群体成员身上发生的失去联结的后果可以在发展了内化关系影像和"保护策略"的来访者身上看到（Miller & Stiver, 1997），这些再现了早年的危险关系。这样的策略形成了三种主要的类型：从关系中逃离（否认渴望、麻木、解离），对抗关系（愤怒、暴力或挑剔姿态），转向控制（焦虑性依赖、适应、照料）（Horney, 1967）。Miller 和 Stiver（1997）描述了基本的关系悖论：虽然渴望联结对于所有人来说是基本的和天生的，但面对伤害、侵犯、未解决的冲突或失望时，当亲密可能发生、当渴望被激活或当一个当下的关系触发旧的影像时，人们反而会发展、强化保护策略。然后，为了待在只对他们有利的关系里，他们开始让自己越来越远离真正的关系，但渴望也会随着孤独的增加而增强。

　　佛教心理学描绘了被称为"恶鬼"的神秘生物（Epstein, 1993）。因为他们具有窄缩的喉咙，他们的饥渴无法满足。即使饮用水很充分，他们依然饥渴。这是一个对失去联结的不安状态和"燃烧的渴望"的完美比喻（Shem & Surrey, 1998），这种状态会导致抑郁和焦虑状态以及上瘾行为，试图慰藉于毒品、食物、物质商品或科技刺激，来替代令人满意的关系。当困难来临时，就会寻找新的关系、社群或新的心理治疗，而失去了通过关系庇护得以放松的简单方法。

这种文化中的心理痛苦可以被理解为根植于一种对自我发展和保护的过度强调，一种不健康的自我依恋，以及难以生活在彼此同理、脆弱而又安全、可靠的关系中。对一个分离的自我越依赖，精神痛苦就越大（见第四章和第九章中传统佛教对此种状态的描述）。

一行禅师是一位越南的禅师，已经在西方的法国文化中生活了40多年，他认识到这折磨他的西方学生对群体和联结的基本渴望。他深刻理解分离的痛苦，并智慧地指出可通过重新联结来缓解和疗愈。他促进关系的疗愈，给出了对我们的彼此相连性的深刻洞察。他教导滋养爱、诚实、和谐和慈悲的禅修练习，来支持个体参与到关系和群体中。这些练习帮助我们发展基于脆弱的谦虚、接纳和说出自己的脆弱，寻求帮助、陪伴他人的痛苦、提供服务和体验对众生的关心和慈悲。他的一个关键见解是"快乐不是一个人的事"（Hanh, 2000）。他可能会再加上一句，"智慧也是如此"。一行禅师说，在集体（僧团）中出现和培养的智慧是最有力量、最持久和最有转化性的。隔离导致痛苦，因为当我们孤立于他人时，内省和转化是不太可能发生的，智慧也是不够锐利和启发性的。一行禅师建议我们学习以"僧团之眼"去观察。

关系—文化理论

关系—文化理论（Relational–cultural theory，简称为 RCT）认为，所有人在整个生命期都是基于关系而成长的。处在相互关联中的一方是我们的本然状态，我们的大脑天生用于联结（Banks, 2010; Cozolino, 2007; Siegel, 1999）。然而，西方文化教育我们要保持强有力的分离和自主。我们的这种生物倾向与我们的文化规则之间的错配的痛苦声音在非主流社会阶层中尤其显著，但不幸的是，它最终影响了所有人。扎根于联结中的智慧告诉我们，当有危险或感到害怕时，我们能转向他人寻求安慰。分离的文化和错误的自主观则导致我们相信，我们只有依靠自己并获得比其他人更强的力量才会安全。

联结的神经科学

我们的身体和大脑天生是为关系而生的（Banks, 2010; Cozolino, 2007; Eisenberger & Lieberman, 2004）。我们学习到，我们需要关系来生存和繁衍。当面对孤立或排斥时，我们的大脑和身体会产生痛苦。皮质醇水平升高，神经元死亡。Eisenberger 和 Lieberman（2004）证明，由排斥所引发的痛苦沿着与物理损伤的疼痛非常相似的前扣带回（ACC）神经通路传导。所以，孤立的痛苦是真实的疼痛。无论是个人还是社会，被排斥或贬低都会在生物、神经和物理层面伤害到我们（Eisenberger & Lieberman, 2004; Panksepp, 2011）。

当我们看到别人采取行动时会有镜像神经元被激活。这些神经元给我们一种"一起"体验别人的体验的感觉。当我们体验一种联结的"我们"感时，我们的神经系统处在最佳运作状态。处于联结中会在大脑引发舒适和积极的变化，减轻压力（Banks, 2010）。我们的整个生命历程都在神经层面准备好与他人联结，然而，我们发现自己生活在一个回避依赖、联结和情感反应的文化中。大量信息向我们宣传，我们必须独立、强大，远离我们的感受并以竞争的方式运作。

关系—文化理论认为，我们是在相互促进成长的关系中找到安全，而不是在积累力量超越他人中找到安全。关系—文化理论指出，害怕和愤怒是重要的关系信息，提示移向他人寻求安慰的倾向是最明智的反应（如果一个安全和保护性的他人是可得的）。关系—文化理论还认为，人们不仅想要缓解自己的痛苦，而且也会自然地想要缓解他人的痛苦（Jordan et al., 1991）。如果我们存在于关系中且保持开放性，我们将会共情地体验到联结并被促进去增强他人的幸福感。

关系智慧认识到所有人和生物在根本上的相互关联性。这种发现有天生的共情和慈悲作为基石。它包括识别力，持续关注他人的能力。关系智慧让我们超越 Albert Einstein 所说的"意识的视觉错觉"（Sullivan, 1972），那令我们难以看到我们根本的相互关联性。它承认成长的相互性。在最近的一次关于共情的研讨会上，一位深度参与帮助无家可归者的女性表达了她的感谢，为了她被他人的痛苦所影响。曾经有人说，"如果你要他人快乐，那就练习慈悲"（Shaef, 2000）。人们的获益不仅仅来自获得爱，也来自给予爱。

结果证明，来自世界上最智慧的传统的禅修练习可以帮助我们进入我们的相互联结和慈悲感。对禅修者的研究显示，大脑用来记录什么是"自我"和"他人"的区域在有经验的禅修者身上活跃性较低。这个区域在人们处于慈心禅时变得相当平静（Grepmair et al., 2007）。德国的研究者还得出，在治疗中禅修的治疗师的来访者比不禅修的治疗师的来访者做得要好。有不断增加的证据显示，共情地与我们的来访者在一起会创造一种安全感并带来疗愈——关系智慧的成果。

关系智慧的五个益处

Jean Baker Miller（Miller & Stiver, 1997）用"五个益处"来描述能促进成长的关系的特征。这五个益处是关系智慧的表现：（1）热情感的增强；（2）自我、他人和关系的知识（清晰）；（3）增强的价值感；（4）生产力 / 创造性；（5）希望更多联结。我们能通过评估这五个收益在治疗和其他人际关系中的存在或缺失来监测我们来访者的幸福（Jordan, 1995）：

> 治疗关系是否生动和有活力，或麻木和虚假？
>
> 我们是否注意到活力和创造性，或退缩和封闭？
>
> 来访者是否能采取小的冒险去揭露更多的真相，或变得封闭？
>
> 在治疗外是否有更多的参与关系——一种增强的群体感，或转向孤立？

我们也会注意到治疗关系中联结和失连的模式，帮助我们的来访者认识关系的移动以及注意什么会刺激他们移入保护性的退缩中。这里有一个例子：一天当我（J. V. J.）正和一位来访者坐着时，我想到了我正在写的论文。我发现自己有一点走神，然后很快发现自己难以继续倾听她的诉说。她开始越来越多地谈论写日志的有用性。我感觉失联了。我评论道（某种程度上是为了掩饰我自己之前存在的走神）："今天状况好像有点混乱。"她看了看我，回应说："是你还是我？"在那一刻，她帮我回到当下，来质疑我自己的专心。我感谢她的质疑，我承认确实走神了一会儿。而她或许也被我的失联所影响，觉得有一点被切断和孤独感。当我将这些命名到一起时，她看上去如释重负，我们双方开始重新联结。如果我采用一条传统的路线，比如，通过思考她为什么需要我失去联结（传统的"投射性认同"方法），或我回避她的对联结质量的直接质疑，那么我们可能不太容易重新联结。治疗的智慧包括相互觉察和相互承担。

我们一起发展对联结、我们渴望联结的力量和令我们分离的驱力的领悟。我们赞同 Miller（Miller & Stiver, 1997）所说的"中心关系悖论"。作为治疗师，我们需要承认来访者既对联结深切渴望又会试图切断联结。当他人在威胁或拒绝他们时，这些切断联结的策略被发展用来保护来访者，即使并不完全是虐待。我们帮助来访者定位和命名这些导致他们需要使用其生存策略的关系模式。这包括个人史、家庭史，也包括导致长期失联和孤立的社会因素。而其中种族歧视、同性恋歧视和阶级歧视最具破坏力。

治疗师承认失联所导致的社会影响是非常有帮助的。最近，在和一位非裔美国人的来访者工作时，我过早地分享了我对她在一个全是白人的律师事务所工作中出现的职员们既是幸运的但他们又完全感觉不到幸运这种现象表示理解。在那种环境里，所有问题都是个人的，文化是无形的。当她谈论社会不公时，她被频繁地看作"有问题"的。在我们的咨询中，当我对此想要表达一些支持时，她非常有情绪地反应："我严重怀疑你是否理解……你带着你们所有白人和阶级的优越感。"我感到尴尬、防御，但幸好也明白她完全是对的。我为我的无根据的假设道歉，指出我不能充分想象在这样一个环境里作为一个单独的有色人是什么样子的。这种由文化导致而表现于个人领域的失联，需要识别它的复杂性。那是一个令人不适和不确定的时刻。关系智慧让我们去挑战并跨越这存在于种族和其他文化认同中的断层，伴随其中的未说出的动力是支配与服从。

关系—文化理论的工作也包括给让我们难以处在当下和关系中的流行文化意象命名（Collins, 1990）。这些可以是成为一座岩石的意象——坚硬、刀枪不入、有边界、分离和强大——颂扬分离的自我的优点的意象。当偏见和稳定、控制的意象能让步于参与性的回应时，关系智慧便开始生长。

关系—文化心理治疗

在关系—文化心理治疗中，与我们的来访者的痛苦共情地待在一起是治疗的核心。它能缓解孤独感——那种"我是唯一一个"的感觉。然而，坚定地保持共情也是不容易的。例如，我们的"好治疗师"的意象会让我们远离某个特定时刻、某个特定来访者、某个特定关系。当来访者在分享不被其他人理解的痛苦时，我们大多数时候能待在当下。但当我们自己是来访者的痛苦或失望的来源时，我们会变得防御，甚至丢弃我们的来访者，而此时关系性的存在恰恰是最有疗愈性的。当我们不能缓解他的痛苦时，与另一个人待在一起也是困难的。我们需要如诗人 John Keats 所说的，"待在不确定、神秘和疑惑中，而不是急迫地追寻事实和理性"（1818/1987）。这对我们来说是个挑战。

当治疗师在咨询中感到不确定或不胜任时，有时候我们发现自己会转向理论或用诊断标签来让我们拉开些距离。这种对事实和理性的急切寻求会让我们远离我们的来访者，增加双方的孤独感。相反，我们可以尝试将这种开始理论化的冲动作为一种回到当下和与来访者的关系中的提醒。这种放下防御性概念化的能力是关系智慧的另一个中心成分。这与正念禅修的从叙事切换到此时此地的经验过程相似（Farb et al., 2010）。

在我与莫莉（一位非常焦虑和谨慎的来访者）工作的早期，我指出她看起来对某事感到非常悲伤。在那一刻，莫莉并没有感到任何悲伤，但我没有认识到不悲伤对她来说是重要的。当时，她反应强烈，她说她一点也不悲伤，并问我是否认为读心术是我工作的一部分，我发现我自己变得很防御，开始思考她在怎样"阻抗"以及我可能怎样触碰到了她的某些"原始"焦虑。在这些猜测中，我完全丢弃了莫莉。我必须把自己带回到当下，注意到我自己的停工，承认我没有读心，并为我的错误道歉。我也感谢她能纠正我，让我们重新联结并回到正轨。

治疗师工作中的保持治疗的透明性是很重要的，这向我们的来访者提供了一个能影响我们的窗口。治疗师越保持中立或处在不透明性的位置，分离的幻觉就越被强化。整个心理治疗的无形的"权利控制"和德尔菲宣言*（诠释）文化。将来访者的功能归于错误的观念——人的个人主义智慧。

痛苦来自生活在"注定的孤独"中（Miller & Stiver, 1997）。相反，当一位来访者能看见和感受到他对治疗师有影响，他便开始感到自己是重要的。这个体验能治愈分离的痛苦和不被爱、孤独、得不到他人理解的恐惧。在个体水平上，关系心理学支持基本的联结冲动。我们帮助人们放下不现实的独立和自大的意象。我们协助来访者更多地与他人在一起。当我们真实地存在时，我们能向他人的痛苦开放，我们也会被触动去帮助对方缓解痛苦。这就是关系正念，是发展关系智慧的一个重要基础。

基于关系—文化理论和正念的心理治疗表现为尊重、深度聆听，以及积极关注一个人自己的体验、他人和关系（Jordan, 1995; Surrey, 2005）。当介绍心理治疗时，关系—文化理论实践者明确地将真诚和透明特质看作有助于促进关系流动。他们会在治疗中分享那些他们相信有疗愈性的内容。例如，在初次访谈快结束时，我们会问来访者是否有兴趣听听我们是如何工作的。如果得到一个肯定的回答，我们会解释我们相信人类痛苦的一个主要来源是我们相信自己是分离和独立的。我们认为，在心理治疗中，我们将观察我们与他人失联的方式以及我们可以如何来质疑那些令我们处在孤立中的意象和信念。我们鼓励逐步放弃分离幻想而移向一种联结感。通过这个过程，来访者开始信任他们对关系的安全评估和增长潜能的能力（Jordan, 2010）。

黛安娜是一位成功的非常有创造性的建筑师。她因难以在工作中以及和她的朋友在一起时发表意见而来接受治疗。当她和我谈论

---

* 德尔菲宣言是指"认识你自己"这句话。——译者注

治疗时，我们一致认为，如果我们能够一起工作来帮助她找到方法让她在机会出现时能向我表达不同意见，将会是有帮助的。她对此表达了焦虑，也确实顺从地开始了她的治疗，表达出对我的钦佩。我们检视她的害怕和对关系的预期：如果她表达愤怒，我会感到被压倒并离开她。她说她的母亲曾明确地说，"你永远不能真正指望任何人"，也教育她不能生气。所以，黛安娜学会了不需要他人和不表达愤怒。慢慢的，她和我开始质疑这些信念的真实性，她开始好奇不同意他人会是怎样的感受。当有一天我记错她最好的朋友的名字时，她告诉我错了。我们知道我们走在了关系中真实的存在和安全感递增的路上。

在治疗关系中，来访者和治疗师开始在体验水平上知道成长产生于关系并朝向关系发展。治疗的理想结果不是实现自给自足，而是不断发展相互共情的能力，在其中，每个人都能理解他人的体验，从每个人对他人的影响中学习。这种方法包括对相互脆弱性和改变保持开放。这不是"平等"或"一样"的意思。在治疗关系中，治疗师有专业责任去保障来访者的幸福以及促进来访者的健康和成长。在相互理解中，咨访双方出现变化、一起成长，集体智慧也获得增强。在这一过程中，每个人都具有从联结中获得智慧的直接体验。我们学会用共情去跨越分歧、与他人相遇、感受在试图找到我们安全联结的方式时的张力。我们在深刻而崭新的方式中获得成长，学会质疑并挑战那些剥夺我们联结体验和关系意识的信念与习惯。

关系禅修练习

传统上，正念是通过禅修练习来培养的。将正念练习扩展到互动关系中是 Gregory Kramer（2007）在他教授内观对话（Insight Dialogue）的共修练习中的创新。在一个经典的静默禅修营中，

Kramer 教一种人际、交互的禅修练习，其中两人面对面地坐在禅修垫上。听和说被引进禅修练习，以通过关系场促进正念，并在关系中保持正念。默观（Contemplations）的目的是让心接近智慧，而这一练习发展了对不可分离的共同领悟以及看透自我的意象和结构。失联策略被看到和缓解，同时"一起存在（being with）"和"一起看到（seeing with）"的体验得以培养。

虽然这些练习在有共享意图时可能是最有效的（如在合作禅修中），但我们认为，它们在促进治疗师临床实践中的关系意识的深度和连续性上也有很大的价值。下面的六条合作禅修指南为加深治疗性的相遇提供了一个框架。练习它们能拓展治疗师联结、失联的流动和范围，这是关系—文化理论训练的基础（Kramer, 2007）。

合作禅修指南

■**暂停**：这是基本的正念练习——注意经验的流动、不评判地观察注意力的游走以及记得回到被选择的对象上。想起（remembering）、停下来观察（stop to observe）、观察（oberving）、返回——周而复始。

■**放松**：这是一个对身和心关注、放松的邀请，放松任何围绕痛苦的压力、绷紧和收缩。关注绷紧、担忧、强迫，邀请心释放、放松和接纳。关注、释放、放松、接纳。

■**开放**：这是一个朝向心的扩展和宽广的邀请。对外在的物体、声音、光线保持开放的意识——将所有感官同时朝向内在和外在的觉察，特别是开放对他人和关系空间的觉察，两人之间的空间以及将两人包含其内的空间。它包括探索内在、外在和关系体验的流动与特质。开放地进入一个广阔的空间，包括内在和外在；改变关系意识，时时刻刻。

■ **信任出现**：这邀请我们释放基于过去（甚至就在前一秒）的形象、既定流程和知识，信任正在发生的。我们注意此刻什么在发生，它也是在关系的空间中共同发生的。对未曾见过之物保持开放，培养一种愿意被影响和触碰、处在流动中的意愿。放下，与在那一刻被认识到的共同产生的内容在一起。

■ **深度聆听**：如禅修中那样听，注意整个体内正在发生什么，通过每个感觉器官充分感受和放下、协调、深度感受、共鸣。注意在说什么、怎样说、什么没说、倾听沉默，以及说话和语气的特征与内容。不带评价或自我参照地听。正念地听。

■ **说实话**：真正地与此刻的事实联系在一起的声音具有物质的、具身性的特点，能被正念地知道和感受；注意真正的"真实"说话的范围和波动，存在于此刻，看见并放下听到的错误和失联。记住和鼓励说那些真实的、有用的和适时的话，勇敢地步入和邀请未知。这是非概念化、非二元的认识，超越过去建构的故事或知识。聆听和倾向于说实话。

在团体或禅修营中练习这些指南被很多实践者认为很有价值。共情地存在、深度聆听和建立联结通道是大多数治疗方法的基础（Norcross, 2002），特别是对于那些将关系发展作为治疗中心的治疗师。这种练习支持对深层和不断变化的联结与断裂体验保持开放。它也提供了机会在关系中培养那些在禅修传统中发现的与觉悟相关的心理因素（慈悲、平等、正念、能量、宁静、快乐、探究）。它向关系治疗师和来访者提供了深度的智慧，这些智慧出现于双方共同认识到相互分离导致的痛苦以及在联结中可能产生智慧的重要时刻。

关系练习：通过角色扮演来进行临床训练

共同呼吸

　　这个练习包括让自己的呼吸与他人的呼吸相协调。它对焦虑、不安或生理受损伤的来访者会非常有用。

■ 治疗师首先跟随来访者的呼吸，在一段呼吸中默念"吸气……呼气"。

■ 当呼吸缓慢下来后，治疗师可以在每次呼气时默念"放下"。

■ 当能感到自然地处在安静中时，治疗师和来访者就安静地坐着，品味寂静。

■ 切换角色。

■ 讨论体验。

在联结和失联的流动中禅修

■ 治疗师和来访者面对面地以舒适的距离坐着。

■ 双方闭上眼睛，关注自己的呼吸。

■ 双方睁开眼睛，眼神温柔地接触一小会儿。

■ 当以这种方式凝视另一个人时，双方注意联结和失联的波动；注意出现的不自在、自我意识和其他情绪反应，允许所有这些感受出现和消失。

■ 最后，双方讨论在这联结的变化中每个人注意到了什么。

　　在这一章，我们聚焦于孤立和分离在个人、社会及文化层面创造痛苦的方式。对失联痛苦的回应就是在实践慈悲，通过相互联结性的视角来检视我们的痛苦就是在实践智慧。在关系—文化治疗中，通过分享这种相互努力，我们会茁壮成长，一起发展慈悲和智慧。

第十三章

心理治疗中的我和无我

Jack Engler

Paul R. Fulton

我知道我存在，但问题是，这个我知道的"我"是什么？

——笛卡尔（1641/1988）

现代的心理治疗师选择性地使用来自佛教心理学的古老概念，自然地偏爱那些与我们的健康和病理学模型兼容的概念而忽略其他的概念。这两个治疗传统之间最伤脑筋的出发点是"我（self）"的本质。根据佛教心理学，我们珍爱和保护的"我"明显不如它看上去那样实在，而误将它当作"真实的"，这是精神痛苦的一个主要来源。相反，当条件支持我们的自我感时它就出现，而条件不满足时它就消失。自我没有持久地独立于体验或存在于体验背后的这种本质。而且，从佛教的观点来看，我们对基本现实的更好描述是"无我"。

虽然无我在现代心理学和心理治疗中是一个相当新的概念，但理解这个理念，却有着非常大的缓解痛苦的潜能。作为佛教禅修实践者，发现自我的瞬息即逝的本质是智慧的精髓，伴随一种彻底的满足和幸福感。所以，我们会很自然地去考虑无我的概念是如何影响心理治疗中的治疗和训练的。

在这一章，我们希望展示对自我在心理痛苦中的角色的一种扩展性的理解如何能在心理治疗中具有直接、实际的临床实践应用。虽然对佛教中关于自我的理解作一个充分的说明超出了本章的范围（Olendzki, 2005），但我们还是试图用与体验相近的词汇和相似的心理治疗中的概念来说明这难以理解的概念。在本章的第二部分，我们通过考虑一种相对较新的治疗方法——内在家庭系统——说明无我的治疗潜能。

心理治疗和佛教中的"我"

心理治疗作为一种疗愈方法，它的作用和意义来自共享的、文化建构的观念：完整的人、健康和心理发展的含义是什么？我们的治疗模型包含详细的病因说明，例如，发展上的停滞、适应失败或创伤如何导致了心理上的痛苦。我们如何理解痛苦及它的缓解是与我们认为怎样是正常和健康的以及怎样拥有一个健康的自我感密不可分的。尽管自我感是心理上普遍会有的，但对它的解读却并不总是相同的。

在西方，自我通常被理解为一种自然发展成果，依赖于早年生命中的足够的情感滋养和在社会化世界中的持续互动。在理想的、健康而成熟的个体中，自我被看作相对自主、独立、分离和稳定的。我们将这些自我的品质作为成熟的自然产物，而不是它们的源头——民间心理学的文化局限的产物。西方的心理治疗立足于我们通常持有的、与文化相关的自我观点：我们是存在的，在最佳发展状态下我们到达了这样一个自我：相对不受他人的渗透和干扰，能自由行动，是道德判断和控制的核心，具有终极价值。

佛教心理学也承认将一个分离的自我作为一种牢固的体验类型。佛陀那个时代的人也确实显示出了充足的证据拥有与我们相似的心理上的自我。然而，佛教心理学并不是将持久和分离的自我作为成熟的特征，而是认为分离和持久的自我是个持续的幻觉，是心理痛苦的主要来源。因此，作为一个疗愈系统，佛教的做法是：并不寻求通过用一个增强自我的方式来提高自尊或重写个人叙事以减轻痛苦，而是试图阐明自我在根本上是短暂的以及我们的无休止的趋乐避苦强化了这种幻觉，而且正是这些增加了痛苦。所以，总的来说，尽管总体上正念取向的心理治疗与西方传统治疗体系一致，但在实践者的内心对自我的状态和角色可能依然存在一个根本的、未被认识的冲突。

在佛教传统中，对无我的认识，通常被认为是内观禅修到一个相当高级阶段的结果（见第二章）。事实上，无我是我们一直具有的一个真实体验。从根本上来说，无我是当我们不围绕自我表象来组织成一个分离、独立的存在实体时的体验——那些时候我（I）完全不是在组织我自己为"我（me）"、"我的（mine）"或作为人格表征或身份。当我们以这种方式认识无我时，我们能立刻回忆起很多这种没有自我考虑的时刻。当我们回想一下这些时刻，我们就会发现它们实际上是我们最好的时刻——我们感到随心所欲，和我们自己最协调一致，体验最流畅，焦虑和冲突最少，最有自发性和创造性。

下面是一些无我自然出现的例子：听见自己的姓名被叫，想都没想就反应；孩子第一次会骑自行车而兴高采烈；忘我地专注于工作或艺术；钢琴师完全投入在音乐中，没有自我意识地演奏；治疗师完全沉浸于倾听来访者。所有这些体验的核心中具有一种和我们正在做的完全合一的感觉。实际上，甚至上面这样的说法也是不精确的：因为没有一个感到"有一个人"的"我"的感觉存在（no sense of "I" who feels "one"），没有主体和客体之间的主观区分。觉察是"非二元"的：只有活动和对活动的觉察；那个知者、知的行为和被知之物被体验为一体。所有这类体验向我们表明：存在、感受和行动无须围绕一个分离的自我感——谁在做或体验在对谁发生着——而组织。"思考"甚至也可以相当好地发生和运作，而无须一个自我或一个"我"来做这些事情。在这些无我时刻，我们往往会更有效而明智地运作，带着天然和自发的好奇、慈悲与快乐。

就像佛教的自我概念并不如它第一眼所见的那样深奥一样，持有错误的自我观点的致命后果也并不难识别。稍微反省一下，我们就能看见我们的内心生活是多么关注我们自己：连续不断的防御性策略、努力最大化我们的自尊或不停地暗自（或公开）将我们与他人进行比较。适应良好、成熟的个体的"健康"的自恋特征甚至也会是痛苦的一个因素。当我们通过自我的视角与他人发生关联时，我们就会产生一个微妙（有时候也可能很明显）的体验评估：这对我是有利的还是不好的？我们的喜欢和不喜欢成为事实上的标准，所有体验被评价，这会导致某种程度的不安。我们开始感到模糊的分离，就如一个厨房电器在幕后运行，只有它停下来时我们可能才注意到这个活动，然而非常短暂。在这些时刻，我们感到巨大的放松；生活不再复杂难懂，我们开始学习栖息于我们的体验中，而不继续执着于我们的抱怨或观点。

临床实践中的我和无我

我们可以通过想象一个连续体来理解临床上的我和无我的意义。在一端，我们具有自恋障碍。在中部，我们发现"正常的"非临床的自恋——即使在心理健康的个体身上每天也会有的自我中心主义。
在另一端，我们发现佛教的理想——意识到"无我"这一现实。

自恋障碍		正常"健康"的自恋	无我

	自恋障碍	正常自恋	无 我
与客体的关系	他人的存在作为自恋自体的客体（narcissistic self objects）或"部分客体（part objects）"，作为我们自己的一部分。它们主要被体验为自恋滋养和确认的供给者或否认者。在与一位能确认和反映我们自己（补偿性的）特殊性的理想化客体联结在一起时，自我被高估。严重缺乏共情的能力。	"成熟的"客体关系，有共情能力。他人被看作独立的个体，更少基于自己的需要去认识他人。他人自己的自恋需要被认识到。自我具有适当的自尊。	其他人被看作处在痛苦的状态，因为他们执着于自己的自我幻觉里。有更大的能力共情他人。认识到他人与自己的相同性，由此对他人的痛苦自然地反映出真诚的慈悲。
观　点	世界被感知为是对个人需要的反应，被个人的先占观念高度过滤；体验被填充、个人化、特殊化。世界与自己是连成一体的，通过自我中心的镜头被感知。世界上的他人不是提供就是拒绝对我的价值、我的重要性和我的需要的确认。	更多的生命被体验为非个人的、独立于自己的，尽管依然经常染有个人的爱憎。世界不再被绝对分为确认和镜映的提供者或剥夺者，因为欲望和驱力不再是体验的独家组织者。一个人将自己体验为一个与他人一起处在世界中的个体。	自我的膨胀和自利减弱为只是一个组织原则，世界不再被看作滋养或剥夺的来源，同时成为非个人、（因为它没有被需要状态所过滤）亲密和丰富的。当"我"和"无我"的二元论被抛弃时，自我和世界被体验为"无差别的"，没有分离或疏离。

续表

自恋障碍	正常"健康"的自恋		无我
	自恋障碍	正常自恋	无 我
防 御	很多或大部分体验被冲突支配,几乎无空间进行自主的自我运作。原始防御机制包括投射性认同、否认、分裂和理想化。非常有限的自我觉察或内省。	使用成熟的防御机制,例如,压抑、克制、升华和利他(作为一个防御)。有能力进行有意义的自我反思和内省。	随着逐步地理解自我的幻觉本质,自我的防御需要被放下,一个人变得更少防御性,愿意接纳脆弱的生活。这种脆弱性被这些理解所抵消:没有这么一个被伤害、获得或失去,或需要保护的人。

在这连续体上,我们能从熟悉的内容——自恋障碍和健康的自恋——外推到深刻领悟自我的幻觉本质。这是一个从完全的自我中心到最终将其完全放弃的过程。

一个临床类比可能是"无冲突"运作这一概念。这个由精神分析师 Hartmann（1958）发展的术语,描述不同个体——或者相同的个体在不同的心理成熟阶段——都拥有相对没有冲突的运作区域。对于我们大多数人来说,存在一些由未解决的问题而导致的精神能量被束缚的区域。成功的治疗可以被描述为扩展无冲突的范围和减少冲突的领域。

这个过程类似于从自我中心到无我的运动。想象我们处在同心圆的中心,内圆代表"我（me）"或"我的（mine）"——高度个人化、被保护和变化的区域（见图 13.1）。在圆的外面是被我们体验为"不是我"的事物——作为非个人的。我会发现我自己高度关注那些危及我的身份感的重要事物,而不太在意那些我知道和我无关的事物。例如，如果我是一位艺术家，在参观一个美术馆时，我可能会被将我的作品与其他作品比较这种倾向所影响。无我中的成长能够被描述为收缩"和我相关"的圆，同时扩展剩余的"和我不相关"的空间。在上面这个例子中，我可能会学到从新的角度去看另一位艺术家的作品。

在治疗中，来访者可能开始理解一些原先非常在意的（例如，老板的皱眉）方面，其实可能和自己毫不相关（老板那天早上和丈夫吵了一架）。当我们从更广阔的视角来看待事件时，会有一种释然的感觉。当对无我的领悟得以发展后，越来越多的体验开始被看作不带个人色彩的，甚至包括你自己的死亡。一个人在生活中不再感到被压迫或冒犯；它只是如其所是，我们的体验可以不被过度评价地接受，而不是基于评价它对我来说是想要还是不想要的。这个视角自然地导致更明智的行为，因为我们在容纳内心的各种成分，如其所是，而不是如我们的愿望。

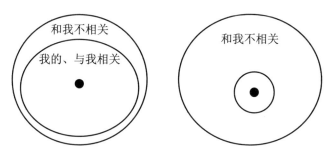

图 13.1　从自我中心到无我的转化

一个临床应用

专家们开始探索将无我这一理念引入心理治疗理论和实践的方式。内在家庭系统（Internal Family System IFS；Schwartz，1995，2001）是当代的一种疗法，其中进入无我是治疗性改变的关键。这种疗法也展示了无我的解脱体验可以通过特定的干预来实现。

内在家庭系统开始于以下这种观察：我们具有一个由不同的部分（也称为子人格）组成的内在家庭系统，彼此间处在复杂和动力的关系中，就像我们外在家庭的成员。这意味着自我（self）从一开始就不是一个单一的整体——一个与佛教心理学共享的观点。第一个任务是，认识到这些自我的多方面只不过是不同部分的体现，而不是本质上的我。通常，我们被识别为我们自己的有限部分，我们将它们当作我们是谁。第二个任务是，将它们去融合（unblend）。当我进行去融合时，我立刻处在了某种程度的无我中，无须保护一个幻想的自我感。第三个任务是，与这些部分工作，帮助它们找到建设性的和擅长的角色——和谐生活和工作的方式。我的部分只有在它们感受到我的关心和公正时才会协助和信任我来帮助它们，而我只有通过一个无我的状态才能真正体现出关心和公平。

内在家庭系统过程是如何工作的？如果我花一点时间"进入内在"，我会发现什么？我将发现，我在任何类型的正念练习（见第二章）中会遇到相同的想法、感受、身体感觉、焦虑、欲望和信念等。然而，在内在家庭系统模型中，我对待想法或感受就如同和某部分正寻求我的注意力的自我的一个交流，而不仅仅将其作为一个短暂的产生和消失的事件。换句话说，想法和感受也许正来自某部分的我：有它自己的历史、它自己的观点和对待事物的方式、它自己的特定信念、它自己的性格模式和感受、它自己与其他部分的关系，以及最重要的，在我的生活中它自己的独特角色或功能。

Assagioli（1975）的作为一个内在人格涵盖齐全的"子人格"概念和荣格（1969）的"情结"概念都抓住了这一观点的某些东西。在这个观点里，一个"部分"不仅是一个短暂的情绪状态或习惯性的想法模式；它是一个分离和自主的精神系统，具有一个特异程度的情绪、表达方式、能力组合、愿望和世界观（Schwartz，1995）。

这是心的正常的多样性。当我们说"一部分的我想要这样做，但另一部分的我却不想"时，我们直接地知道这些。现在，假设我去接近一个自我批评的、顽固地拒绝向前的部分自我，或处在困境中的部分自我，邀请它告诉我或向我表明它想要传递什么。我将发现的第一件事是这部分的我，而不是其他任何部分，只是想要被看见和被听到。但下一步我将发现的是，如果它觉得我带着偏见或评价对待它——如果它觉得我想要修理它、改变它、压制它或消灭它的话，尽管紧迫但需要被看见和听到（也如任何其他部分），这部分也不会展露它自己或和我合作。另一方面，如果我的方法是诚恳的，那么这部分通常就会回应我的探寻，向我展示或告诉我，它想让我理解的内容。这不是一个简单的"技术"或"练习"——它是一个鲜活的、实时的相遇，在其中，我从一个无我的角度与部分自我进行交流。

下一步我将发现的是，这部分的我需要得到承认，更重要的是，对它的努力的欣赏。这些步骤不仅仅是被动、超然的观察。我需要充分识别我自己有问题的和不想要的部分，当它们出来时，正如Rumi（1996）在他的诗歌"客房（The Guest House）"中鼓励我们如何对待"黑暗的想法、羞愧、怨恨"那样。我能否拥抱这些处在绝望、吝啬或自私中的部分自我呢？那是对无我的挑战和机会，在那里没有什么需要防御或促进。

我也会发现，每个部分都在我的生活中扮演着一个特定的角色，具有特定的功能。与我每天的经验相反，无论某部分的我的行为看上去或感觉多么坏，如果我真诚地探究，我会发现它总是将我的最大利益放在中心。每部分都在试图保护我被进一步地伤害，或帮助我管理我的内在或外在生活的某些情况。在这一方法中，"良性企图"是对部分的角色和功能进行持续探究的一个关键假设。理解每部分生来都是善意的，这使得我们与那些被其他部分感到不快或害怕的自我元素一起工作成为可能。

即使治疗成功，各个部分也不会消失。它们依然是部分的我。内在家庭系统的治疗目标不是将各个部分融合为一个单一的人格，或改变、修理、消除它们，不是如一位指挥家把个别演奏得不好的乐器从乐队中剔除，也不是"超越"不想要或"不健康"的部分——某些精神传统中的一个错误的理念。相反，治疗的目标是通过整合来帮助它们学习一起工作，找到一个擅长的位置，共同促进系统的利益。虽然部分没有消失，但它们能为其已有的技能找到新的角色，如果我能学会不与它们混在一起，从一个无我的状态对待它们，提供更少冲突化的和不带评价的引导。

不认同的智慧

从无我的角度，就有可能通过真诚的好奇和慈悲将自我的各个部分连起来——认识到每部分所承受的内容以及它为了你的利益而付出的辛勤努力。关心和慈悲会自发地流向我们受伤的部分。没有什么实际上是需要修复或改变的；每部分准确地知道它所要求的是在内在家庭系统中有效而和平地存在。

在藏传佛教密宗（tantric）练习中，也有和我们自己的工作类似的方式。不是努力压制"不健康"的心理状态（不善心）和用"健康"的（善心）取代它，密宗的智慧提示我们，所有的心理状态都是有价值的能量，可以被转化为健康的品质：愤怒到仁慈，贪婪到慷慨，迷惑到领悟。我们的任何令人烦恼的部分会成为一位恩人。任何敌人可以成为盟友。自我挫败、焦虑和受创伤的或充满暴力与破坏性的部分自我，都能找到他们新的和更具建设性的角色。

值得注意的是，三个甚至被认为是所有不健康的精神状态的根源的传统佛教"毒药"——贪（lobha）、嗔（dosa）、痴（moha）（见第九章），也可以被视为部分的自己来对待——它实际上试图以它自己的方式来帮助我。再次申明，治疗的目标不是消除不想要的部分，虽然在早期佛教中确实如此，在今天的很多修行者的心中往往也是如此。不过，不是要超越它们，而是将它们整合进一个内在家庭系统，通过学习如何与它们工作，认识到它们所呈现的巨大的可能改变的力量以及一旦我停止回避它们后所体现的益处。问候它们，欢迎它们，像尊敬的客人般对待它们，如 Rumi（1996）所说，"所有部分都是被欢迎的"。

不与我们自己的部分融合使实现无我和与这些不同的部分工作成为可能。这个过程非常类似于 Adyashanti's（2006）的邀请，"从这些认同的恍惚状态中醒来"。部分经常是如此固执——再次申明，这是好意——它们倾向于接管、劫持我们，在我们认识它们之前。当我们说话或行动时，我们便不知不觉地不再是为（for）那部分说话和行动，而从（from）那个部分说话和行动。我说"我很生气"、"我感到内疚"或"我感到羞愧"时，实际上是一部分的我在感到生气，另一部分的我正感到内疚，可能还有一部分带有羞愧。只要我与一个部分融合，我就无法去理解它。这是个悖论。我请它向后退一点，这个移动允许我注意每个部分。

当一个部分退后，我不再认同它是"我"的时候，我会发现什么？正如印度大师马哈希喜欢说的，"来者不拒，去者不追，留下即观。"（被引用于 Adyashanti, 2006）。留下什么？一些本质上完全不同于部分的我的内容。

当我正念观察并从很多不同的部分脱离时，我可能会发现在我们的核心处，我们不是一个永恒的我（me）或自己（self），而只是简单的觉察本身，没有任何评价或既定事项。这不是一个被动状态，也不是一种意识的超越境界，或一种没有生活痛苦和挑战的精神状态。活在无我中的真正的意思是与所有我的部分都保持积极和健康的互动，成为我的内在家庭的一位积极成员，孤立的不同部分之间能相互看到和听到，培养更具建设性的角色，以及帮助它们相互交流和合作。在这种状态中我可以是一位见证者或参与者，无论情况需要什么。

当我从我的部分中脱离出来后，我可能会发现我的核心、我的本质、我的最真实的本性、我的自然状态，以前、现在、将来都一直是一个整体的状态，不与任何一个自我的特定表象认同。这恰恰是佛教思想所称的智慧（panna）——不仅仅成为一位老者或导师那样的"聪明"，而是有非常独特的认识：没有什么是特殊的，因此能够不带歧视地对所有事物产生慈悲。

与生俱来的慈悲

在一个无我的状态中，我发现在我的内部积极的品质会更自发地流动。例如，事实上，我没有变得慈悲和平静；我发现慈悲和平静早已在那儿了。我发现好的品质并不是来自外在的任何人或任何事物——比如，来自一位治疗师。每个人身上都具有同等健康、疗愈和创造性的品质，当我们能从之前不知不觉陷入有局限的自我影像和信念中的部分自我中脱离出来时。内在家庭系统使用一个八个"C"的助记符号来确认一个健康品质的核心群：冷静（calmness），清明或智慧（clarity or wisdom），好奇（curiosity），悲悯（compassion），自信（confidence），勇气（courage），创造性（creativity）和联结性（connectedness）（Schwartz, 2001）。但内在家庭系统也指出了其他的积极品质：快乐，幽默，接纳，宽恕和感恩（Schwartz, 1995）。注意，这些品质也与那些佛教心理学的"波罗蜜"（perfection, paramis）或"觉支"（factors of Enlightenment, bojjhangas）相似：念觉支，择法觉支，精进觉支，喜觉支，轻安觉支，定觉支和舍觉支。这些被认为是觉醒和真正明智的行动所必需的心的品质（Nyanatiloka, 1972）。它们就如太阳——总是明亮的。我不能对这种状态增加什么，也不能拿走什么。问题只在云层。推开云层，我们将看见太阳。

当能保持开放时——当我能帮助一个接管了我的部分后退——无我的阳光便开始泻入。在此刻，就连作为一位观察者的感觉也消失了。只有见证、只有觉察、只有联结，随着这些品质流过。

从无我去看

我们会知道什么时候我们处在这种无我状态中。当我充分地存在而没有伴随我通常具有的一种宾格"我（me）"或主格"我（I）"的感觉时，我就在这种状态里。在无我的状态里——尽管这听起来有点奇怪——我只是觉察，而没有意识到任何存在或具有一个正在觉察的自我。觉察本身不是另一部分的我，尽管我们倾向于把觉察当作另外一个我来对待。它也不是一种体验。它不能被描述成"这"或"那"。它更多的是所有体验的条件——让体验成为可能。这里存在对部分的我有一个清晰的觉察和一种参与它们的能力，而没有将它们当作"我"或"我的"。另一方面，我拥有的关于我的任何影像或信念只能是我的一个部分，从未是真正的我。当我没有将我的观察、思考或行动权交给一个"我"时，我正从无我中去思考和觉知。在内在家庭系统的术语中，当我从任何部分的我中脱离出来时（部分或完全的），则只有观察而没有观察者，只有思考而没有思考者，只有行动而没有行动者。

内在家庭系统之路练习

- 找到一个舒适的姿势，然后做几次深呼吸。
- 当你感觉准备好了，逐步让你的注意力转向内在，想象你自己在一条丛林小路的起点。然后邀请你的想法和感受，你的身体和生理感觉——所有你的部分——一起在丛林中。让它们知道你的目的是一个人在这条路上散步，你想要它们在你走后都留在这里。

- 如果它们对你的离开感到焦虑，让它们知道你会回来，你不会走远，而且这对大家都会有好处。让焦虑较少的部分照顾依然焦虑的部分。如果焦虑的部分依然害怕让你走，和它们讨论它们的担心。当你感到可以继续了，开始沿着这条路向前走。

- 当你离开后，如果你发现你在看自己走路，则说明你依然与你的某部分融合在一起——也许是一位观察者或一位见证者，依然不信任你独自在路上。当你真正地从无我处体验时，你不会看到你自己，因为你是那个观者，观者不能看见自己。找到那个害怕你一人独自在路上的部分，请它回去和其他部分在一起。如果它不愿意，就花些时间和它讨论一下为什么它会如此害怕。

- 当你继续向前走时，对你的所有感觉保持开放。看看只是看、感受、听和触碰、品尝是什么样的？如果你发现自己在思考，让那些思考也回到清空状态。因此，越来越多地只是单纯的觉察、单纯的存在。当每部分都回去后，注意你身心打开的空间。注意提高的能量流动。当你不再与你的部分融合时你的核心像什么？（这是无我的一个闪现）。

- 当觉得是时候回去了时，回到你的那些部分聚集在一起的地方。看看当你再次面对你的部分时，你是否能对这不混合的空灵和能量保持开放。当你回来后，注意，当你带着能量出现时，你的各部分是怎么迎接你的。和它们交谈，看看它们在你不在时做了些什么。询问它们是否对你有什么需求。注意各部分的情绪，并愿意接受它。

- 最后，感谢这些部分能让你走。感谢那些曾经不让你走的部分，这让你知道它们在害怕。看看你是否能将无我的空灵和能量随着你回到你的生活中。

　　非二元的无我的觉察对于内在家庭系统治疗模型来说是重要的，正如对于佛教正念练习一样。这两种治疗方法的一个有趣的不同是，在内在家庭系统中，无我扮演一个更明确的与我们的内在部分互动的角色。它不仅仅是聆听，它还引领。当我们在无我中时，我们自发地将好奇、慈悲和智慧带入聆听，并关心我们内在所发生之事。这种情感的引导是可靠而有效的，因为它是从一个自然、广阔、仁慈的心态出发的。

　　佛教心理学将源于无我的行为描述为无行心（asangkarika citta），或"非动机性激发"的行为。有行为，但很少或没有"我"在做任何事的感觉。我的行为不被体验为在我内部或由我发起。它们简单地表现为对那刻的情况和需要的自发反应。与行为被有局限的部分我所引发或驱动不同，无我是公正、中立的，无须事件或结果怎样，只表达兴趣和关心、慈悲和智慧。

　　心理治疗开始对自我和无我进行了更广的理解。这种对自我更广的理解会激励创新的治疗模型（如内在家庭系统）和形成各种心理干预，它们用来引导来访者认识无我，让心获得自由。对无我的一个直观认识是佛教心理学所称的智慧。这样的认识必然影响我们对摆脱痛苦的理解，这反过来会挑战我们，让我们重新思考该如何实践心理治疗。

第十四章

智慧的神经生物学基础

Thomas W.meeks

B.rael Cahn

Dilip V. Jeste

灌溉者引水，箭匠之矫箭，木匠之绳木，善行者自御。

——《法句经》

对智慧的生物模型的探索会令人气馁。考虑到智慧这一概念跨越了多个世纪和多个文化而发展出多层面性，以及人类大脑惊人的生理复杂性——数十亿的神经和上万亿的突触，挑战是显而易见的。然而，一些发展已经有助于让这个曾经看上去不可企及的想法成为可能。研究神经生物学的技术在近几十年的发展速度令人眩目，主要包括功能性神经影像（例如，近来分辨率日益精密的对大脑活动变化的实时观察）以及遗传学、基因学和与中枢神经系统相关的蛋白质体学的研究。

尽管出现了这些进步，神经科学和精神病学的研究者并没有立即利用这些科技去研究智慧概念本身。因为很多年来，智慧是宗教、伦理学和哲学的范畴，而不是所谓的实证科学。然而，从 19 世纪 70 年代开始，研究者——例如 Clayton、Baltes 和 Erikson——在老年学、心理学和社会学领域（Brugman, 2006）表达了对智慧概念的兴趣，在过去的 40 年中在同行评审期刊上有关智慧的著作已经增加了大约 15 倍。

虽然智慧被各种研究者进行了不同的概念化，但我们对文献的回顾显示，从古到今的各种定义是相当相似的（Jeste & Vahia, 2008）。因为还没有已知的关于智慧概念的神经生物学研究，我们在构建智慧的神经生物学模型时进行了一些预备工作。首先，我们研究同行评审的著作来为定义智慧做准备。然后，我们确认了智慧的成分（每个至少出现在三个智慧的定义中）（Meeks & Jeste, 2009）。这包括：（1）亲社会态度 / 行为；（2）社会性决策 / 实用的生活知识；（3）情绪内稳态；（4）反思 / 自我理解（5）价值相对性 / 宽容；（6）承认 / 有效应对不确定性 / 模糊性。

值得注意的是，智慧的这些元素大多与那些在近期使用 Rand Panel 或 Delphi 方法*的研究中专家所认可的智慧成分相似（Jeste et al., 2010）。基于来自不同视角和背景的研究者的看法的相似性，我们相信用一个"自下而上"的方法研究智慧，至少能够产生关于智慧的神经生物学的初步理论，尽管我们也知道，任何初步模型的很多方面可能经不起时间的检验。我们进而回顾了关于以上提到的智慧的六个维度的神经生物学的文献，聚焦于它们可能的神经解剖学上的定位，这些都基于功能性影像研究伴随神经递质的研究（Meeks & Jeste, 2009）。公认的不同智慧维度的神经生物学基底包括几种常见的组织：外侧前额叶、眶额皮层和腹内侧前

---

* 这两种方法均为质性研究方法。——译者注

额叶皮层；前扣带回皮层；杏仁核和边缘纹状体。

一个相关的研究方向是禅修状态的神经科学和意识特征这一新生领域。禅修练习在全世界的文化中都有发展，通常被认为有助于智慧的发展。近年来，探索禅修练习的神经生物学影响的文献不断增多，这与提出的智慧成分的神经生物学的发现有交集。虽然这六个维度中的每一个与禅修练习的概念有关，但禅修练习的神经生理学研究与智慧的亲社会态度、情绪内稳态和反思 / 自我理解等成分存在着特别强的交集。有趣的是，上面提到的大脑区域涉及智慧的神经生物学的表现——背外侧和腹内侧前额叶皮层并结合边缘纹状体和前扣带回区域——也被频繁地报道涉及禅修练习（Cahn & Polich, 2006）。

这一章探索了关于智慧的六个成分和用来培养它们的禅修练习的神经生物学的研究成果，以及心理学的相关神经生物学效果的研究。

智慧的六种成分的神经生物学

亲社会态度 / 行为

很多文化和研究者都强调，智慧潜在地有利于公共社会利益。我们因而回顾了关于共情和慈悲、利他主义和社会合作的神经生物学研究。这些概念虽然是相关的，但也有明显的不同。共情可以被理解为理解和分享另一个人的情绪性体验的能力。一个人的共情只有在能保持一种自我的分离感的意义下才是适当的，不然共情就变成了情绪传染。与共情紧密相关的是慈悲（见第一章）。禅修练习非常注重这个能力的发展，包括共情和减轻他人痛苦的意愿。利他主义是指可能对自己不利但会对他人有利的行为，它也被认为是更强地"编程"在那些接近我们的基因的生物身上。社会合作包括遵从公共利益的行为，不一定导致一个人对自己不利。在进化生物学中，社会合作经常被认为是由于对不愿合作的后果的害怕。

一个可能已经在人类的共情发展中扮演重要角色的大脑回路是在前额叶的"镜像神经系统"（Rizzolatti, Fadiga, Gallese, & Fogassi, 1996）（见图 14.1a）。有充分的证据显示，顶额的镜像神经系统会在一个人执行一个动作和看他人做相同动作时被激活。而边缘镜像系统在体验一种特定情绪和看到另一人（推测性的）体验那种情绪时同时激活（因而起名镜像）（Cattaneo & Rizzolatti, 2009）。这些镜像神经系统似乎形成了共情和利他倾向的基础，来帮助人类识别非言语交流（Decety & Jackson, 2004）。

现在，有不断增加的神经影像学文献显示，观察他人的情绪状态会激活观察者身上的那些与相同体验相关的神经网络（de Vignemont & Singer, 2006; Sommerville & Decety, 2006）。通过对亲和倾向的内隐和外显量表的测量，近来的研究结果显示，慈悲心禅修练习能增强积极情绪、缓解抑郁和疾病相关的症状、增加社会联结（Fredrickson, Cohn, Coffey, Pek, & Finkel, 2008; Hutcherson, Seppala, & Gross, 2008; 见第三章）。到目前为止，这种禅修练习的特定神经生物学特征包括在长期慈心禅中高振幅的伽玛频率功率，这种效应被认为反映了一种高度专注的大脑状态（Lutz, Greischar, Rawlings, Ricard, & Davidson, 2004）。另外，同样是这些练习者，在慈心禅中，当暴露于情绪性的听觉线索时，在以下大脑区域显示出增强的反应——后颞上沟回（pSTS）和右颞顶交界处——涉及换位思考，也包括边缘区域（杏仁核和前扣带回）（Lutz, Brefczynski-Lewis, Johnstone, & Davidson, 2008）。最后，相对于休息阶段而言，这些高级慈心禅练习者在禅修期间心率增加明显。增加的心率与在前脑岛增加的大脑活动相关，这可能反映了独特的生理感觉，经常被报道与慈悲或慈爱相关（Lutz, Greischar, Perlman, & Davidson, 2009）。

社会合作已经在神经影像研究中被检视，通过使用各种任务（例如，信任 / 互助游戏，包括"囚徒困境"）（Knutson，2004）。功能性核磁共振成像研究显示，社会合作涉及内侧前额叶皮层（与共情相似）以及伏隔核 / 腹侧纹状体（见图 14.1c），后面的区域更接近原始的奖励性神经回路（Decety & Jackson, 2004; Rilling et al., 2002; Singer, Kiebel, Winston, Dolan, & Frith, 2004）。在神经影像研究中，利他行为也展现了一个有趣的、相似的模式，在捐钱（类似税收）实验中，主要的大脑激活区域是纹状体和伏隔核（Harbaugh, Mayr, & Burghart, 2007; Moll et al., 2006）.

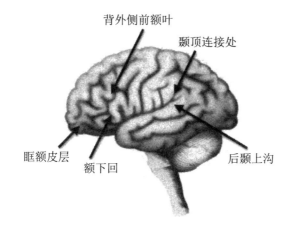

图 14.1a　与智慧相关的大脑区域解剖图：侧视的大脑

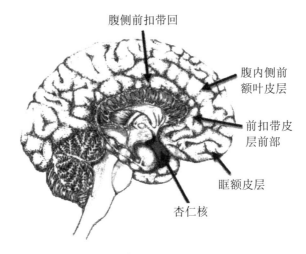

图 14.1b　与智慧相关的大脑区域的解剖图：大脑纵切（内部）视图

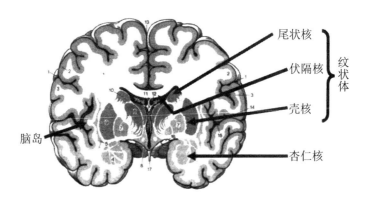

图 14.1c　与智慧相关的脑部区域解剖图：脑部的冠状横切面

社会性决策／实用的生活知识

在神经影像文献中，与实用的生活知识和技能最接近的概念是社会认知。Perner 和 Wimmer 发展的"心理理论（Theory of mind）"已经成为一个重要的探索人类如何理解他人的精神状态的模型（Perner & Lang, 1999）。对心理理论任务的神经影像研究均显示了腹内侧前额叶皮层（mPFC）和后颞上沟（pSTS）的激活，颞顶连接处（TPJ）有时候也会涉及到（Brunet, Sarfati, Hardy-Bayle, & Decety, 2000; Fletcher et al., 1995; Gallagher, Happé, Brunswick, Fletcher, & Frith, 2000; Goel, Grafman, Sadato, & Hallett, 1995）。腹内侧前额叶皮层显示更多的与"心理化"或想象他人的内心世界相关，而后颞上沟对应于与社会线索和内在精神状态相关的视觉刺激（例如，身体姿势或面部表情），而颞顶连接处在自己与他人的认知区别中扮演了一个角色。如上面提到的，慈心禅期间高级的慈悲禅修者暴露在情绪性听觉刺激中时显示出更多的后颞上沟和颞顶连接处的激活，支持一个可能的对形成观点采择和社会性认知的生物基质的增强。

在完成对他人的内在情绪和动机的识别后，一个人必须使用这些信息来做出"智慧的"社会决策。Montague 和 Berns（2002）对于与智慧相关的决策做了一个关键的区分。他们强调每个决策都是一个或多个选择的表现，以及对这些选择后果的短期（有时候更长些）的评估。智慧可能部分地依赖于对即刻的奖励和潜在的更有效的长期利益之间的平衡选择（也见第十一章）。

在与智慧相关的神经影像学中，最常见的决策任务研究包括"道德决策"。Greene、Sommerville、Nystrom、Darley 和 Cohen（2001）报告，个人（相对于非个人）的道德推理任务会增加腹内侧前额叶皮层的激活。更多非个人道德决策任务会增加侧额顶区域的激活（经常涉及更多的理性认知）。Greene、Nystrom、Engell、Darley 和 Cohen（2004）检验了道德决策的神经生物学的另一个方面，通过比较个人道德决策和情绪性功利主义的道德决策——要求为了社会公共利益可能违背个人的道德标准和自我利益（例如，主动牺牲一个人，为了保全其他几个人的生命）。通常这些更复杂的基于功利主义的道德决策优先激活前扣带回（与情绪或认知冲突决策相关）和背外侧前额叶，使用"更有计划和理性的"思维过程去克服更自动的情绪反应。

情绪内稳态

一种对于情绪管理（也包括延迟满足——明智的社会决策的一部分）的大脑功能是冲动控制。神经影像研究认为，背侧前扣带回（dorsal ACC，dACC）、外侧前额叶（lateral PFC）和额下回（inferior frontal gyrus）是调节冲动的关键脑区（Congdon & Canli, 2005）。从理论上讲，背侧前扣带回能感知本能情绪反应和更多认知性社会反应之间的冲突，而外侧前额叶则在工作记忆中维持更多的社会利益反应和促进适应性行为或抑制不适当反应。"去/不去（go/no-go）"任务是一种简化的可量化的行为冲动抑制测试，能代表一般的行为冲动控制，容易在体内测试。额下回在"不去"反应（例如，要求行为抑制的情况）中被一致地激活（Aron, Fletcher, Bullmore, Sahakian, & Robbins, 2003; Horn, Dolan, Elliott, Deakin, & Woodruff, 2003）。

在情绪内稳态中的一个更具挑战性的任务是情绪的认知再评估。重构负面情绪体验，实现更少厌恶的努力——很多认知行为疗法的基石——包括调用更"逻辑倾向的前额叶区域来抑制更"情绪驱动"的杏仁核活动（Cooney, Joormann, Atlas, Eugène, & Gotlib, 2007; Goldin, McRae, Ramel, & Gross, 2008; Kim & Hamann, 2007; Ochsner, Bunge, Gross, & Gabrieli, 2002; Phan et al., 2005）。神经影像研究者也绘制了一种在用语言标记负面情绪行为中的非故意的情绪管理形式。对于心理治疗师来说，虽然这并不是某种新的启示，但通过影像来展示这个知识是一大壮举。而且，当不作为一种自我管理的方式时，这个标签情绪行为提高了腹内侧前额叶的活跃度，降低了杏仁核的活跃度（例如，相同的模式在有意地认知重构负面情绪刺激中可以看到）（Hariri, Bookheimer, & Mazziotta, 2000; Lieberman et al.,

2007）。因此，在情绪内稳态中的一个关键的神经生物学概念是前额
叶抑制边缘系统的反应能力。

现在有更多文献研究了禅修和禅修训练的关键组成部分之
一——正念——与情绪内稳态的关系。最近的回顾显示，正念与
情绪管理的关系的文献在持续增加中（Chambers, Gullone, & Allen,
2009; Garland, Gaylord, & Park, 2009; Williams, 2010）。诸多研究也显
示，正念禅修干预可以有效地减少大部分心理障碍的症状，提高其
综合的生活品质（Davidson et al., 2003; Kabat-Zinn, 2003; Kabat-Zinn
et al., 1992; Teasdale et al., 2000）。而且，这些干预导致了更高程度
的正念——一个情感幸福感增强的效果（Carlson, Speca, Patel, &
Goodey, 2003, 2004; Carmody & Baer, 2008; Nyklicek & Kuijpers, 2008;
Rubia, 2009; Schroevers & Brandsma, 2010）。

与这些结果和之前讨论的情绪管理的神经回路相关的一个神经
影像研究发现，在参与一个标签情绪任务时，正念测评得分高的个
体显示腹内侧前额叶皮层的活跃度增加，同时，杏仁核对情绪负载
词汇的反应抑制（Creswell, Way, Eisenberger, & Lieberman, 2007）。
另外，对高级禅修者在禅修中对情感厌恶和干扰的声音的反应的评
估显示出杏仁核活跃度的降低（Brefczynski-Lewis, Lutz, Schaefer,
Levinson, & Davidson, 2007）。我们进一步注意到，接受正念减压
疗法训练的个体相对于对照组来说，在观看悲伤视频和观看正性及
负性人格形容词时进行叙事聚焦（思考自己）与体验聚焦（时刻注
意感觉体验）的认知任务时大脑的活跃度是不一样的。经过正念减
压训练，积极参与者在两个任务中显示出增加的脑岛活跃度（可能
与在那时增加的体验性感受相关），以及增加的外侧前额叶的活跃
度（可能与增强的对情绪反应的认知控制相关）（Farb et al., 2007,
2010）。

总之，几个研究已经显示，禅修训练或正念与增强情绪内稳态

相关，其能通过增加前额叶的活跃度和降低杏仁核的反应来应对情绪刺激。一个相关的认知和知觉研究包括禅修者反复表现出在脑岛前段的更大的活跃度——一个增强对情绪在身体上的表现的体验性觉察的区域。的确，对高级禅修者的研究证据显示，禅修训练能降低唤醒，同时提高情绪效价（例如，识别他人的情绪状态的能力），尤其是视觉屏蔽状态（例如，在情绪刺激不清晰，可能要求潜意识加工的条件下）（Nielsen & Kaszniak, 2006）。

反思 / 自我理解

自我认识和自我反思的能力在各类研究者和各种文化中对智慧的概念定义中是比较常见的。Uddin、Iacoboni、Lange 和 Keenan（2007）回顾了大脑的"默认模式"概念。默认模式网络指的是一组在非任务时期更活跃的脑部区域，而不是当一个人参与某个特定认知或情绪任务时（Gusnard, Akbudak, Shulman, & Raichle, 2001; Raichle et al., 2001）。这个网络涉及一组中线结构，包括背侧和腹内侧的前额皮层、新皮质楔前叶和顶下小叶。默认模式是指所谓的"与任务无关的意象和想法"，例如，自传式回忆、自我参照的想法和内在言语。默认网络的活跃度的增加与更活跃的"心智游离"阶段相关（Mason et al., 2007）。

通过神经影像技术可以看到，对自己当下的体验的反思会反复地导致腹内侧前额叶的活跃，而要求自我评价的任务也会激活腹内侧前额叶（Fossati et al., 2003）。具有一种连续和一致的自我感（对于很多治疗中的来访者来说，这是一个艰巨的目标，也是很多疗法中的一个关键概念）要求有内聚的自传记忆，所以与上面的研究一致，自传式记忆激活腹侧和内侧的前额皮层，相对于外侧前额叶在非自传片段记忆中激活（Gilboa, 2004）。虽然某种适度的自我反思可能促进智慧，但也很明显，过度的自我反思式的内在思考是适应不良的，例如，发生在持续的焦虑或思维反刍中、强迫思维或自恋式自我关注——所有这些都与智慧相反。这种过度的自我关注可能和过度活跃的默认模式网络相关，一些证据显示，背侧前额皮层可以有助于抑制过度的与腹内侧前额叶相关的自我关注（Samson, Apperly, & Humphreys, 2007; Samson, Apperly, Kathirgamanathan, & Humphreys, 2005; van den Heuvel et al., 2005）。

在正念测试中获得高分的禅修者和个人不断显示出比控制组更少的默认模式活动。例如，在进行功能神经影像研究期间，禅宗练习者和对应的控制组参与者都被呈现无意义或现实的语句，被要求将这些词语分成现实组和无意义组，同时保持一种聚焦呼吸的、当下的觉察（Pagnoni, Cekic, & Guo, 2008）。禅宗练习者在默认神经网络中表现出一种更快地回到基线的活跃性；而另一方面，在控制组参与者中对呈现的词语的反应倾向于保持更长的活跃，他们大概在无意地思考呈现的这些词语。对于干扰声音，高级禅修者相对于新手表现出在默认模式网络区域更少的大脑活跃度，包括后部和前部的扣带回与楔前叶。在另一项研究中，当参与者完成正念减压训练后，默认模式网络结构，包括腹内侧前额叶、颞上沟和楔前叶，在面对具有情绪性挑战的刺激时活跃度降低（Farb et al., 2007, 2010）。

这些发现均显示，与正常的自我参照的思考相联系（中部脑区的默认模式网络活动）的大脑活跃度可能因练习禅修技术和发展正念而减少。这项研究可能有助于我们理解自省（self-reflection）（被认为是智慧的一个重要组成部分）和更普通的叙事性自我对话（与默认模式网络相关）之间的不同。

价值相对论 / 宽容

能接纳世界由持有不同信念和价值系统的人组成，而不将他们归类为"对的"或"错的"（价值相对性），这在传统上被认为是智慧的一个重要组成部分。并不只是相信这个抽象的概念，宽容还要求去实践它——这是一个更困难的任务。尽管有人会认为这种宽容（tolerance）是健康的一个基本组成部分，但这不是心理治疗的普遍目标。甚至即使不直接地教授，很多治疗师通过示范也会在他们的来访者身上培养它——通过接纳所有来访者所呈现的。

对宽容的神经影像学研究主要集中在显著的社会偏见中，例如，种族和民族。一些研究表明，对"自动的"偏见反应的管理遵循一种神经生物模型，类似于之前对冲动控制的描述：背侧前扣带回可能侦测到一个不想要的态度浮现，此时，外侧前额叶抑制这不想要的态度的表达，并可能导致下行钝化杏仁核（Amodio et al., 2004; Cunningham et al., 2004）。其他相关证据来自心理理论，即为了让一个人能考虑他人的心理状态或观点，外侧前额叶会抑制过度地关注自我（见自省部分的讨论）。对外侧前额叶损伤的人的研究进一步证实了这个观点：这些人极度自我关注，阻碍了他们准确地解释来自他人的社会线索（Samson et al., 2005, 2007）。Lieberman（2007）研究了识别他人的观点和价值观的能力与一般的由背侧前额叶提供的抑制控制之间的关系，声称这个过程的失败在"天真现实主义（naive realism）"中可能扮演了一个角色，在其中，个体认为他人是和自己一样看待世界的，同时难以承认其他不同的观点。

承认／有效应对不确定性／模糊性

生活固有的不确定性导致治疗师与来访者一样的焦虑。容忍不确定性是一个重要主题，不仅在基于正念的治疗中（根源于佛教心理学）是这样，而且在心理动力学、认知行为和其他更传统的疗法中也是这样。这个智慧的子组件在生物学研究中很少得到关注。有一些对面对危险和不确定性决策的脑神经影像的对比研究。Krain、Wilson、Arbuckle、Castellanos 和 Milham（2006）研究了这个议题，通过对比与冒险相关的决策（例如，当结果的可能性已经知道时，人们在"安全"和"危险"中选择）和在不明确的情况下的决策（例如，当特定结果的可能性还未知或机会相近，而且不同选择的奖赏价值并没什么不同）。他们报告说面对不确定性时的决策非常一致地激活了外侧前额叶、背侧前扣带回和脑岛。相反，冒险决策激活了眶额皮层、腹内侧前额叶、尾状核和腹侧前扣带回。另一项支持这个发现的研究显示，那些倾向于不确定性胜过冒险的决策在外侧前额叶有更高的活跃性，而不明确的决策比明确的决策更能激活背侧前扣带回和外侧前额叶（Huettel, Stowe, Gordon, Warner, & Platt, 2006）。

智慧的神经生物学：与当代心理治疗的联系

近年来，已经有几个对心理治疗来访者的神经影像研究。在一个为期 16 周的针对重度抑郁对比认知行为治疗和抗抑郁剂氟拉法新（Venlafaxine）的随机对照实验中，通过神经影像评估，在治疗被试身上，两种治疗具有同等疗效并在神经活跃度上显示了几个相似的变化（Kennedy et al., 2007）。这包括在外侧前额叶、腹内侧前额叶和眶额皮层活跃度的降低。降低的腹内侧前额叶活跃度与这个区域和自我参照性思考的关系一致，就像重度抑郁症中的思维反刍式的自我贬低。如之前猜想的，适当地调节腹内侧前额叶的活跃度会与情绪内稳态一起促进健康的自我反思，但在过度时会导致与智慧不一致的情绪痛苦。

另一种治疗抑郁的方法是人际心理治疗（Interpersonal psychotherapy，简称为 IPT）。一个早期的研究比较了人际心理治疗和帕罗西汀对重度抑郁的为期 12 周的治疗（Brody et al., 2001）。那些接受人际心理治疗的来访者，得到与上述认知行为治疗类似的效果，表现出外侧和腹内侧前额叶活跃度的降低，而这和多个抑郁症状的改善相关。认知行为治疗也被广泛地用于焦虑障碍,从惊恐障碍到社交焦虑。De Carvalho 及其同事最近回顾了恐惧的神经回路和它与惊恐障碍的关系,注意到前额叶活跃度的降低和杏仁核活跃度的增高这一模式(de Carvalho et al., 2010)。基于来自两个认知行为治疗对惊恐障碍的小实验的有限证据,他们报告说,在一个开放性实验中,反应者的腹内侧前额叶的活跃度增加。这个模式与之前对抑郁症的观察相反,但有问题的方法学和小样本限制了对认知行为治疗在抑郁症与焦虑症中是否有不同的积极效果的解释。该模型将情绪内稳态作为智慧的一个子组件的假设被一个使用认知再评价技术的实验所支持。

一个将正念减压疗法用于社会焦虑障碍的开放性实验评估了参与者开始之前和进行两个月的每周正念减压疗法(Goldin & Gross, 2010)之后在执行一个情绪管理任务时(对负面的自我信念陈述的12秒的反应)的神经影像模式。在正念减压疗法的描述中,与智慧相关的概念是相当明显的——情绪管理、聚焦自我的注意力的控制和非评价的觉察。在治疗后,当练习聚焦于呼吸的注意力(一个正念减压疗法的核心技术)时,社会焦虑障碍症状的改善与增加的和注意力相关的大脑区域的活跃度、延迟的杏仁核活跃度峰值及降低的右杏仁核活跃度基线相关。这些改变表现出与治疗的一个核心机制(注意力集中)和理念(降低的杏仁核活跃度对应于改善的情绪内稳态)的一致性。

结　论

上千年来,在各种文化中智慧的基本概念有着惊人的相似性,这表明,发展智慧的潜能是我们共有的生物性的一部分。实际上,人类的智慧随着年龄而增加可能有其进化性的意义,它可以服务于

补偿中老年的生物层面的损失，而且能让年龄更大的成年人更好地
利用他们剩下的资源和寿命（Jeste & Harris, 2010）。几个现代的智
慧定义中的元素包括：亲社会态度／行为、社会性决策／实用生活知
识、情绪内稳态、反思／自我理解、价值相对性／宽容以及承认／有
效应对不确定性／模糊性。

最近的神经科学研究表明，这些特征中的每一个都可能与大脑
的特定区域的功能相关。与这些智慧的组件紧密相关的大脑的两个
区域是前额叶和边缘纹状体，分别在物种的最新和最古老的大脑部
分之中。最近的研究也显示，禅修技术确实产生了神经生物层面的
与一些智慧的维度相一致的结果，包括亲社会态度／行为、情绪内
稳态和反思／自我理解。

心理治疗经常包括一个或多个智慧组件，以及越来越多地包括
衍生自禅修的练习，根据功能影像显示，心理治疗对大脑功能上也
有很大的影响。神经科学的未来趋势可能预示着可通过发展心理治
疗干预的方式来培养智慧，同时在大脑功能和结构上产生持久而积
极的改变。

第四部分
临床应用

智慧和慈悲如何应用到实际对患者的治疗中呢？我们应该期待智慧和慈悲在任何好的治疗中会自然地出现吗？或者我们可以在治疗中有意识地培养它们吗？下面的章节将探索智慧和慈悲如何可以直接或间接地在各种心理情况下的治疗中进行培养。

第十五章描述全然接纳（慈悲）加上现实指导（智慧）是如何有效地帮助自杀来访者建立起一种值得过的生活的。第十六章将物质滥用治疗重构为：通过仔细而不带羞耻和自责地观察一个人自己的体验，来学习做出明智的选择。第十七章应用相似的原则治疗焦虑障碍，强调如果选择回避我们的体验，只会强化焦虑，以及通过治疗关系来示范正念和慈悲的重要性。抑郁是第十八章的焦点，此章探索了尽管我们尽最大的努力与之对抗，进化还是创造了会抑郁的大脑，以及我们如何通过进入我们的哺乳动物的照顾系统来降低抑郁。第十九章描述了慈悲和智慧怎样让我们陪伴和指引那些忍受创伤所导致的极度痛苦。最后，第二十章展示了伴侣治疗怎样帮助他们的来访者安全地表达他们的脆弱和与伴侣分享深层体验——悲痛、害怕和快乐——在爱中成长。

慈悲、智慧和自杀倾向的来访者

Marsha M. Linehan

Anita Lungu

在华盛顿大学，每隔一年我（M.M.L.）都会教一门关于评估和干预自杀性来访者的研究生课程，课程面向临床心理学研究生及心理学和精神病学住院实习生。这个课程总是以相同的方式开始的：在一个星期五的晚上，披萨饼、葡萄酒和三个问题：（1）什么是死亡？（2）个体有权利自杀吗？你有这个权利吗？（3）任何人有权利阻止另一个人自杀吗？你有这个权利吗？每个人拿出一叠纸对每个问题依序写5～10分钟，接着分享和讨论。然后，每个人把他们的纸撕了，放下他们心灵的语言产物，而这些产物在学院训练中对于每个个体来说都是相当有价值的。

与有自杀倾向的个体进行有效的工作需要放下预设的观念：关于自杀，关于人以及关于那些告诉你他们生命中最重要的生或死的决定的人。此外，与有自杀倾向的个体工作还要求心理治疗师整合以下两方面的知识：一方面，是来自临床训练和对自杀和复杂障碍的研究知识，另一方面是和自杀者亲密接触带来的知识（认识自杀个体，听到他的话，看到他的脸，身体和姿势的亲近）。自杀倾向者就像一个人陷入一个只有高高的、裸露的白墙，而没有灯和窗户的小房间。房间闷热、潮湿，令人极度痛苦。他试图寻找可以到外面的门或者说值得过的生活，但找不到，在墙上拼命抓也没用，尖叫和砸墙也毫无作用。房间里是如此痛苦，甚至多忍受一秒也不可能——任何出口都可以。而这个人能找到的唯一的出口只有自杀这个方法。打开这扇门的冲动是如此强烈。治疗师在这种情况下的任务是设法找到一个方法进入那个房间和那人在一起，以那人的视角来看这个世界，然后找到那扇通往生活的门，治疗师知道这扇门必然存在。但这个观点并不是说治疗师是房间里的唯一专家，两个人必须一起寻找那扇门。

本书主要谈论的是心理治疗中的慈悲和智慧。在这个章节中，我们将讨论严重和慢性的多种障碍诊断情况下的自杀性个体的工作背景中的慈悲和智慧。为此，我们将对辩证行为疗法作一个概述（Dialectical behavior therapy，简称为 DBT; Linehan, 1993a, 1993b），这是一个根植于行为疗法、辩证哲学和禅宗练习的治疗方法，用来治疗这些严重和复杂的来访者。在一个简短的对辩证行为疗法的实证研究支持和辩证行为疗法理念怎样与慈悲和智慧相关的描述之后，我们将进入更深的对辩证行为疗法的核心概念的探讨中。

在最初用于治疗严重的自杀患者之后，辩证行为疗法被扩展和测试于各种临床人群：符合边缘型人格障碍（Borderline personality disorder，简称为 BPD）诊断标准的来访者、边缘型人格障碍合并严重自杀倾向来访者（Linehan & Shaw-Welch, 2002）、边缘型人格障碍合并物质依赖来访者（Dimeff, Comtois, & Linehan, 1998; Linehan & Dimeff, 1995）和饮食障碍来访者（Safer, Telch, & Chen, 2009）。辩证行为疗法的修改版被用于自杀的青少年（Miller, Rathus, & Linehan, 2006）和儿童（Perepletchikova, 2010）。辩证行为疗法被美国精神病学会第 12 分会和物质滥用与精神卫生服务管理局（Substance Abuse and mental Health Services，简称为 SAMHSA）指定为一个实证支持的疗法，治疗效果已经得到 7 个独立研究单位的 11 个随机对照实验的评估（Clarkin, Levy, Lenzenweger, & Kernberg, 2007; Koons et al., 2001; Linehan, Armstrong, Suarez, Allmon, & Heard, 1991; Linehan et al., 1999, 2002, 2006; Linehan, McDavid, Brown, Sayrs, & Gallop, 2008; Mcmain et al., 2009; Soler et al., 2005; Turner, 2000; Verheul et al., 2003）。通过这些研究，辩证行为疗法被发现可以改善各种行为结果，包括降低自杀行为、非自杀性自我伤害、抑郁、绝望、愤怒、饮食障碍、物质滥用和冲动，也有助于提高自尊和总的社会适应能力（Lynch, Trost, Salsman, & Linehan, 2007）。

我们要强调，辩证行为疗法从一开始就不是防止自杀的方法——不惜任何代价保全一个人的生命。我们的目标不是说服自杀者保全痛苦的生命，让他活下去。在这种治疗目标中没有多少慈悲和智慧。的确，辩证行为疗法的假设之一是，自杀个体难以忍受他们当下这样活着的生活。其最终目标是帮助人们建立他们觉得值得过的生活，帮助他们找到那扇离开极度情绪痛苦回到生活的大门。最大的慈悲是找到方法来帮助他们改变，从而带领他们接近他们的最终目标。而最大的智慧，是提供有效的和有效率的干预，帮助来访者达到他们自己最终的目标。这是一种冒险，这要求治疗师相信来访者自己拥有获得智慧的能力。

难以想象，还有什么地方比与严重障碍并有自杀倾向的患者一起工作更需要慈悲的。在他们看来，生活是人间地狱。如果治疗师没有慈悲的话，如何能忍受在与这些来访者工作时的困境和过山车般的情绪？确实是慈悲——慈悲的概念是对他人痛苦的同情意识，并希望能减轻对方的痛苦（Merriam- Webster, 2006）——给治疗师一些动力进入上面故事中那极度痛苦的房间。然而，对他人感到深切的同情和帮助的愿望，并不足以从根本上改变严重的慢性自杀来访者的生活。就如一位以前的来访者所说，爱可能让她还活着，但它并不能治疗她的痛苦。这个观点在 Georges Bernanos（2002）的一个更诗意的声音中出现："我知道他人的慈悲会给人一种即刻的痛苦缓解。我并不鄙视它，但它并不能熄灭痛苦，它如一个筛子般滑过我们的灵魂"（p. 261）。提供慈悲的同时没有正确地给予帮助，来改变当下的行为模式和缓解痛苦，就类似于进入被围的房间和那个人在一起，感受那个人的痛苦，感到一种深深希望让那个人出去的愿望，却没想办法寻找一扇出去的门。用另一个比喻来说，没有实际帮助的慈悲，就类似于一个通过梯子爬到燃烧的建筑物窗前的消防员，他同情那个快要被烧死的人，却没有办法将这人带到安全的地方。

总之，心理治疗师能做的最慈悲的事，就是有效地协助来访者实现他自己的治疗目标。这个方法需要一些对来访者的信心，因为如果没有它，治疗师就会经常将自己的目标强加于来访者。这里的智慧，是要求治疗师愿意放弃他知道什么对来访者是更好的这类信念。和其他专家一样，治疗师是因为知道如何帮助他人达到其目标而收费。他们不是收费去设置目标。治疗师不是来访者的父母、老板、监护人或法律监督员。他是他们的仆人。

行为疗法、禅和辩证法

辩证行为疗法出现于 20 世纪 70 年代后期到 80 年代早期，那时，很多人应用标准的行为疗法治疗有高度自杀倾向并伴有多重轴 I 和轴 II 障碍的个体都失败了。辩证行为疗法的临床研究得到了来自美国精神卫生中心的一小笔拨款资助，其目的是发展一种对高自杀倾向的个体的干预方法，然后实施一个随机临床试验证明它实际上是否有效。任何人都没想到这个治疗方法会失败，但它确实失败了。

有很多这个治疗方法失败的理由，但主要的理由反映了治疗中出现的关键困境。

首先，几乎所有来访者都极度敏感于任何看上去无效的或建议他们（来访者）应该改变的方法。因此，一个聚焦于帮助来访者改变他们自己的行为和情绪反应的行为干预，被体验为无效的。用一个比喻的方式来描述他们的体验是他们没有情感皮肤。在情感上，他们就像整个身体遭受三度烧伤的痛苦的人。进一步地讲，不仅最轻的触摸都会导致其极度痛苦，而且他们也经常生活在周围每个人都一直戳他的环境中。在这种极度的情绪敏感的背景下，以改变为目的的建议，会被看作是攻击或更缺乏确认的。当来访者出现了被刺激感和失控感时，其合作度就会下降，新的学习也不会出现。

转换到一种接纳和确认痛苦的方法也没好到哪儿去。治疗师聚焦于接纳和共情，却缺乏改变的方法，被感受为对来访者的痛苦的不确认。单纯的接纳让来访者感到治疗师是被动或无望的。治疗师没有理解来访者的极度痛苦的感觉和极度渴望摆脱痛苦的感觉。这个方法导致增强的被刺激感和失控感，以致对来访者来说没有新的学习或合作的可能。

在这两种方法中可以发现的是真相，单独的改变和接纳是不够的。提供没有接纳的改变会令人感到拒绝和痛苦，对这个人的体验和痛苦是不确认的。没有改变的接纳会令人感到无望，对这个人的挣扎也是不确认的，并会再次陷入痛苦。结论是应用一种平衡接纳和改变策略的方法（Linehan, 1994）。这里的关键是平衡。治疗困境通过发展一种辩证策略来解决——在改变和接纳之间持续移动的策略。这种背景下的平衡由当下需要什么可以让治疗前进来定义；不同的来访者之间、相同来访者的不同时刻之间都有变化。这种平衡并不完全由等量的接纳和改变形成的。缺乏接纳和改变之间的平衡导致治疗师和来访者双方都被卡住，因而难以在治疗中推进。在辩证行为疗法中，这种接纳和改变策略的交替，所谓的移动、速度和流动，充满了整个治疗。来自治疗师的慈悲，要求彻底地接纳来访者和治疗本身当下的状态，同时坚持不懈地努力创造改变，让来访者向他们的目标移动。辩证法为将看上去矛盾的接纳和改变结合在一起提供了理论框架。辩证行为疗法中的智慧要求应用大量的必要和有效的改变性干预，但同时保持一个辩证的立场：在接纳和改变之间发现和保持平衡。

第二个困境是这些来访者如果不通过功能失调的行为逃离，几乎没有能力忍受痛苦，他们自杀对治疗师来说可能被看作一个问题，但它却被来访者看作一种解决方案。毒品、性、顺手牵羊、愤怒爆发、自伤和无数其他的功能失调行为，每种都有立即减轻难以忍受的痛苦的作用。来访者呈现出的多重行为和认知问题——重度抑郁、惊恐发作、饮食障碍、创伤后应激障碍、失业、无家可归、单身和无法忍受的痛苦生活事件——能够而且确实经常会制造出一个混乱的治疗。非常明显，来访者没有对一系列问题彻底接纳的能力，治疗不会前进，即便这种治疗方法在他人身上会有效。同样明显的是，来访者生活中的很多方面无法改变而且必须设法得到接纳——他们自己过去的生活、他们当下的环境以及不想要的受局限的未来。这里的解决办法是找到一种方法教这些来访者如何练习接纳（本身是一种重要改变），以及如何改变他们自己和他们的环境。接纳技术和改变技术都是需要的。

第三个困境是治疗师面对如此高自杀风险的挑战，连同巨大的痛苦和悲惨的生活，发现他们自己在一边过度强调改变而在另一边过度强调慈悲中摆荡。迫近的来访者自杀的高风险性，经常导致治疗师情绪失调。害怕会很轻易地演变为挫败和愤怒，这两种情绪都会导致愤怒攻击和试图控制来访者——但基本上不会是个好主意。另一方面，来访者的巨大痛苦和悲惨生活也会导致治疗师的绝望、悲伤，以至跌入悲伤、失望之池中。在这两种情况下——愤怒和努力施加控制，以及悲伤、绝望——是无法实现有效治疗的。

再次，两边都是有道理的。来访者有时候必须被推动和责备。例如，意外事件管理是我们具有的一个非常有效的治疗策略。另外，温暖地站在来访者一边和积极的慈悲也是必要的。与失控的高风险来访者工作需要在全力控制和放手、放弃之间保持平衡。如果治疗师一个人工作而没有得到他们的同行的支持的话，要一贯保持平衡是很困难的。我们需要一个治疗师团体，能将接纳和改变结合在一起，帮助每个成员在他们的工作中保持平衡。为了创造一个中道的平衡，辩证行为疗法需要一个积极的治疗团队。它因此可以被定义为治疗师社群治疗来访者社群。

辩证行为疗法中的接纳

禅的角色

由行为干预所提供的改变技术对于大部分来访者来说是非常有效和有效率的。然而，虽然很明显接纳是必要的，但在20世纪80年代早期教授痛苦忍受和接纳不是行为或认知治疗的专长。因此，问题出现了：到哪里去学一种接纳的方法能够重新调整并教授来访者和治疗师呢？今天被广泛合并入心理治疗的正念不是行为和认知治疗传统的一部分，甚至没有作为一个可能性加以讨论，除了私下讨论外。行为和认知治疗在那时聚焦于改变——不在接纳或忍受痛苦上。Alan Marlatt（一位华盛顿大学的同事，对本书也有贡献）于1986年出版了第一个对于禅修的随机实验（Murphy, Pagano, & Marlatt, 1986），但没发现它有减少饮酒量的效果。卡巴金那时正在给有严重疾病的人教授内观禅修和瑜伽（Kabat-Zinn, 1982; Kabat-Zinn, Lipworth, & Burney, 1985）。

在那个时候，正念也还未合并入非行为主义心理治疗。针对精神卫生问题，最具接纳性的西方心理治疗是罗杰斯派的治疗方法，强调无条件的积极关注（Rogers，1959）。然而，这种方法有两个问题。首先，罗杰斯派的方法强调实现过程。这样的过程暗示个体是在通往实现和完美的"路上"，但还没到那儿。不过，彻底（如完全）地接纳，要求一种方法强调一个人本身就是完美的，而不是变得完美。第二，虽然罗杰斯派的方法特别强调治疗师的接纳和无条件积极关注，但它没有一种明显的方法教授来访者这相同的接纳和无条件积极关注。

替代性方法是西方的灵修（spirituality）和东方的心理学以及东方的灵修方法。然而，一种基于宗教概念的接纳方法，可能会有让无神论者和其他宗教信仰的人疏远的风险。所以，需要寻找一种适合各种信仰和无信仰的人的治疗方法。人们会发现，所有宗教，不管是西方的还是东方的，都在神秘/禅修层面将爱、慈悲和智慧作为它们的核心技能和信仰。来自禅修而不是仪式层面的灵修方法看来是有希望的。禅修和其他禅观练习存在于各种宗教中；是先找到一种方法来练习，然后将它们转化为行为疗法。

由于偶然的机会，辩证行为疗法的创始人得到了接纳方面的老师的推荐，所以辩证行为疗法中接纳技术的基础主要来自禅宗的教学和练习。虽然禅宗与其他禅观练习并没有任何不兼容，但是禅宗练习的简单性与行为治疗非常匹配，主要表现在3个方面。

第一，禅宗和行为治疗都不强调个体自我的构建。实际上，两者在各自的理论（行为疗法）或信仰（禅宗）中都没有一个个体自我的构建（如果整个语言只包含动词，那么禅宗和行为主义就比较容易理解了）。

第二，双方都将宇宙看作统一和联结的，尽管同时也承认个体化。行为理论强调个体和背景（或环境）的不可分割性以及无法将一人与另一人隔开。下面是一个辩证行为疗法的练习，用来发展我们与宇宙的联结性。

与宇宙联结

■ 将我们的注意力聚焦到你的身体与其他物体接触的感觉上（楼板或地面，空气分子，椅子或扶手，你的床单和被子，你的衣服，等等）。

■ 尝试看到所有你与那对象联结和被那对象接纳的方式。

■ 考虑那个与你联结的物体的功能，也就是考虑那个物体对你做了什么。考虑它在这一行为中的善意。

■ 体验与那个物体接触的感觉，将你的整个注意力都聚焦在善意上，直到一种被联结、被爱或被关怀的感觉在你内心升起。

禅宗学生的基本的开悟体验是体验所有事物的一体性（unity）。同时，也并不否认个体。行为治疗非常关注个体的评估和独特治疗计划的发展。行为疗法往往挣扎于分类诊断和被推荐的治疗方案间，因为这样分类推荐的系统是不能聚焦于来访者的个体性的。在禅宗中，就如无数的线组成了一张地毯，个体没有被忽略或放弃。正如Willigis Jager 禅师所讲，当说"波浪是海洋"时，一个人并不是说没有波浪（Jager, 1994; Jager & Quarch, 2000）。

第三，在禅宗中，练习的指导和戒律与行为治疗是非常吻合的。考虑一下这个原则："第一条真理……生活是痛苦的。回避痛苦会导致更大的痛苦"（Aitken, 1982）。这和行为治疗师与那些问题经常是回避痛苦情绪及想法的来访者一起工作的主题是一致的。暴露于这样的情绪、想法和事件中，是大多基于实证的行为干预的重要部分。例如，声明"练习这些内容（智慧、慈悲、自由）就好像你本来就拥有它们"和"就如你总是那样慈悲地去行为，然后你会发现你确实如此"是在禅的教学中非常常见的。

　　将禅修整合入行为治疗开始于两个不同点。首先是教来访者认识到他们确实有智慧的能力。类似于一个人已经开悟的理念，这个理念就是我们每个人包括我们的来访者本身就是智慧的（见第四章）。难处在于要体验我们自己的智慧，而不是获得它。"慧心"的技术被发展教来访者如何进入他们自己内部，访问他们自己的智慧。虽然这无法通过肉眼观察到，但这一理念可以让我们进入自己的内心体验，访问自己的内在智慧。第二个方法是根据来访者持有的现实的多样性和普遍性，通过指令和言语教来访者禅修和其他禅宗练习，后一种努力在参与者拒绝做禅修时会很难进行，他们会说"不做呼吸练习"或其他类似声明。在这时，任务就变成了如何将禅修解构成小片从而能够被学习。关键在于，练习全然地接纳和进入禅修本质的"只是此刻"，然后转换为行为技能。正念是一个已经在心理学中运用的词语（Langer, 1989），也在一行禅师的《正念的奇迹》（*The miracle of mindfulness*，1976）一书中得到推广，因此产生了辩证行为疗法的正念技术：观察、描述被观察到的、参与、非评价地、一心一意地和有效地。

全然接纳

　　单词 accept 的中世纪英语的词根是 kap-，意思是拿（take）、夺（seize）或抓（catch）。这个词根的含义更能体现这里讨论的精神，也比 acceptance、receiving 的现代含义更符合我们的目的。接纳（acceptance）是发展此时此刻去充分拥抱任何现象的努力。它要求一颗包容的心、一颗开放的心和去忍受一个人的体验的勇气。一个严格的定义需要避免引发误解。接纳，虽然有时候它可能暗示会有后面的一些意思，但不一定意味着顺从、同意、赞成或被动。

　　在辩证行为疗法中，我们使用全然接纳来更准确地定义这种我们作为治疗师努力去实现以及教授我们的来访者的接纳。当和单词 radical 放在一起时，接纳有一种更完全的意思。Radical，其意思是广泛的和完全的，影响一个人与现实的本质关系。Radical 的同义词包括全面（thoroughgoing）、彻底（thorough）、完全（complete）、总的（total）、全部（comprehensive）、详尽（exhaustive）、根本（sweeping）、深远（far-reaching）、广泛（wide-ranging）、大量（extensive）和深厚（profound）。全然接纳并不意味着怯懦。

> 成为一个完整的人的成本是很高的，所以没有多少人明白或有勇气付出如此大的代价。一个人必须完全放弃对安全的寻求，伸开双臂迎接生活的挑战。一个人必须像爱人一样拥抱世界。一个人必须将痛苦接纳为存在的条件。一个人必须将怀疑和困惑当作认识的代价。一个人需要一种意愿来坚定地待在冲突中，也需要愿意完全地接纳每一个生和死的结果（West, 2003）。

全然接纳并不意味着怯懦。回顾任何禅修大师、任何坚定的接纳的实践者的生活，你会发现，每一个仁慈、耐心和慈悲的人都走过艰苦的路。甘地、马丁·路德·金和一行禅师，在他们为了社会正义而努力的路上都采用过和平抗议的方式。在这个过程中，他们展现了对他们的"敌人"的宽容和理解。这些人没有一个会被说成是怯懦。更准确地说，他们一直在积极面对实际的生活，也一直在寻求改变。

他们的例子让我们回到接纳了的根本意义。接纳的根本意义是：接受、理解并如其所是地把握现实。但是，为什么全然接纳现实是困难的呢？为什么要我们的来访者挑战无助、恐惧、失落，去接纳他们生活的其他痛苦现实呢？缺乏对现实的接纳是与回避、逃离和延长的害怕及痛苦紧密联系在一起的。改变一个人的生活首先是从本然地接纳一个人当下的生活开始的。在辩证行为疗法中，接纳策略帮助治疗师、来访者以及治疗团队对他们自己和相互之间保持宽容，在他们一起努力寻求改变时。

从治疗师的角度看，接纳包括全然地接纳来访者那一刻的样子。改变包括改善，可能会让来访者害怕。治疗师必须非常了解他们的来访者并有能力简单地和他们在一起，当他们挣扎于害怕改变或对未知感到无助、恐惧时。因此，治疗师必须接受缓慢的治疗过程和意外。对于治疗师来说最难接纳的事是接受来访者真实的自杀风险和整个生活缺乏冲动控制。虽然全然接纳是非常困难的，但缺乏接纳会导致治疗师变得僵化和控制，并有可能因此疏远甚至拒绝来访者当下的状态。

另一方面，来访者需要接受什么呢？我们这里可以列举一些对几乎每个人来说都难以接纳的普遍的真理：疼痛、痛苦、疾病、年老以及死亡。我们的来访者也许还存在其他的他们难以接纳的生活现实：不可能改变已经施加于她们身上的虐待、创伤、不确认或丧失；不可能改变他们施加于他们的孩子或其他他们关心的人身上的（过错）；没有机会实现他们的目标和过充实的生活；限制了的未来。但在治疗过程中，为了有效地工作，我们的来访者也需要接纳和忍受这些问题，因为在咨询中不断地在问题间切换是难有成效的。

就如上面提到的，在接纳和改变之间找到平衡是辩证行为疗法中基本的辩证。如果我们能轻易地推动来访者直接进入更少痛苦和更多满足的生活，我们当然会这样做；然而，如果治疗师一直只强调改变则会发现来访者可能受不了而开始出现治疗脱落，且为时已晚。用接纳策略来平衡改变，这渗透于辩证行为疗法的整个体系中。在个体心理治疗中，它们传递了治疗师的语言和非语言的沟通风格、他们和来访者的环境的关系以及基本的干预。

用确认来表达接纳

确认（validation）在辩证行为疗法中是主要的接受策略并已被

其他文献充分阐述（Linehan，1997）；这里我们只给一个简单的定义，并阐述在心理治疗中使用确认的动机：

> 确认的本质是治疗师向来访者传达这样的信息：他的反应在他当下的生活背景或情况下是有意义和可理解的。治疗师积极接纳来访者并将这接纳传达给来访者。治疗师认真对待来访者的反应，而不低估或轻视它们。确认策略要求治疗师探索、认识来访者在对事件的反应中的正当性，并反馈给来访者。对于难以管理的孩子，父母必须捕捉到他们表现好的时候以强化他们的行为；类似的，治疗师必须发现来访者反应中的正当性，有时候还需要将其放大，然后强化它（Linehan，1993a）。

确认在心理治疗中有很多功能。它平衡了对改变的强调，防止来访者被推得太远、太快。它让来访者自我接纳并进行平衡的自我评价；他们对自己的判断也会更自信。确认会通过正强化的原则来强化行为。最后，治疗师通过对规范反应的确认向来访者传达了何时以及如何使他们的行为是合理、适当和明智的。综合来看，这些功能强化了治疗联盟。

现实接纳技能

接纳技能被同时教给治疗师和来访者。这些原则教会人们：痛苦经常会被创造出来，因为我们执着于希望事物如我们所期待的样子，或者认为它们应该那样，而不是如实地接纳它们本来的样子。我们对我们的愿望、我们的渴望、我们的公平和他人应该怎样做、怎样想和怎样感受的观念的黏着会让我们陷入无目的的渴望和失望中。不执着（noattachment）练习常常被误解为要消灭爱、人际依恋、温暖和人的意义。然而，执着在这里是指内心习惯性地黏着于无效或不现实的感受、想法和行为。情感痛苦被这种形式的执着所创造，这种痛苦与接纳一个人不能实现想要的那种痛苦是不同的。为了将治疗师和来访者导向这些原则，辩证行为疗法通过指导的行为练习来强化他们的接纳。这包括正念练习和被设计为一种与任何现实在一起的意愿的练习。

辩证法和辩证行为疗法

正如上面所说，容纳这明显矛盾的接纳与改变（还有其他）的理论框架是辩证法（Linehan, 1995），也称为过程逻辑（Well, 1972）。辩证行为疗法中的辩证法在其他地方有详细说明（Linehan & Schmidt, 1995），所以我们在这里只提一些关键点。虽然从近代看辩证哲学与卡尔·马克思相关，但可以向前追溯几百年。黑格尔是一位被普遍认为重塑辩证哲学的人。他认识到特定形式或论据在复杂的互动中来去变化，每个论据创造它自己的反面（反题），每个反面（反题）反过来被一个合题所否定，而这经常包含或扩展先前的双方论据，整个过程成为新的。保持前后一致，并因此值得学习和哲学阐释的是改变的过程。从这个角度来看，辩证法在心理治疗中找到了家，因为心理治疗可以最终被看作一个基于治疗师和来访者之间矛盾的、互动的改变过程。

一个关于现实的本质和人类特质的辩证世界观有三个主要特征：（1）相互关联和整体原则：认为每件事物和每个人都是以某种方式相连的（例如，来访者在他们的环境中的行为影响环境的回应）;（2）矛盾原则：认为每件事物都是由相反的力量或方面组成（例如，没有对应的"左"也就没有"右"的概念）;（3）连续变化和对立整合原则（例如，当一位来访者和治疗师开始对一个主题有分歧时，在辩证行为疗法中的目标是寻找每个观点的遗漏，寻求一种统一、综合双方的观点，而且在系统中产生改变）。

对于我们在心理治疗中的慈悲和智慧的讨论，第三个原则是最相关的。对立之间的张力（辩证法中的正题和反题），例如，父母和孩子、病人和治疗师、正面和反面，在每个系统中都创造了变化。在任何心理治疗中基本的辩证是：改变需要对当下的接纳，而接纳当下本身就会发生变化。

辩证行为疗法中的智慧

就如慈悲一样，很难想象还有哪里比在与严重、复杂和自杀倾向的人的心理治疗中更需要智慧。治疗的智慧需要治疗师拥有必要的知识和技能来应用于治疗、进行干预，这是一种以适合个体和他的目标的方式提供这些干预的能力，而当治疗师的干预不是非常有效或高效时，治疗师也愿意承认。对于一位辩证行为疗法治疗师来说，治疗具有复杂、严重障碍的高风险来访者的智慧包括在改变和接纳中找到一条中间之路。在这里，平静地祷告是非常合适的：

愿主能赐予我恩典去平静地接纳无法改变的，也赐予我勇气去改变应该改变的，赐予我智慧去区分其中的差别。

来访者和治疗师都展现出他们自己的力量、软弱、缺点、成功和智慧。双方都有改变的目的，双方也以一个需要被如其所是地接纳为他们本来面目的个体呈现。来访者因为治疗师的智慧而来，而治疗师必须发现和开发来访者内在固有的智慧。

辩证法再次为辩证行为疗法中的一个与开发来访者内在固有的智慧紧密相关的概念——慧心——提供了一种合适的框架。这个概念产生于与具有反复自杀、功能失调、疯狂的行为的来访者的工作。这些来访者的困扰是如此严重，以致大多数人看他们时只看到了他们的不正常、疯狂和病态。这种刺激有一种有力的医源性效果：来访者也开始以这种病态化的方式看待自己。而每个人完全有"内在智慧"这一概念来反对这个观点。慧心给了每个人都可获得（基于正确的工具）的智慧状态的一个名字。默观祷告（类似于专注祷告）和禅都认为，智慧是每个人都内在固有的。

慧心

辩证行为疗法同时向治疗师和来访者提供了"慧心（wise mind）"或"智慧知晓（wise knowing）"概念——每个人的内在智慧。慧心与"情绪心（emotion mind）"和"理智心（reasonable mind）"是不同的。理智心是冷的、理性的、深思熟虑的和富有逻辑的。当完全处在理智心中时，一个人由事实、理性、逻辑和实用性所控制；价值和感受是不重要的。理智心没有被价值和情绪所平衡。当一个人的情绪控制思维和行为时，情绪心就被激活。当完全处在情绪心中时，一个人被情绪、感受和冲动所控制；在这里，理性和逻辑则变得不重要。而在辩证法的精神中，慧心是一个整合，综合了情绪心和理智心，进一步包括了知晓的直觉、体验或灵性模式。

慧心被进一步定义为一种状态，在其中智慧的行为（例如，只做在那时那刻需要的行为）被体验为不费力的，即使那个行为是有难度的。慧心也是卡巴金（1990）描述并在正念认知疗法（Segal, Williams, & Teasdale, 2002）中得到扩展的"存在的心（being mind）"和"行动的心（doing mind）"的概念的整合。这里智慧包括觉察和存在的同时做需要做的事，在禅宗中被称为"有技巧的方式（skillful means）"（Gudo Nishijima & Chodo Cross, 2006）。

在慧心中，我们对此时此刻保持开放，如其所是。智慧、慧心或明智地知道等，包括了整合所有认识的方式：通过观察认识、通过逻辑分析认识、通过我们的行为认识和通过直觉认识。它有直觉体验、立即认识、理解意义或真相，而不必用智力上的分析的特征，以及深化的一致感。

对来访者（或治疗师）来说，领会慧心是什么、如何发现他的慧心、如何辨别什么时候他在慧心中是困难的。下面的练习阐明了一种体验慧心的方式。

慧心练习

- 想象在一个温暖、阳光的日子里，你在湖边。这是一个巨大、清澈、蔚蓝的湖，阳光温暖地洒在湖面上。
- 想象现在你是湖边的一块石头上剥落下来的一颗小石子，想象你被扔向湖中心，掠过冰凉、清澈、蔚蓝的水面。
- 然后，想象你开始非常慢地沉入湖中。当你轻轻下沉时注意所有湖中的景象，在冰冷、清澈的蓝色水中，注意你身边有什么。现在，你来到了清澈的湖底并停在了那里，在湖中心注视清澈的湖水和周围的景物。
- 当你准备好后，睁开你的眼睛，回到房间，尝试保持觉知你内在的清晰的中心感。

我们也用比喻来描述慧心：

> 慧心就如平原上的一口深井。井底的水通向世界的海洋，那就是慧心。但在向下的路上经常存在一些暗门阻碍推进。有时候，陷阱设计得非常狡猾让你相信在井底没有水。陷阱可能看起来就像井底。也许它被锁上了，你需要一把钥匙。也许它被钉死了，你需要一把锤子，或者它被粘死了，你需要一把刻刀。而当它下起情绪雨时，你很容易把暗门顶部的水当作慧心。（Linehan, 1993b）。

或者用比喻来描述发现和体验慧心：

> 学习发现慧心就像用收音机搜寻一个频道：首先会听到很

多噪声，你无法辨别出歌曲的歌词，但如果你持续调一段时间，信号则开始变强，你知道位置就在那里，歌曲的歌词甚至开始成为你的一部分，所以你能不自觉地接近它们，就像如果某人开始唱一首你非常熟悉的歌曲，你就能立刻完成后面的旋律一样。

遭受极端情绪痛苦的来访者不仅需要慈悲（为他人感到深深的悲伤并想要给予帮助），而且也需要有效的帮助以便在他们的生活中建立有意义的改变。辩证行为疗法是一套在辩证哲学的理论框架下平衡接纳和改变策略的疗法。智慧帮助我们的来访者学习发现和体验他们自己的慧心，同时也帮助他们在接纳与改变之间保持平衡。

第十六章

物质滥用和复发预防

G. Alan Marlatt

Sarah Bowen

M.kathleen B.lustyk

> 当我们暂时停下来时，我们不知道后面会发生什么。但通过扰动我们的习惯的行为，我们找到了可能性：以一种新的和创造性的方式回应我们的欲望和害怕。
>
> ——Tara Brach（2003）

我们每天做出上百个选择——小到选择穿什么，大到选择职业。每种选择都需要承受后果，我们的小选择也可能导致持久的行为模式，一些是健康的，另一些是有害的，而大部分则处在两者中间。对于那些挣扎于成瘾行为的人来说，他们经常持续地处于每天的选择（可能会觉得在那刻是对的）和成瘾行为频繁的伤害性结果的斗争中。在有压力的一天结束时，喝酒可能会让精神放松，但如果一个人每天喝很多次酒，那影响可能是深远的。理解我们的来访者的这些决定及结果，还有在他们的挑战和奖励体验中，把握平衡已经成为我们工作的标志。

在我们看来，通过将觉察带入每天的一系列不起眼的选择——这些选择可能会导致持久和经常是毁灭性的行为模式——我们能帮助人们走出成瘾行为的怪圈。然而，首先，人们必须愿意进入治疗，这就需要以一种慈悲、邀请的方式对待这些经常感到被他人责备、羞辱的人。这些潜在的来访者经常回避寻求治疗，例如，避免被挑战、责难，即使以坐牢而告终。所以，急需"低门槛"的治疗方法来邀请病人进来，以"他们当下的位置"与他们相遇，而不是"他们应该在哪里"。一旦进入一个安全、非评价的环境中，我们就可以开始对他们的紊乱模式进行工作、教授他们技能，让他们做出明智的选择。为了改变这些陈旧的行为轨迹，我们需要智慧——做出深思熟虑的选择——和对我们自己及周围的人的慈悲。

就如这本书的很多撰稿人所指出的，正念提供了一个进入更多灵巧选择的入口。在对一个选择进行正念觉察后，我们就可能做出不同的决定，即使我们没有每天都这样做。逐渐地，我们能慢慢为自己创造一条通往更少的破坏行为的道路。我们能开始带着清晰的意图去过我们的生活。

我们工作的一个主要目标是，发展有效的方式来帮助有成瘾行为的人学习新的策略、行为和态度，去更有技巧地应对生活中不可避免的起起落落。通过提高对我们自己的行为的觉察和慈悲，我们开始做出更明智的选择，并在需要时寻求帮助和支持。本章阐述了我们如何整合智慧和慈悲的关键元素去帮助成瘾行为来访者学习避免将他们的行为看作"坏的"并谴责自己的陷阱。我们的正念复发预防程序（Mindfulness-based relapse prevention，简称为 MBRP）是一种基于实证的治疗方法，建立在明智选择和自我慈悲的原则上。其目的是与来访者一起基于他们的当下开始工作，也帮助他们做出改变，给他们的生活带来更大的自由。

我们以一个案例开始，来展现正念禅修怎样通过对复发预防提供一个元认知的应对策略来增强治疗效果的。然后，我们描述正念复发预防程序中使用到的与慈悲和智慧原则一致的各种策略。其中，我们还结合神经生物学的发现来帮助说明正念在减少那些遭受成瘾痛苦的人的复发风险的机制。

我们的第一位 MBRP 来访者

十几年前，我们开始对一位来访者实践正念禅修之路以纠正其成瘾行为。这一切都源于我（G. A. M.）接到一个精神病医生的电话。我被请求对正在他那儿治疗抑郁的苏珊做一个评估。经过几次咨询，她透露她也有饮酒问题。他告诉苏珊，他无法继续治疗她的抑郁，除非她去治疗酒精依赖，然后，他推荐她去参加一个本地住院病人关于酗酒的一个课程。当她按约定与我会见时，已经与治疗中心的接待人员谈过了。当我问她发生了什么事时，她回答：

"对于我的问题，每个人告诉了我不同的原因。我的精神科医生说我在尝试（不按医嘱地）自我治疗（self-medicate）抑郁感受，以便我可以短期内感觉好点。但当我去酗酒诊所时，他们却告诉我另外一个样子：我的酗酒导致了我的抑郁，除非我停止饮酒，不然抑郁会更严重。"

我询问了她对酗酒治疗的想法。苏珊说，她不愿意参加一个 28 天的课程，因为在其中她将首先接受戒毒和恢复训练。在知道她被要求从第一天开始放弃饮酒后，她怀疑自己是否愿意或能够完全放弃酒精。

"饮酒是我知道的唯一能帮我克服抑郁感受的方法。虽然我知道从长远来看我的饮酒问题会加重我的抑郁，但至少我能靠它暂时得到缓解。它帮助我放松，让我不去想生活中的其他问题。这是唯一有效的方法，我无法放弃，即使我的精神科医生告诉我，除非我戒酒，否则他再也不见我。"

很清楚，苏珊挺适合伤害减轻治疗（harm reduction therapy）（Marlatt, 2002），它用于那些有合并障碍且无法或不愿意进行节制治疗程序的人。我向她解释，这个方法的目的是减少她的饮酒的伤害性后果，通过帮助她学习新的技能来应对压力和抑郁以及调整她的饮酒行为。她将学习去识别那些会强化她的饮酒冲动（主要基于对她的抑郁症状进行自我疗愈的需要）的认知和情绪因素，并逐步发展替代性应对策略，而不是继续借酒消愁。苏珊同意与我进行每周一次的门诊治疗。她首先的任务是用我们的自我监督表格跟踪她每天的饮酒行为（列出每次饮酒的时间，在饮酒前后她的情绪水平和环境）。基于这些信息（她的性别和体重），可以得到她每天的血液酒精浓度表。

随着我们的治疗的进行，我开始清楚地看到苏珊的丈夫在触发她的抑郁中扮演了一个重要角色。由于担心她的饮酒问题，她丈夫参加了 Alanon 团体（基于十二步酗酒疾病模型，针对酗酒者的家人或朋友），并开始认为他妻子的行为必须改变。他指责苏珊是个不肯认错的酒鬼，认为她应该去参加匿名戒酒会，并去居家康复计划登记。她描述无论何时他"抓到"她饮酒时就会对她发怒，她为此感到巨大的内疚、羞耻和自责，所有这些加重她的抑郁，反过来加剧了她对酒精的渴望。当被问及他是否会考虑婚姻治疗时，她的丈夫拒绝了，说："我的妻子是一个酒鬼。对于我们的关系，我们无须做什么。"

我们治疗的目标包括帮助苏珊获得新的应对技能以便更有效地处理她的负面情绪，包括她对丈夫的愤怒（愤怒管理训练）和与内疚及抑郁相关的反刍式思维。很多会谈基于认知行为疗法和它在复发预防及减少伤害上的应用。另外，我们练习了一些基本的正念禅修技术（呼吸禅修和身体扫描练习）来帮助苏珊进行压力管理；逐步提升她对她的身体、认知和情绪体验的觉察；提供一个方法取代她对酒精释放压力的依赖（见第二章）。

当苏珊因一次醉酒驾驶而被捕时，一个危机出现了。当时，她在学校等孩子，虽然她被抓时并未开车，但她的车发动着。那天一早，在与丈夫争吵了一通后，她喝了超过半瓶的雪利酒，然后开车来到学校停车场。到了那儿后，她跌倒在车轮前，被一辆路过的警车发现并逮捕（她的血液酒精浓度超过了法律限制）。在与她的律师会面并听取我的建议后，她同意参加一个月的居家治疗计划——一种戒酒方法，聚焦于认知行为干预、社会支持和家庭治疗（尽管她的丈夫拒绝在周末参与家庭治疗）。

在一个为期两周的戒酒周期完成后，苏珊又经历了另一次危机。当开车经过她邻居家时，她看到她的丈夫在他的车里与其他女人亲吻。然后，她直接驱车去最近的一家酒吧买了一瓶雪利并全部喝光，以避免她的愤怒和升起的焦虑与抑郁感。喝完后，她向她最好的朋友寻求支持，这是一位积极练习正念的女性。听完发生的事后，她的朋友建议她们俩一起去参加一个为期十天的内观禅修营。在苏珊提交离婚申请后，她们到了禅修中心。在那里，参与者被要求遵守"戒律"，包括承诺在禅修期间放弃任何酒类。

在禅修营结束后，苏珊告诉我，当她遵守那条戒律时，她清楚地知道她将在整个过程以及结束后都会遵守它——也就是她准备从此放弃饮酒。她说，当我第一次在我们的门诊治疗中教她禅修时，她就发现这是非常有用的替代技能，在其中，它增强了她的轻松感和自我接纳感。它也给了她一个新的视角认识冲动和渴望，并运用正念和非评价的觉察作为一种元认知应对技能。与屈服于渴望相反，她和她的体验待在一起，聚焦于她的呼吸，直到冲动过去。在我们的最后一次会谈中，我问她是否依然还会体验到抑郁以及这些感受是否会触发喝酒的想法。苏珊说：

"是的，我有时候依然会陷入抑郁并想喝酒。但你知道，因为练习禅修，我不再被我的想法所支配。成瘾和独裁者这两个词具有相同的潜在含义：你的心或大脑要你去做某些事，例如，吸毒或饮酒。但现在，我更多地选择练习正念而不是依赖于自我治疗。"

物质滥用障碍

就如苏珊的故事所清楚地展现的，物质滥用障碍必然是个"慢性复发状态"（Connors, Maisto, & Donovan, 1996）。所以，复发是康复过程的一部分——治疗后，60% 的个体会复发（McLellan, Lewis, O'Brien, & Kleber, 2000）——一次小过失后，会经常出现明显的羞耻、失去自信和一种失败感。对于苦于成瘾问题的人来说，这是一个非常不稳定的时刻。经过一段时间的克制，再一次服用后，经常会出现极其强烈的负面想法和情绪，将一个人推入自我憎恨中，这会导致再次服用。因此，以一种慈悲的方式对待小挫折和随之而来的羞耻与怀疑是任何复发预防方法的关键的部分。

理解伴随物质滥用的神经生物学的改变，也许会帮助治疗师对来访者发展更多的慈悲，会帮助来访者在一次失误事件中培养自悯。滥用的物质增加了在一个复杂的与愉悦和奖励相关的神经网路中的多巴胺的释放。这个网路经常被称为快乐网络，包括三个区域：（1）一个区域在中脑中，称为腹侧盖区；（2）一个区域在更上面，称为伏隔核；（3）一个皮层部分在前额后面，称为前额叶。这些组成快乐网路的区域统称为中脑边缘系统。不管被滥用的物质是怎样的具体药理学机制，研究告诉我们，滥用的物质都会增强中脑边缘系统中多巴胺的释放，这个多巴胺有奖励的功能或令人快乐。在反复暴露于一种物质中后，快乐网路越来越难以被物质激活。在细胞水平，这种药物反应的降低反映了耐受性，而主观上被体验为物质效果不如预期。为了获得想要的效果，就需要更高的剂量，这反过来又导致更高的细胞适应性和系统失调（见 Kauer & Malenka, 2007）。因此，随着物质滥用，快乐网路被劫持，滥用者从他们所选的毒品中体验到更少的快感，也表现为主观体验"正常"快乐的减少。这种快乐的减少会让位于痛苦，干扰一个人的判断和做出明智选择的能力。

正念成瘾行为治疗

MBRP 计划（Bowen, Chawla, & Marlatt, 2010）被设计为将正念练习整合进 Marlatt 和 Gordon（1985）的复发预防模型的认知行为技能，来帮助成瘾者在恢复早期保持他们的治疗成果。计划中有很多是基于正念认知疗法（Segal, Williams, & Teasdale, 2002）的内容和结构，它的目的是发展对环境触发因素的觉察和内在的认知、生理及情绪反应。来访者通过禅修和其他基于正念的练习来学习在面对这些挑战时有技巧地反应。

MBRP 中的禅修练习来源于内观传统。内观的意思是"看到事物实际的样子"。这种清楚地看到来自反复观察我们的经验，因此，我们学会看到我们的内心巧妙创造的错觉，辨别实际在发生什么。这是一个超越以往的时刻，来对抗自我怀疑（"我是个失败者"），带着智慧（"我犯了一个错"，这通常是我们最佳的学习时机）和慈悲（"这是一个困难和痛苦的旅程，我现在能做的最友善的事就是给自己慈悲"）。

培养智慧和慈悲

MBRP 首先假设智慧来自对自己体验的观察。在正念练习中，关注心和身的本质让觉察得以发展。通过反复观察，来访者获得智慧进入他们自己的内心和人的本质。整个课程的练习和讨论围绕两个基本问题：实际在发生什么？我的心对发生的内容有怎样的反应？通过学习辨别发生了什么（例如，一个身体感觉或一个情绪）及我们的反应（例如，评价、厌恶、黏着），我们发展了灵活性——无论出现什么，我们可以选择如何回应（见第九章）。在这里，我们找到了自由。

MBRP 程序开始于通过一系列的实践和练习，来简单地观察感觉、情绪和想法。来访者也被引导去注意他们的心对他们的体验如何反应，以及尽其所能地练习对出现的任何体验持不评价的态度。在成瘾来访者身上非常普遍的评价和自我怀疑也经常出现在正念练习中。经过一段时间的静坐正念练习后，来访者可能会评论说心游离了以及身上出现疼痛，伴随着心神不宁感。也许这时一个想法会出现，例如，"我无法做这个——我的心已经乱了，我无法继续禅修了。"这里我们有机会区分实际发生了什么（身体上的一种感觉，伴随着心神不宁和分心）和心的反应（"我无法做这个——我已经把自己毁了，所以无法做正常人能做的）。通过将非评价（例如，慈悲地）的觉察带入这个过程，来访者将学会观察心的习惯以及辨别观察和应对，相对于习惯性的反应。

成瘾行为的神经生物学

如果我们再回到神经生物学，有很多关于受苦于成瘾的个体的习惯行为模式值得去了解。如之前所述，随着早期物质滥用发生于快乐网路中的适应性，另一个来自中脑的通路会进一步驱动反复的物质使用（Belin & Everitt, 2008）。这个通路包括被称为背侧纹状体的大脑区域，它包括壳核和尾状核。再次，以多巴胺作为化学信号，这个通路涉及一个简化的促进性或基于奖赏的学习形式。这种学习出现在行为后面，我们称之为习惯。正如 Barry Everitt 及其同事（2008）所说，"毒品依赖可以被看作一系列转变：从最初的自愿使用到对这一行为失去控制，然后它变得习惯，最终成为强迫"。有趣的是，Rajita Sinha 和她的同事在耶鲁大学的研究显示，在人类中，背侧纹状体作为假定的习惯网路的一部分，会在压力中被激活（Sinha et al., 2005）。因此，物质使用障碍来访者在他们处于压力中时，其细胞水平可能被激发去习惯性地寻求和使用他们选择的物质。而且，这些压力可以来自内在的渴望，也可以来自在不使用物质期间的退缩感受。对于后一种情况，物质使用障碍来访者会习惯性地使用物质来回避负面感受。所以，伴随一个刚开始是有意识的选择会发生什么？——在感觉一天过得很糟糕后第一次选择喝点酒；为了摆脱一个有压力的会议或演讲而第一次选择出去吸根烟——这些行为随着时间变成自动化地执行，而无须一个意识选择的过程。

在健康个体中，前额叶（PFC）能抑制习惯回路，提高明智选择的能力。事实上，前额叶涉及很多认知管理过程，统称为执行功能。这些功能包括认知灵活性、冲动控制和计划等。因此，虽然我们会被激活参与一个惯性反应（例如，咬指甲或转头发），但我们也能有意识地调和动机和停止进入持续的行为。我们使用我们的前额叶来做到这些。来自前额叶的神经纤维通过神经递质 γ - 氨基丁酸（GABA）来抑制各种皮下区域，包括那些涉及假设的习惯回路中的区域。不幸的是，研究显示，那些对酒精或其他毒品依赖的个体会出现前额叶中灰质的减少（Franklin et al., 2002）。这个解剖学上的缺陷与被称为额叶功能低下（hypofrontality）的功能缺陷吻合。这意味着可能帮助成瘾来访者抑制习惯反应的这个脑区出现了缺陷。这种功能丧失可能会加重以"自动导航"的方式持续习惯性使用毒品的模式。理解成瘾的神经机制也能缓解相关的羞耻感。

虽然皮层萎缩乍一看可能很严重，但由于大脑的神经可塑性，通过禅修练习规律地激活前额叶实际上会帮助这个区域得以恢复。神经可塑性的意思是组成我们大脑的细胞会随着体验而改变。两个独立的研究（Hölzel et al., 2008; Lazar et al., 2005）显示，高级正念禅修者的前额叶皮层组织明显增厚。虽然这些研究没有针对物质使用障碍来访者的评估，但依然有理由期待神经发生功能（neurogenesis）（导致功能细胞参与前额叶活动，例如，执行功能）将根本上有益于来访者从成瘾中康复并保持克制。

在第八章描述的来自 Richard Davidson 实验室的研究显示，对情绪线索的神经反应通过一种慈悲状态而被改变。这显示出，也许增强的自悯程度会与成瘾来访者特别相关。如前面提到的，在戒酒早期的个体经常会因一次小过失而非常痛苦。培养自悯的禅修练习因此具有治疗这些个体的潜能（见第六章和第七章）。因为慈悲练习能够增加大脑中与共情相关的回路的活跃度，所以可以期待通过慈悲练习激活共情回路来增强个体与成瘾搏斗时的自我共情。

作为一个慈悲练习的冲动冲浪

在 MBRP 的第二课中，来访者学习被称为"冲浪"的练习，改编自 Marlatt 和 Gordon（1985）。这个练习提供一个对"毅力"概念的替代，其核心是一个慈悲练习。

冲 浪

- 想象一个情境，在其中你感到情绪被激活或你体验到一种不符合你的利益的冲动反应，比如，使用毒品、攻击，或者是退缩和孤立。
- 随着你对这一情节的想象，如果你出现了典型反应，则在这一刻暂停，观察在那一刻出现的身体的感觉、情绪和想法。
- 探索在那个边缘暂停下来而不反应是怎样的感觉。尽你所能放松并进入体验而不是去击败它。

> ■ 注意感觉、情绪或冲动的强烈波动，而不是试图与这波动战斗或被其弄得筋疲力尽，看你是否能与它待在一起，驾驭它的波峰，就像冲浪那样。用你的呼吸与体验在一起，稳定待着，直到最后波涛开始减弱。

来访者经常以为波强会持续增长，直到他们做某些事来终止它。事实上，这些波会自动地出现和消失。这个练习给他们机会体验这自动的涨落。

当然需要时间才会熟练地采取行动，例如，让自己摆脱一个高风险的情境或采取其他的行动。然而，通过练习"待在一起"，而不是反抗或反应，来访者会在内心获得空间，去选择一个回应而不是条件反射性地寻求一种逃避。他们发展出一种将所有体验保持在觉察中而不反应的能力以及一种智慧，即认识到所有这些都是转瞬即逝的以及无论心会说什么或身体会有什么感觉，他们都可以选择如何进行回应。

慈心禅

练习慈悲，特别是自悯（self-compassion），对于那些有成瘾史的人来说可能尤其具有挑战性。慈心禅（见第三章）对他们会是一个特别具有转化性的训练——将友善和祝福引入对某一个情况或挑战的潜在反应。从对一个容易去爱的人或生物表达慈心开始——例如，一个孩子或一只宠物——会有助于打开这扇心门。然后，来访者练习将安全、健康、自在和解脱的祝愿送给自己，再送给他们周围的人。这为自己和他人经常做出的防御、害怕反应提供了一个替代方法。当一个女人流着泪说在经历了女子监狱里的一个为期10天的内观禅修营后，"我最后爱我自己了"，这表示她通过发展其感受慈爱的能力已经宽恕了她自己的自认为是羞耻的行为以及对自己和他人的伤害。

团体治疗

在团体中与其他受成瘾折磨的人分享正念练习的体验时，来访者经常会以一些非个人的方式来讲他们的特定故事。这种共享痛苦的体验提供了类似于僧伽或者僧团所提供的一种支持感。来访者开始在其他人身上看到每个人的内心都有相似的痛苦和习惯，他们开始认识到，虽然每天的生活表现会不同，但心的潜在模式和倾向是普遍的。他们会开始将他们的体验看作人类的一部分而不是个人的缺陷；这只是心的运作。现在，他们也有了一些选择。无论出现什么，他们都能以一种不同的方式与体验在一起，允许自己进行回应而不是反应。

将练习延展到日常生活

来访者将这个练习带入戒毒早期时每天的痛苦中，学习认识情绪触发器以及随后的身体、认知和情绪反应。他们学习注意这些触发器，在他们习惯反应时能暂停，并观察他们在那刻的体验。他们发展出更熟练的方式来回应冲动，学习新的策略以应对高风险的情境。通过练习，他们发现，虽然周围的环境可能是恶劣的，内心所讲的故事也具有说服力，但在每个时刻他们依然存在选择。通过停下和观察，他们才有机会认识实际发生了什么，在当下用呼吸"重新打磨"他们自己，以及从一个智慧而不是习惯反应的角度做出反应。

治疗性对话

MBRP治疗师与来访者在一个非对抗、非评价和慈悲的方式中一起工作。基于动机访谈的方法（Miller & Rollnick, 1991），他们帮助来访者识别治疗目标并以一个合作、好奇和开放的方式进行治疗。例如，来访者很少被教育什么是正念。他们进行练习和禅修训练，随后进行一个"探究"过程（Segal et al., 2002），在其中他们发现与分享他们自己的体验。通过一系列来自治疗师的开放问题，他们发现了一种个人化的觉察和智慧。一个静坐禅修后的探究可能会像这样：

治疗师：在刚才的练习中，你观察到了什么？

来访者：我的心游离了。我不断在想我怎么迟到了。

治疗师：哦。这些想法出来后发生了什么？你继续跟随它们吗？还是又回到禅修练习中？

来访者：我继续思考了一会儿，然后我又听到你的声音并尝试回到这个练习。

治疗师：所以你坐在这里听，尝试专注于你的呼吸，然后这些想法出现，你有点被拽入那个故事中。你听到我的声音并再次回到练习中。然后又发生了什么？

来访者：在我专注了一会儿后，我又在思考了。

治疗师：然后呢？你注意到了什么？

来访者：嗯，我感觉很糟糕。

治疗师：针对这个糟糕多说一些。

来访者：为迟到感到内疚，为无法专注感到泄气，接着有种被打败的感觉，然后我开始想我也许无法做这个禅修练习了。

治疗师：我们的心有时候会非常残忍，是不是？听起来你好像对你的心看到了很多，包括它倾向于做什么，以及伴随想法的情绪。你对这些熟悉吗？心卡在一个曾经发生的关于某事的故事里，即使你想要它停止对其他事物的关注？

来访者：是的！它令我发疯。

治疗师：哦，所以这种挫折感也很熟悉？你还记得我们进行的关于禅修并不是消除想法的讨论吗？我们所做的是去更好地认识我们的心。你这里所描述的是一个关于心经常如何工作、看它们对事件或感受倾向于怎样反应以及那怎样影响我们的一个显著的例子。练习是愿意和它待在一起、尽我们所能将注意力带回呼吸、注意我们心的游离——因为它想要这样——然后再次开始。一遍又一遍。

在这里，治疗师没有预设或评价来访者的体验，只是带着好奇和接纳去接近它。她基于心的本质而不是一个需要修理的问题来反映来访者的体验。她通过建议这只是心的行为以及练习就是真正地愿意去观察来慈悲地对待这个过程。治疗师示范了正念练习所培养的品质：开放地观察所有体验，接纳任何出现的，带着好奇和非评价的态度。

结论

学习以正念和接纳的方式回应不快乐体验而不是试图减少、回避或拒绝体验，这个方式显示出可适用于多种人群的潜能（Dahl, Wilson, & Nilsson, 2004; Gifford et al., 2004; Levitt, Brown, Orsillo, & Barlow, 2004）。据 Witkiewitz 和 Bowen（2010）的报道，在一些特定的物质滥用案例中，在正念复发预防治疗后，那些完成该程序的来访者相对于那些控制组来说，在抑郁症状和渴望之间显示出一个更弱的关系。也就是说，尽管他们依然会体验到抑郁症状，但那些症状没有导致对物质的饥渴感。然而，在控制组中，对抑郁症状的体验依然对随后的饥渴体验有明显的预测性。另一项针对大学生吸烟者的研究（Bowen & Marlatt, 2009）也显示出一个相似的模式：那些参与短期正念干预的人，相较于那些控制组的人，尽管依然体验到吸烟的冲动，但报告在随后的一周里吸更少的烟。

悲心或慈心禅的效果在成瘾的神经生物水平依然未知。然而，研究者已经开始研究慈心禅（compassion meditation）的神经生物学机制。这些快速发展的研究领域表明，神经回路可以重新生长，因此，从理论上来说，这会对成瘾行为来访者有益。

慈心禅的短期目标是产生一种状态，在其中一种"无条件的仁爱和慈悲感受充满整个心，作为一种存在的方式，而没有其他思考或散乱的想法"（Lutz, Brefczynski-Lewis, Johnstone, & Davidson, 2008）。而练习的长期目标是增强对自己和他人的共情并激发利他主义，这要求深度专注于体验。这时的关注点应该是以一个诚挚和非评价的方式理解体验。这种关注的特征是共振（attuning）或同化（assimilating）。根据佛教哲学，当我们培养自己参与、共振和共情痛苦的能力时，我们更可能进入一个利他行为去缓解痛苦。

这需要运用智慧和慈悲来有技巧地克服困境。我们无法消灭所有导致成瘾行为的触发物、饥渴和挑战性情绪状态。然而，我们确实可以选择如何回应那些体验。通过在他们的禅修练习中练习慈悲地觉察和智慧地回应，来访者会成功地将这些技能扩展到他们的日常生活中。

第十七章

焦虑障碍
接纳、慈悲和智慧

Lizabeth Roemer

Susan M.Orsillo

> 当我们只是简单地如其所是地体验恐惧——没有我们的观念、评价和反应——恐惧也就几乎不可怕了。
>
> ——Ezra Bayda（2005）

恐惧和焦虑是人类的普遍体验。当探测到危险时，我们的身体会自然做出准备，保持持续的警觉和张力，来应对潜在的危险。这些反应是恰当的，有助于我们人类生存。然而，我们想象无数可能的危险的能力，以及错误习得的对无害情境、人物甚至想法或感受产生恐惧的可能性，将我们推入长期和无处不在的焦虑痛苦的风险中，严重降低了生活满意度。基因缺陷、创伤性经历和示范的焦虑反应是焦虑障碍的潜在风险因素。除了这些方式，研究显示，焦虑问题会被我们人类普遍的评价和对我们自己的痛苦情绪的逃避倾向所维持和增强。

在过去的 10 年中，我们已经发展和提炼出一种基于接纳的行为疗法（Acceptance-based behavioral therapy，简称为 ABBT），用来针对出现在受焦虑折磨的个体身上的这些共同过程以及提高他们的生活品质和满意度（Roemer & Orsillo, 2009; Roemer, Orsillo, & Salters-Pedneault, 2008）。我们的方法主要基于认知行为疗法（Borkovec, Alcaine, & Behar, 2004）和罗杰斯（1961）对确认和无条件积极关注的强调，也吸收了其他基于接纳的方法，例如，接纳与承诺疗法（Hayes, Strosahl, & Wilson, 1999）、正念认知疗法（Segal, Williams, & Teasdale, 2002）和辩证行为疗法（Linehan, 1993a, 1993b）。

本章提供了一个我们对焦虑理解的简短概述，以及描述 ABBT 如何瞄准焦虑背后的关键因素。我们的方法的本质是强调帮助来访者：（1）发展智慧或看清他们的体验和生活，来降低反应性；（2）培养对自己和他人的痛苦的慈悲或一种真诚的友善和接纳态度；（3）基于他们提高的理解度，灵活地选择有技巧的行为（例如，明智的行动）。在本章的末尾，我们将更明确地讨论如何在我们的治疗方法中处理和培养慈悲与智慧。

一个基于接纳的焦虑行为模型

大量的研究和理论都认为，在焦虑问题背后存在一些共同的人类过程——这些问题的因素成为基于接纳的行为策略的目标。

与内在体验的错误关系

很多针对焦虑的疗法强调焦虑症状（例如，担忧、加快的心率、绷紧的肩膀、强迫思维等）本身就会出现在一般人群中。而焦虑的持续困难看上去与人们对这些症状的反应相关（例如，将它们评价为灾难性的或负面的），而不是症状本身（Borkovec & Sharpless, 2004）。例如，有或没有广泛性焦虑障碍（General anxiety disorder, 简称为 GAD）的人都会担忧相同的事情，但那些有 GAD 的人还会对他们的担忧产生担忧，将它看作危险的（Wells, 1999）。类似的，有惊恐障碍的人把对自然的身体感觉也看作危险的，这反而悖论性地增加了那些感受的强度和频率（Barlow, 2002）。有创伤后应激障碍的人会相似地对他们的创伤事件记忆进行负面的反应，就好像它们正再次发生，这也增加了他们的痛苦（American Psychiatric Association, 1994）。而且，这些"对反应的反应"（Borkovec & Sharpless, 2004）从焦虑症状扩展到了一般情绪（Mennin, Heimberg, Turk, & Fresco, 2005）。

这些发现认为，问题不是内在体验（躯体感觉、想法、情绪、记忆）本身，而是人们与这些体验的关系形式。被唤醒的躯体感觉、担忧的想法和焦虑感受有时候确实标志着真实的危险，这导致了人们更容易习得对它们的恐惧，以致当它们在无害背景中出现时，也难以只是承认它们的存在（而不相信真的没有危险了）。而且，这些不舒服的、通常不想要的内在体验会寻求资源和被注意，从而令人更难以进行手头的工作，所以很自然地人们将它们评价为负面或威胁性的。这甚至会导致更多的评判和害怕反应，增强痛苦和反应螺旋。焦虑障碍来访者经常描述这个循环，在其中任何焦虑线索都会引发强烈的反应，进而增强他们的害怕和痛苦。

除用痛苦、批评和评判来回应内在体验外，焦虑障碍来访者经常与他们的焦虑体验混淆在一起（Hayes et al., 1999）。也就是说，他们开始用症状来定义他们自己，例如，用"我是一个焦虑的人"而不是"我是一个有时候体验到焦虑的人"等话语。在这种方式中，人们开始卷入他们自己的想法和反应里（Germer, 2005a）。将症状看作全部会进一步增强它们的负面影响（部分地通过增强其表面的威胁），甚至让人们更难在面对焦虑和痛苦时继续去过一个有意义的生活。这种与焦虑体验的融合也经常"喂养"了自我批评，因为人们学会将他们的焦虑症状看作对他们固有的弱点的标志。这个时候以慈悲对待痛苦是非常重要的，无论是来自治疗师还是来访者自己。

在难以去准确地辨别一个人的感受的时候，这个循环会导致混乱，因为对这些体验的反应导致了一般化的、无区别的痛苦，而不是一个清晰的情绪回应。由于清晰的情绪向我们传递了关于我们的生活中什么在发生的重要信息（例如，增强智慧），所以这些习惯性的混乱反应会干扰人们以有意义和满意的方式过他们的生活的能力。

回避内在体验

自然，这些将内在体验看作危险和威胁的倾向导致人们发展一种试图回避它们的习惯。受苦于焦虑的人经常采用一系列的内在策略来让他们的心安静或抑制它们的唤起。他们尝试转移注意力、自我批评（不要像个小孩——神经兮兮）或积极思维（没有什么可害怕的）。不幸的是，试图改变或回避内在体验（例如，经验性回避）会悖论性地增强它们的频率和强度，强化痛苦循环而不是终止它。焦虑障碍来访者经常描述努力将担忧排除在他们的心之外或抑制它们的自动唤醒，最终却发现他们自己更烦乱。这些失败的控制的努力实际导致人们更严厉地评价内在体验，好像他们看起来失控或应付不了。他们也激活了一种某种程度上在短期内有效但长期来看是自我伤害的体验控制策略，例如，过度地进行"无心的愉悦（mindless pleasures）"，如购物、上网、看电视、过度地吃或物质滥用。

限制行为投入

焦虑来访者也会通过限制他们自己的行为，来回避再次体验痛苦的想法和感受，这会令事情更糟糕。回避行为是焦虑障碍的具有定义性的特征。有社交恐惧的人会回避公众演讲或社交事件，广场恐惧症患者会回避公共地点，等等。有时候，这种回避是微妙的。例如，某些有广泛性焦虑障碍的人会避免进入非常个人的体验情景——例如，在工作中冒险，其目的是为了避免体验痛苦的想法或情绪。不幸的是，回避会被他做出这种回避选择时即刻感到的缓解感（虽然短暂）所强化。

当回避引发焦虑的情境和体验、成为行为的核心驱动力时，人们的生活开始变得狭窄和缺乏满足感。人们不是让自我认识或智慧来引导追寻价值和提高生活品质，而是开始习惯于专注地回避痛苦和待在安全中。

治疗焦虑

用来治疗焦虑障碍的基于接纳的行为疗法，明确地将上述临床过程作为目标。很多其他治疗焦虑障碍的方法也关注相似的因素。例如，传统的暴露疗法专家将行为回避作为目标，也通过教育来访者当他们接近引发焦虑反应的事物时忍受痛苦来隐含地将经验性回避作为目标（例如，Arch & Craske, 2008）。另外，在这些疗法中通常使用的心理教育，会帮助来访者发展一个与他们的内在体验不同的关系（一种观察和好奇，而不是评价和反应）。在我们对焦虑障碍的治疗中，吸收了这些传统行为元素以及基于正念和接纳的方法。

与内在体验发展一个去中心化的、慈悲的关系

心理教育

我们的方法的核心目标，是帮助来访者与其内在体验形成不同的关系。我们使用一些策略来达到这个目标。首先，最重要的是对焦虑和担心的自发性进行心理教育，因此来访者能开始将他们的体

验看作自然和可理解的，而不是吓人和危险的。呈现焦虑的基本行为模型会帮助来访者用更慈悲和关怀的态度看待他们自己的症状，而不是将它们看作软弱或无能的标志。当焦虑反应被理解为习得习惯时，就变得更容易对体验不进行评价或负性反应了。

基于辩证行为疗法（Linehan, 1993a, 1993b；见第十五章），我们也更多地教育来访者认识到情绪反应的作用。人们经常因想要消除他们的痛苦情绪而进入治疗，他们无法想象悲伤、愤怒或恐惧会是有用的。通过探索这些情绪向我们传递关于我们自己对情境的反应（例如，当我们的需要无法满足或某人侵犯了你的利益时）以及他人的反应（通过非言语传递情绪）等重要信息的方式，来访者开始明白情绪本身并不是问题，而是对这些情绪的反应或者说试图对它们的回避，才导致了问题。我们区分了清晰情绪（对当下情境的直接反应）和浑浊情绪。情绪会变得浑浊，是因为：(1)失败的自我关怀（例如，缺乏睡眠、不健康的饮食);(2)对过去情境的剩余反应（例如，某人让我们想起以前的伴侣，或某些以前让我们烦心的事情，由此我们对一件并不重要的事表现出很强的反应);(3)预期未来的威胁（如担忧);(4)对我们的清晰情绪进行评价和反应;(5)与我们的情绪融合;(6)试图逃避我们的情绪。通过这些区分，来访者开始明白，尽管我们的情绪有其核心作用，但有时候当浑浊反应出现时，还是需要以关心的态度和慈悲来澄清所有传递过来的信息。这个觉察让我们从情绪反应中获得智慧，而不是困惑或被它们蒙骗。

自我监督

虽然心理教育有助于一些基础工作，但体验性学习是来访者去改变他们与其内在经验之间的关系的最有力方式。我们使用的一个来自传统行为治疗的方法是监督。我们要求来访者监督他们焦虑的标志（想法、身体感觉和行为），然后逐步扩展到监督情绪以及对控制内在体验的努力。因此，他们开始与他们的内在体验发展出一种观察的关系，以便当它们出现时能注意到，并在一张表上记下它们，而不是对其做出反应和卷入它们。这个简单的过程让来访者从这些反应中去中心化（decenter），将它们仅仅看作自然出现和消失的体验，而不是固定的事实或对自我的定义（Segal et al., 2002）。在这本书中，通过监督从我们的体验中去中心化是一个智慧的练习。我们不仅发展了一个更灵活的自我感，而且能以更具技巧（例如，更明智）的方式去应对我们的不舒适。

正念训练

正念训练提供了另一个重要的体验性学习的机会。我们使用大量的练习来帮助来访者培养与内在体验的新的关系。正念是有目的地带着慈悲关注当下的过程（Kabat-Zinn, 1994），它提供了一个非常好的机会，来一遍遍地学习注意到什么时候我们开始卷入我们的内在体验以及怎样让我们从中摆脱出来（见第二章）。我们让来访者为正式练习安排一个规律的时间（例如，一个计划好的时间来练习正念技能），以及给他们一个练习进程，来帮助他们建立这些技能。我们从身体的感觉开始（关于呼吸、声音、饮食和躯体感觉的正念），这通常是最容易注意的目标。

我们鼓励来访者将"初学者之心"带入日常行为，如吃和听，因此他们能开始看见评价和反应的自动出现、他们甚至对相当中性的目标的体验也会染上情感色彩（例如，"那个声音是刺耳的刹车声——那个人开车技术真差！"，"那是一个人在大笑——为什么我从没如此笑过？"）。一旦人们注意到他们的内心多么频繁地评判甚至是非常良性的体验，他们就会开始对自己有这种人类习惯而感到慈悲。我们鼓励来访者逐步将这如实地、没有评判和批评地注意事物的训练带入更复杂的负载情绪的情境，例如，与伴侣或某个老板的艰难的谈话。

下一步，我们让来访者将他们的觉察带入情绪反应。我们会要求他们想象一个悲伤的时刻，然后将觉察带入他们回忆中出现的任何其他情绪、这些情绪是怎样出现和消失的，以及任何试图回避的努力。我们引入一个"邀请困难进来"的练习（改编自正念认知疗法），在其中来访者回忆一个困难的情境，然后想象放松它们的身体，允许任何反应出现。这些练习中的每一个都鼓励开放和面对情绪，而不是对抗和转身离开。通过反复进行这些练习，来访者经常会发现他们的情绪并不像他们想象的那么耗人精力。他们也认识到他们能忍受之前长期回避的痛苦。这种获得的智慧让他们能更充分地过他们的生活。

另外几个奇特的练习能帮助来访者学习从他们的想法和情绪中去中心化、观察它们，而不是被俘获。例如，来访者想象将他们的想法放在小溪中飘过的一片叶子上（Hayes et al., 1999），或者他们的想法是天上的云，他们是那云背后的天空，以此来练习这种新的与想法和感受的关系。我们的来访者也发现山禅（Kabat-Zinn, 1994）是一个非常有帮助的练习，能在面对变化的情绪和背景时与一种稳定感联结。

除了正式练习，我们也非常强调非正式练习的价值，包括在每日活动中培养正念。这是一个有帮助的练习过程。来访者通常以练习洗碗、走路或刷牙时保持觉察开始——这时，他们可能更少反应地卷入他们的体验。我们最终的目标是让来访者正念地参与他们的生活。因此，随着时间的流逝，来访者将他们的练习扩展到在一个工作会谈、一次有压力的会议或在一次与爱人困难的交谈中保持正念。

在给来访者指导正念技能时经常会遇到一些挑战。首先，对来访者来说可能难以找到固定的正式练习时间。我们经常会使用体育运动训练的例子，来解释为什么我们的练习任务会有帮助：在其中做一些特殊的练习有助于你在比赛时灵活运用这些技能。我们也建议，简短练习比一点也不练习好，并在他们发展这个新习惯的过程中鼓励来访者培养自悯。当来访者确实无法安排时间进行任何正式练习时，我们就鼓励他们进行非正式的练习，以便他们依然能每天进行一个规律的练习，来发展新的、此时此地的、带着对自己慈悲的专注技能。例如，忙碌的学步儿童的父母能通过正念地淋浴或正念地叠衣服来发展他们的技能。

治疗关系

治疗关系是一个改变来访者与他们的内在体验的关系的有力工具。我们通过一种关系来积极和有意地培养自悯，在这种关系中，治疗师确认来访者的体验，无论来访者表达的是什么反应都被接纳为人类的一部分。治疗师也策略性地提供他们自己生活中的例子，来示范人性固有的批判性思维和评判，以及我们可以通过对自己友善来回应这些反应，而不是对评判进行更多的评判、对批评进行更多的批评。对于正念练习，需要强调的是，过程才是最重要的——我们能一遍又一遍地培养自悯，无论评判多么频繁地出现。

灵活和经验性接纳

当来访者开始培养与内在体验及自己的接纳和慈悲的关系时，习惯性的经验性回避反应自然就减少了。正念训练聚焦于转向情绪或注意想法和身体感觉、促进来访者去接触的意愿，而非回避他们的反应。这个变化反过来让更多的智慧和灵活的回应行为出现，来访者现在能选择他们的行为，而不是习惯性地试图去减少压力。

心理教育和体验性练习显示，努力控制我们的思维、感受、感觉或记忆等方式反而会增强这些反应的强度和频率，也扰乱了我们的情绪反应。心理教育和体验性练习有助于减少经验性回避。例如，我们可以邀请来访者考虑以下对比体验。一位名叫迪安的人说："我正注意一些关于想要叫丽娜出去的焦虑。我确实想要和她约会，所以我想去冒险试试。"而名叫卡罗的人这样说："我是一位焦虑的失败者。为什么我就无法克服这个焦虑去叫她出来？我真软弱。"来访者也被要求正念地监督经验性回避的后果，随着时间的流逝，他们通常会明白这些努力不会成功或让生活更好。

我们也试图促进他们的情绪性意愿，通过强调这一点——情绪回应会引发行为倾向或以特定的方式冲动行动，但其实他们无须进行反应。通常来访者是用增强的苦恼感来回应情绪，因为害怕自己会屈从于这些情绪。例如，兰迪会过度批评自己的愤怒，因为他害怕那会让他嚎叫和撞墙，就像他父亲那样。他非常努力地工作以回避愤怒，然而，当他的回避努力适得其反时，他经常发现，他自己的反应恰恰是那种他所害怕的暴怒。当然，这个过程只会促使他将愤怒感受为一种淹没性和危险的情绪、强化他的强烈的自我批评。通过监督和探索，他开始明白，他对自己愤怒的害怕以及随后的努力压抑，实际上反而强化了他的反应，增加了他以不想要的方式行动的风险。他的治疗师建议，当愤怒时允许愤怒存在，并将慈悲带入他自己，同时依然克制愤怒的行为，这是一个更好的让他过感到有价值的生活的策略。

有时候来访者误以为，接纳包括不必要地将他们自己沉浸在情绪痛苦中。相反，接纳要求我们利用澄清和智慧去了解什么时候一个行为是值得我们愿意承受它引发的痛苦的。一个有用的比喻（来自 Hayes et al., 1999）解释了这个概念。想象我们是在通往一座美丽的山的路上，我们来到了一个沼泽地。如果沼泽地是在我们的路边，那么我们无须跳入它，而只需绕过它——没有什么在泥潭（或情绪痛苦）里打滚儿的宏伟场面。然而，如果沼泽处在我们和想要去的地方的中间，我们就需要进入它去往我们选择的地方。我们会决定向前，穿上某种长靴（如果我们有的话），或者用一块木板来减少与淤泥的接触。也就是说，我们认识到有时候可以通过呼吸来平息焦虑或与一位好朋友谈话来提升我们的情绪。然而，有时候我们没

有任何工具来减少混乱，或者有时候我们会跌入泥潭，尽管我们尽
了最大的努力。在这些时候，我们可以将自己扶起，将慈悲带入我
们自己来坚持这挑战性的旅途，护理我们的伤口，然后继续朝前走。
当我们去过有价值的生活时，我们会愿意遭遇任何出现的内在体验。
识别一条最佳路径是在这种方式中培养的智慧的一部分。

过一种有价值的生活

通过帮助来访者澄清什么对他们是重要的，并帮助他们承诺采
取与这些目标一致的行动（Wilson & Murrell, 2004），我们明确地把
与焦虑和焦虑障碍相关的行为限制作为治疗目标。对于价值，我们
指的是人们自己选择的重要生活领域，而不是外在强加的道德规范。
伴随来访者一边发展正念技能，一边用写作业和课上探索的方式去
帮助理解焦虑怎样负面地影响他们的生活（在关系、工作、学习、
家庭管理和自我照顾、团体参与中），并阐明他们在这些领域中最想
以怎样的方式生活。当来访者开始识别他们的情绪反应中的智慧并
从其个人价值中获得一种力量感时，他们的特定的行为被认同，他
们就能将其带入每周课程外的时间，去更有意义地参与他们的生活
（例如，与伴侣分享情绪上的脆弱，创造性地工作，参与他们看重的
团体活动）。我们也会去探索任何阻止这些行为的障碍，鼓励来访者
使用自我觉察、接纳和慈悲去有效地处理它们。

我们整个工作的目的在于澄清和促进有价值的行为，我们强调
选择行为的能力，无论出现什么内在体验，这是智慧的一个重要元
素（Olendzki, 2010）。例如，白珍真的想要发展亲密友谊并对她生
活中的人保持诚实和开放。然而，她在社交情境中体验到如此强烈
的自我怀疑和不适当的想法，以至她学会了以回避说话或亲密的社
交接触来试图回避这些痛苦。这样，她必然会继续体验自我批评的
想法，包括批评自己变得多么孤立（"我是一个失败者。我没有任何

朋友")。通过她和我的工作，她学会去注意这些相关的想法和感受，以及在她感到不舒服时出现的强烈行为倾向。当她开始将这些反应只是看作自然和短暂的，只是从她的继父母一直严厉和挑剔的养育中习得的时，白珍开始培养自悯，她对自己承诺采取与价值一致的行为，即使她的心又习惯性地反应。她开始有笑容了，课后会向他人借笔记来更多地使用社交关系，然后逐步开放情感和追求更有意义的接触。

在这个疗法中培养慈悲和智慧

如全章所描述的，ABBT 致力于引发来访者需要的自我慈悲来接纳他们的内在体验和他们需要的智慧以引导他们的行为。慈悲在这里会比智慧更明确地提到，我们帮助来访者促进自我慈悲来直接对抗和焦虑体验紧密相关的习惯性的自我批评和评判。虽然我们并不明确训练将慈悲朝向他人，但我们经常发现，当来访者自己更友善和理解时，当他们开始将他们的情绪和自我评价看作人类经验的一部分时，他们自然地就开始将这些理解应用到其他人身上，将他们生活中的其他人看作在尽其所能的人——就像他们所做的。这种看法通常会促进他们与他人的联结，以及减少对他人评判的害怕。

邀请困难进来并通过身体与其工作

■ 在开始这个练习之前，思考一个你正在体验的困难。这个困难并不需要是一个严重的困难，只需去寻找一些你发现不开心、一些无法解决的事件。可能是你担心的事情，比如，争执或被误解，或者关于某些令你愤怒、怨恨、内疚或挫败的事情。如果当下还是没有什么发生，那么考虑最近一段时间里让你感觉害怕、担忧、挫败、怨恨、愤怒或内疚的事件。

■ 注意你坐在椅子里或地板上的方式。注意你的身体与椅子或地板接触的部位。将你的注意力带到呼吸上一会儿。注意吸气……呼气……现在温柔地扩展你的觉察，将身体作为一个整体纳入觉察。注意任何出现的身体感觉，让整个身体一起呼吸。

■ 当你准备好后，将任何搅起你的困难情绪的情境带入脑海。注意出现的具体情绪以及你对那些情绪的任何反应。当你关注这个困难的情境和你的情绪反应时，去寻找任何你注意到的，你体内正在出现的身体感觉……觉察那些身体感觉……然后有意识地，但温柔地直接将注意力聚焦到感觉最强的身体区域，带着拥抱、欢迎的态度……注意到这就是它现在的样子……吸气时想象将空气吸入这个身体区域，呼气时想象空气也从那个区域呼出，探索感觉，观察它们的强度随着时间起伏。

■ 现在，看看你能否以一个更深的慈悲和开放的态度来面对你正体验到的任何感觉、想法或情绪，无论多么不舒服，反复对自己说，"没关系。无论什么，它已经在这里。让我开放地面对它。"

■ 和这些内在感觉待着，和它们一起呼吸，接纳它们，任由它们来去，允许它们就是它们本来的样子。如果你觉得有帮助的话，可再次对自己说："现在就是这样。无论它是什么，它已经在这儿了。让我开放地面对它。"放松并对你觉察到的感觉保持开放，放下任何紧张和防备。如果你愿意，你也可以尝试同时觉察身体感觉和呼吸感受，就像时刻和感觉一起呼吸。

■ 当你注意到身体的感觉不再像之前那样强烈地拽着你的注意力时，就100%地将注意力回到呼吸上，继续将其作为主要的注意对象。

■ 然后，温柔地将你的觉察带回到你坐在椅子里的方式、你的呼吸，然后，当你准备好之后，就可以睁开眼睛了。

培养慈悲（对自己或他人）的一个挑战是，当我们注意到我们的想法是多么苛刻时，我们会自动评判。丹尼尔被解雇了，他非常担忧自己的经济状况，他注意到他对任何看到的开一辆豪车或穿名牌衣服的人都有强烈的负面反应。然后，他因这些想法而对自己产生了很多的自我评价，就像他父母在他表达嫉妒感时对他的批评一样。通过确认、心理教育（关于想法和情绪的本质）和正念训练，丹尼尔发展了自悯并能够从他自己的境遇中看到他的反应中的人性。一旦他能放下那些想法出现时他所感到的憎恨和自我厌恶，他就更少地被这些评价缠住，也更能对他人慈悲，包括他的挑剔的父母，并认识到他们的这些行为也是在面对他们自己的挑战性经历中习得的。无论我们经常出现什么想法，对我们自己认可和友善，这通常是松动那些拽着我们的想法以及我们对他人的评价的关键一步。

虽然我们前面在 ABBT 中没有描述有关智慧概念的内容，但这一整章我们已经尝试展示了 ABBT 如何允许我们的来访者进入他们的内在智慧并从中获益。Linehan（1993b）描述了使用正念培养慧心，这是一种平衡理性和情绪的视角，以促进适当的生活。类似的，我们将与内在体验培养一种慈悲和开放的关系，发展经验性意愿，有意识地选择正念和有意义的行动来作为智慧的重要方面。对内在体验的反应和纠缠的减少让人们理解他们所处的情境和自己的反应，然后以有意识的、与他们的价值相一致的选择进行回应。这些明智的行为是我们治疗的最终目的。

我们之前描述的几个方法会促进来访者的智慧的发展。心理教育通过展示焦虑体验、我们的情绪反应程度和导致持续痛苦的因素等，为理解人类的反应打好了重要的基础。这个基础是基于来访者自己的自我探索：通过监督他们的体验、正式和非正式的正念练习、经验性练习、价值澄清、在两次课程中间的生活中采取有价值的行为和治疗关系中的互动，等等。当来访者发展了他们的能力，带着慈悲面对他们自己的体验时，他们就越来越能与他们自己的内在智慧联结（而不是他们的反应或先入观念），并利用它们指导自己。就如 Andrew Olendzki 在其讨论佛教心理学时所说的，"自由意味着能够选择我们如何对事物进行反应。当智慧没有被很好地发展时，会容易被他人的挑衅所挫败"（2010）。我们的治疗方法帮助来访者发展他们的智慧，以便于他们获得自由去有意识地回应，而不是自动反应。

在关系中澄清价值

■ 请留出 20 分钟你不会被打扰并能舒适地做这个笔头作业的时间。在你所写的内容中，我们要你真正地放下其他，来探索你对这个主题的深层情感和想法。在开始前，你可能需要花几分钟时间来练习正念，以便于你能更开放地完成这个任务。

■ 当你写的时候，尝试让自己尽可能地体验你的想法和感受。想要将那些干扰的想法推走反而会适得其反，所以尝试让自己放下。将正念引入这个练习，以便你能接纳和允许任何你会有的反应，然后继续去澄清对你来说什么是最重要的。如果你想不出后面再写些什么，可以重复这个问题直到有某些新的想法出现。确保有 20 分钟写的时间。不必考虑拼写、标点符号或语法，只需写下任何出现在脑海中的内容。

■ 你也许会注意到，你经常会有关于为什么在关系中无法如自己所期待的那样的想法。这是自然的，我们将在其他时候探索这个障碍。所以，对于这个特定的练习，看你是否能注意到这些想法的出现，然后温柔地让你的注意力拉回到你想要什么样的关系身上，如果你不再有这个障碍，那你就能真正探索对你来说很重要的东西。

■ 选择 2～3 个对你来说很重要的关系。你可以选择实际的关系（例如，"我与我兄弟的关系"）或你想要的关系（例如，"我想要有个伴侣""我想要交更多朋友"）。简短地写下你希望在这些关系中是怎样的。思考你希望如何与他人交流（例如，你会有多开放或私密，多直接或间接地去表达你的需求或去回应他人）。思考你想从他人那里得到怎样的支持，以及你会给予他人怎样的支持而无须牺牲你自己的利益。也写下任何你在与他人的关系中所关注的其他方面。

与来访者一起工作培养智慧和慈悲，要求我们自己也培养智慧和慈悲（对自己和他人）。我们带着慈悲和好奇参与一个持续的练习，观察我们自己的反应和我们的来访者的反应，看到在他人身上表现出来的我们的人性。通过与我们的来访者分享这个过程，我们能从他们的智慧中学习，就如他们从我们的智慧中学习一样。

第十八章

抑郁

生命河流中的苦难

Paul Gilbert

虽然抑郁在严重性、长期性和起始年龄上会有很多不同的形式和差异，但其症状都是相似的。它们包括动机丧失、不能体验快乐，被笼罩在无望和悲观的乌云中。感到身体疲劳、易怒、恐惧，弥漫着不胜任感。抑郁的黑暗会让我们如此绝望和困住，以至于自杀看起来是唯一的解脱。不幸的是，抑郁体验是十分常见的；世界卫生组织估计，在世界范围内至少有 1 亿 2 千 1 百万抑郁来访者。根据抑郁的不同定义和社会背景，抑郁的人口患病率为 3% ～ 10%。而且，贫困群体会比富裕人群有更高的抑郁发作率。

我们也知道，抑郁并不仅仅是现代生活的产物，尽管现代生活可能会增加抑郁的概率以及其他精神健康问题（Twenge et al., 2010）。抑郁的传说甚至可回溯到我们最早的记忆（Jackson, 1990）。例如，《圣经》的章节有所罗门王受苦于黑色情绪的描述，他认为是因为他曾恨过上帝所以不被宽恕。我们也不必认为抑郁只有人类才会有，因为看上去很多动物也受到抑郁的折磨。它们当然也会表现出好像它们抑郁的行为，并且动物已经被用于非常多的关于抑郁的研究。

抑郁可以从很多视角去理解（例如，基因、生物化学、大脑状态、心理学和社会学）（Power, 2004），但没有一个能确切阐明如何发展必要的智慧来进入和连接这深层的心灵的黑暗之地。在这些努力中，我们会使用我们进化出的思考、推理、直觉的能力；我们甚至会使用客观的科学知识。带着慈悲的智慧，不是一套抽象的形而上的信念、志向或个人取向，而是来源于仔细地学习、分析和反思。我们对待身体疾病的方式是对其详细研究，发现它们的本质和什么能治愈它们。无数疾病和症状——从天花到疟疾，从糖尿病到大脑肿瘤——经过几个世纪的医学研究，科学已经揭示了它们的秘密。类似的，明智的慈悲的基础是理解和使用我们的大脑——一种独特的器官，能让我们基于那些早已逝去的想法、知识、发现和经验；理解自己和我们的外部世界。

所以，智慧不仅仅是知识——它是关于我们如何一代代建构知识并将其整合入一套价值观和一种存在于世上的方式中。如 Monika Ardelt（2003）所说，智慧是一个多面的概念，与认知、反思和情绪因素相关（见第一章）。首先是一种想要去理解的特征，一种对新事物的开放——寻求知识而不是依赖于传统或迷信。第二，智慧包括反思人类条件、人类本质的能力，努力解决复杂和矛盾（例如，死亡、衰退和痛苦等）。第三，智慧地回应让我们从不同视角考虑情境和培养一颗平静的心（正念），最小化投射和情绪反应并允许我们从经验中学习。第四，情绪对智慧的促进是基于慈悲和关怀，基于缓解我们和他人的痛苦以及促进幸福的愿望。Meeks 和 Jeste（2009）认为，智慧包括一种亲社会的态度和行为以及反思和知情的决策，这些特质被很多神经递质所支持，例如，多巴胺、5- 羟色胺、血管加压素和催产素（见第十四章）。无论用佛教心理学还是进化论应对在这一章中所描述的精神痛苦时，理解智慧的本质和功能都是非常重要的。

心的进化

虽然抑郁有很多原因，但它通常与我们对意义的寻求相关。掉入抑郁的黑暗中可能源于失去一位爱人、一次个人的失败、创伤、虐待或一个致残性疾病。我们寻求答案来解答"为什么这样，为什么现在，为什么是我。"我们赋予疼痛、创伤和灾难的意义，对于我们如何应对它们是重要的。对很多抑郁的人来说，这些问题的答案往往是自我聚焦的——认为是一些关于自我的东西而不是"事物的本质"导致丧失或失败。相反，佛教和进化模型强调发展更多客观的内省——一种从个人中后撤去认识和理解痛苦的普遍根源（见第四章和第八章）。

一个来自过去的有益于人类智慧的重要生物学发现是进化概念。进化提供了一个关键领悟：我们都是生命之河的产物——基因设计的生物，在进化时间中的这个时间点存在于这个世界。我们会从生物进化视角下的一个灵活的、非具体化的自我感（第十三章）或一个相互连接的而更少个体化的自我感（第十二章）中获益。

人类从数百万其他生命形式中脱颖而出，而其他大部分生命形式现在已经灭绝。我们的基因建构的大脑和身体反映了在哺乳类基本蓝图中的变化。我们的基因建立于动机系统上，产生欲望去形成对我们的父母和同伴的依恋；想去爱、被爱和有价值；想要保护和促进我们自己和亲属的生存；想要属于或被团体接纳（这反过来强化了部落的黑暗面和对外族的憎恨）。我们看到这些社会动机和欲望在整个世界上各个方面的行动化。荣格使用原型这个词来描述这些生命之河中进化的普遍心理体验。

基于我们的基因发育的大脑和身体能侦测并对威胁做出警觉、焦虑或愤怒的反应；对好的事物表现出愉悦；对挫折表现为失望和情绪低落。所以，就像很多其他动物一样，当我们面对冲突和障碍时会爆发愤怒和攻击；当危险出现时，焦虑会导致逃跑和回避；当我们被那些会让我们感到无法控制的重大丧失和压力所挑战时，失去参与世界的积极感受和能力（抑郁）会模式化我们的心灵。抑郁因此经常像幽灵般出没于很多生物的心中——它是大脑在逆境条件下防御性的停工的方式，来保持对威胁和丧失的注意（Gilbert, 1984, 1992, 2005, 2007b; Nesse, 2000）。所以，作为一个基本的防御策略，"抑郁"的能力早在人性出现前就存在了。

第二个基于这个基本的"我们如何被建造"的理解而出现的领悟是在我们的心中所发生的——我们的欲望的逼迫、我们的情绪的力量以及我们的情感的深度——并不是我们个人的设计，也不是我们的选择，因此也不是我们的错误。我们从没选择抑郁，它只可能是被制造的，因为进化已经将其设计为我们内在的一个潜在策略。我们的经验是，当抑郁的人真的理解心智的进化，以及为什么抑郁不是他们的错时，这些理解可以帮助切断与虚弱、不胜任或无价值感相关联的根深蒂固的羞耻和自我批评。因为抑郁经常会带来我们自己是有问题的感受——我们是不胜任的失败者、不被需要的、对他人来说是个负担，等等，因此我们就会进入黑暗状态。

第三个领悟是进化本身是非常痛苦的。我们发现，由于我们基因的定向和指导从而导致自己处在了这个境地，我们容易产生多方面的疾病，包括来自基因的脆弱性、病毒、细菌、寄生虫以及我们异常脆弱的身体的损伤。虽然证据显示病毒对于进化过程是非常重要的，因为它们能创造基因突变，但它们导致的疾病也会给我们及我们所爱的人带来严重的痛苦和功能损伤。结果是，我们为了繁殖而进化（也是通过繁殖）——通过代际重复基因。我们不是为了快乐而进化，而是为了应对生存和繁殖的挑战（Buss, 2000）。

尽管事情会进展顺利，我们会逐渐成长、进入壮年，然后慢慢衰老和死亡。我们并不希望我们的衰老过程是在痴呆或其他一些消耗病中延长，我们愿意自然衰老，因为那是所有生物的自然规律和命运——一种我们没有选择的生命过程。就如电影《银翼杀手》（*Blade Runner*）和《月球》（*Moon*）中的情节，我们开始认识到，虽然我们感到独特和个体化，实际上我们是我们父母的克隆品，来自他们提供的基因模板并被我们的社会经验所塑造。我们不得不理解这异常短暂、痛苦的现实：我们诞生于已经进化了上百万年的遗传物质，带着一个能够创造一种怀有迫切的想要继续没有痛苦的生活和发现意义的愿望的具有自我感的大脑——然而，我们知道我们注定会衰老和死亡。

很多人开始相信，快乐不在当下而在下一刻（McMahon, 2006）。很多人也认为，痛苦、灾难、无常和脆弱的存在现实是如此难以忍受，所以我们不断逃离它们，所以，我们专注于成就——确保我们和我们的孩子有安全感的职业；赚钱不必为下一顿饭担忧；住在一个舒适、温暖、不漏雨的房子里；支付得起医疗保险来保护我们（至少有时候）避免疾病的痛苦。我们也知道，作为一种进化的社会物种，我们能从与他人的关系中获得很大的安慰（Cozolino, 2007）。事实上，从我们出生到死亡，在我们面对生活的痛苦现实时，从他人那里得到的爱、友善以及支持等对我们的身体和心理健康都有巨大的影响（见第一章和第八章）。然而，在其他时候，我们会觉得无法实现我们的目标、感到被误解、批评或社会孤立。在我们的头脑中，我们会自我批评甚或自我厌恶，而不是自我安慰。在这些情况下，我们会很容易陷入抑郁状态。

三套情绪管理系统

抑郁是一种大脑状态（Gilbert, 1984, 1989, 1992, 2007b），所以，

知道大脑状态是如何在神经生物学层面发生的，会帮助我们更好地理解它们并发展和培养作为抑郁的强力解药的慈悲和智慧的健康品质。三种情绪管理系统在积极和消极的大脑状态中扮演了重要的角色（Depue & Morrone-Strupinsky, 2005）。每种系统都有其特殊功能、特定的触发因素和结果。这三种情绪管理系统（见图18.1）是：

1. 危险侦测和回应系统
2. 驱力，资源寻找，成就，激活系统
3. 满足，安抚，亲和系统

下面将描述每个系统。当然，系统会比这更复杂，会持续互动产生混合的感受甚至是冲突的感受。例如，一个人可能非常想去接近一个潜在的性伙伴并约会，但也担心被拒绝。这些情绪之间的平衡将决定交配游戏的情感色彩，甚至可能会阻碍尝试。

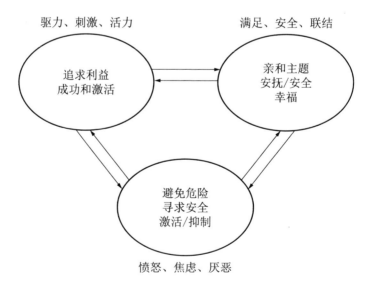

图18.1 三个主要情绪管理系统之间的互动

威胁系统

最基本的系统，也可以说"我们的出厂设置"，是我们的威胁系统，其目的是保护我们。虽然存在各种变形，但我们依然能绘出它在进化过程中的基本设计和结构，并在老鼠、兔子和猴子身上识别出相似的应对威胁的大脑机制（LeDoux, 1998; Panksepp, 1998）。这个系统的一个主要区域是杏仁核，能非常快速地应对威胁或挫败信号——经常在意识思考出现前。这个威胁系统转移和聚焦注意力、激活防御性情绪（例如，焦虑、愤怒）和产生防御行为（例如，战斗、僵化或逃跑）（LeDoux, 1998）。相对于正性刺激，我们会更迅速地侦测和对威胁做出反应；相对于积极事件，我们更容易记住痛苦的事件（Baumeister, Bratslavsky, Finkenauer, & Vohs, 2001）。假设你去一个商场，有9个店员都很友好而有一个却比较粗鲁，可能你会记住并和你的伙伴谈论以及反复思考这个粗鲁的人——而不顾你遇到9个（90%）友好的店员这一事实！这就是威胁系统的本质——它非常容易让我们去关注威胁我们的事物，陷入聚焦于威胁的冥思苦想的旋涡中。

正是威胁系统让我们一贯地卷入精神困难中（Gilbert, 1989, 1993），而陷入抑郁的人尤其具有敏感性。早年的恐惧体验，特别是那些与虐待相关的，会对威胁处理系统产生一个永久的影响，增加在以后生活中的抑郁风险（Bale et al., 2010）。我们也知道，抑郁与对威胁主题的冥思苦想模式相关——它持续刺激威胁系统 Cheung, Gilbert, & Irons, 2004; Watkins, 2008）。所以，基因和早年的习得反应会让我们的大脑高度关注潜在的威胁，并容易陷入压力和抑郁中。

驱力和成就系统

抑郁不仅是感受到威胁和压力，它也涉及失去积极情绪和希望，有时候这被称为快感缺失。这个状态因两个因素而比一般想象得更复杂。快感缺失不仅和不同的概念相关（例如，失去驱力和动机，这与失去积极感受，如乐趣不同），而且我们也有两种不同类型的积极感受和情绪系统。这两套系统之间的区别对于和抑郁的人一起工作以及理解慈悲的缓解作用是非常重要的。

Depue 和 Morrone-Strupinsky（2005）区分了驱力、寻求资源、成就和激活系统与满足、安全、亲和及安慰系统。驱力系统主要与多巴胺相关，会被预期和实际的奖励所激活。例如，如果我们彩票中奖成为百万富翁，可能我们会有点温和的轻躁狂（与多巴胺激活相关）、奔逸的想法、激动的状态和难以入睡——至少持续一两天。相反，失败、挫折和失控的压力会耗尽多巴胺，让我们感到耗竭以及无法感觉和预期快乐（见 Gilbert, 1992, 2005, 2007b）。

很多文献讨论了西方社会是否在过度刺激多巴胺系统，比如，越来越持续地关注对成功和占有的需要、宣扬出名的媒体和功利、竞争的电脑游戏——所有这些都导致压力和耗竭感（Pani, 2000）。在过去的 30 年，西方社会表现为以牺牲合作和群体建设为代价来强化自我推销、自我实现和成功等外在目标，而近来社会群体的精神健康有明显恶化的迹象（Twenge & Campbell, 2009）。这些发现清楚地说明，个体的健康状态是与社会和文化价值、话语和结构相关的。

当个体认同这一状况而将自己看作无价值、不胜任或是失败者时，其抑郁会变得越来越严重。感觉自己在某方面失败了和将自己看作一个失败者是不同的。这一状态会打开与失败或无能为力相关的记忆，也许来自虐待或被贴上不胜任、无用或坏人的标签。

满足、安全和亲和系统

满足系统主观上与驱力系统是相当不同的。它提升与幸福、平和和宁静相关的积极情绪。这个系统与神经肽相关，尤其是催产素和内啡肽（Carter, 1998; Depue & Morrone- Strupinsky, 2005）。很多智慧传统关注发展一颗满足和慈悲的心（Hofmann, Grossman, & Hinton, 2011）。这个关注点与西方强调斗争和实现的竞争价值观（评价、评估和等级化自己和他人）完全相反。但这不是一个没有志向的心，而是对如何投入那有追求和志向的驱力系统保持谨慎和觉察。

最近的研究显示，内啡肽和催产素系统（看起来会增强满足、安全和幸福的感受）在哺乳类的依恋和社会隶属的进化中被调节（Bell, 2001; Depue & Morrone-Strupinsky, 2005; Wang, 2005）。事实上，感觉被爱、被关怀和被支持可能是我们满足和幸福的一个最重要的来源（Mikulincer & Shaver, 2007）。另外，这些社会隶属体验在管理我们的危险感时会扮演一个基础角色。同样，哺乳类幼体依恋行为的进化（婴儿紧跟在父母身边，以及父母保护和管理婴儿的需求和身体状态）的特点是交感神经系统和副交感神经系统调节上的重大变化（Porges, 2007）——伴随着神经递质催产素重要的进化角色。

现在有有力的证据显示，催产素能促进依恋行为以及激发人们信任和亲和的潜能（Carter, 1998; MacDonald & MacDonald, 2010）。当一个婴儿、儿童或成人在痛苦中时，身体爱抚会刺激催产素和内啡肽系统，平抚痛苦。如果这在童年可以反复获得的话，这个爱抚过程会稳定地刺激相关神经生理通路的生长，这些通路对我们管理情绪和心情以及发展一个不会在挫折和失败的重压下崩溃的积极自我感的能力有重要影响（Cozolino, 2007; Siegel, 2001）。这个内啡肽—催产素系统（与帮助我们感到安全的幸福感和联结感相关）也会增强与禅修和超验状态相关的极乐和联结感（Coxhead, 1985）。亲和体验会利用它们对威胁和压力状态的有力影响，通过在杏仁核中的催产素感受器下行管理威胁反应（Kirsch et al., 2005）。从出生到死亡，他人的友善都会对我们的大脑和身体有重要的影响（Cozolino, 2007, 2008）。自我友善也是相同的，相对于自我批评或自我憎恨

（Neff, 2003a, 2003b, 2011b）。

虽然上千年来人类已经理解友善的重要性，但直到最近我们才开始明白，我们的大脑在生物层面就被设置成需要友善来最佳地运作。我们是一种身和心被设计成侦测友善并会在生理上对友善做出反应的物种（Gilbert, 2009a; Mikulincer & Shaver 2007; Wang, 2005）。所以，将慈悲和友善看作华而不实是不科学和不明智的。虽然人们有各种害怕去展现和表达慈悲（Gilbert, McEwan, Matos, & Rivis, 2011），但来自生物、心理和社会的研究的科学证据证明，慈悲对我们的身、心和人际关系存在有力的影响（Carter, 1998; Cozolino, 2007; Wang, 2005）。

抑郁

基于我们的三个情绪管理系统来看抑郁，我们知道，抑郁的人增强了威胁处理（例如，他们更容易体验到焦虑、愤怒、过敏和恐惧）而削弱了两种积极情感。当驱力系统被调低时，我们会体验到一种内在迟钝、动机丧失和降低了的享乐、向前看或对事物感到激动的能力。食物、性和节假日会被看作无意义的或太费力的。世界变得灰暗和无生气。当处在深度抑郁中时，我们会感觉充满恐惧，每天早晨醒来就懊悔。我们会觉得像是一个不胜任、被击溃的失败者。

当安抚和亲和系统被调低时，我们会将自己体验为是与他人分隔的、没有联结的、孤独的、不被爱和不被需要的，难以感受亲情和理解。就好像有一种障碍存在于我们和他人之间。甚至可能存在多种对应于不同系统（失败或失去连接）的抑郁类型，当然，这些系统的混合是非常微妙的。

大脑可能的抑郁状态已经通过进化在我们身上得到了建构。那不是我们的错——通过慈悲地注意这个无罪，我们就能学会不去认同这些精神状态。就如水可以被染成蓝、黄、绿等颜色，但水不是颜色。所以，这只是抑郁的大脑状态，所有的身体感受和自我评价系统都只是它的一部分。这些可以与自我的本质分开——体验者可以和体验分开。

冥思苦想的心

从生物学的视角去看内心如何进化以及神经系统如何运作，这会让我们在陷入抑郁时更智慧一些——能以一种透视的方式看见我们的精神过程。抑郁的大脑状态包括冥思苦想（反刍式思维）、悲观地看待未来和自我评价。这些过程通过思考压力事件、进行自我批评或自我贬低式的评估而持续激活威胁系统。我们的自我意识会激活、保持甚至加重和放大基本的防御反应：焦虑、愤怒或抑郁。就如我们的性幻想会刺激脑垂体为中介的生理唤起，导致我们身体产生变化一样，我们对自我批评或无望的想法的关注也会以某种方式刺激我们的大脑。我们的思考、幻想和冥思苦想会影响我们的三个情绪管理系统之间的平衡和关系。人类能在自己头脑中创造世界——我们生活其中——这种特性会通过刺激基本的进化了的生物系统而将我们的心陷入痛苦中（Gilbert, 2009a, 2010c; Siegel, 2010a, 2010b）。

在治疗中发展慈悲和智慧

慈悲会从这些领悟中出现：我们认识到自己都陷在生命的河流中，顶着一个我们无法选择并拥有一些非常痛苦的精神状态的大脑。这绝对不是我们的错——我们天生有时候会感觉糟糕。当一位来访者真正能深刻理解这个基本现实时（这可以通过治疗师在适当的时候温柔地重复一个柔和、缓慢的声音"这不是你的错"来促进），来访者经常会卸下挣扎和抱怨，并泪流满面。

认识到我们是进化过程的一部分也能发展智慧；我们是内置程序和社会条件的创造物。我们每个人在不同的环境下会形成一个不同版本的自己。我经常对我的来访者说下面的话："如果我被修改出身成为墨西哥贩毒集团的一员，我现在可能已经死了，或杀了人，或在狱中，或非常富有。这是一位年轻男性在那些环境中可能会走的一些路。Paul Gilbert——一位研究慈悲聚焦疗法的心理学专家——将不再存在。"

慈悲聚焦疗法

基于这一背景下的慈悲聚焦疗法（Compassion focused therapy, 简称为 CFT; Gilbert, 2000, 2009b, 2010a, 2010b）教授人们这三个情绪管理系统。这个方法的第一步是通过建立一个生活历史的叙事去发展一个构想来理解当下的问题。第二步是，我们对关键的外在威胁（例如，社会关系）或内在威胁（无助、烦恼、反刍式思维或可怕的感受和记忆）进行工作。另外，治疗师尝试刺激驱力系统，来帮助来访者更多地参与到他们的生活中并增加活跃度。然而，从慈悲聚焦疗法的观点来看，因为安慰和亲和系统是如此基本，所有干预都本着慈悲、友善、鼓励和支持的精神——很多抑郁的人，尤其是那些处在高度自我批评和羞耻感中的人，对此格外敏感（Gilbert, 2007a, 2010b）。

慈悲聚焦疗法尤其关注一个人努力康复时的情感基调（feeling tone）。那些使用认知方法的治疗师会建议来访者，负面的想法只是理论上的，可以通过换一种想法，以不同的角度或想象对处在相似情况下的一位朋友说些什么来进行检验。专注疗法（Attention-focused therapies）更多地会从佛法的位置去培养正念——教我们如何更善于观察而无须评判我们的想法，不过分认同它们的内容或情感（Allen & Knight, 2005; Williams, Teasdale, Segal, & Kabat-Zinn, 2007）。而在慈悲聚焦疗法中，会更多地关注考虑替代性想法时的情绪体验。例如，对于一个想法"为什么我躺在床上，因为我抑郁了，但起床也许会帮助我感觉好一点并帮助我行动起来"，可以以一种中性的、实事求是的方式呈现，也可以以一种相当攻击性的方式呈现（"快点，起床，你这个懒人！"），也可以一种真正温暖和慈悲地理解抑郁的困难以及友善地鼓励来对待。在慈悲聚焦疗法中，关注点是友善和有帮助的关注、思考、感受、想象、感官聚焦、动机和行为；重点要强调的是在任何互动中感受友善和关心的意图。

慈悲聚焦疗法基于进化的依恋和亲和过程，因此一位慈悲的"他人"会提供一个安全基地来安慰、平抚威胁和痛苦的反应（就如一位母亲会给孩子提供的）、促进探索及参与外在和内在世界（Feeney & Thrush, 2008）。类似的，创造一个内在的自我慈悲感也会创造一个安全基地来作用于痛苦的感受和记忆。这对于总是回避情感的人尤其重要，因为他们很难不被淹没或不进行对抗地去考虑感受。这个困难是与共情（理解自己和他人的感受）和心理化/元认知（能够考虑自己和他人的行为的意图、愿望和信念）问题相关的（Allen, Fonagy, & Bateman, 2008; Lysaker, Gumley, & Dimaggio, 2011）。很明显，这个困难会干扰正念和发展慈悲的领悟与智慧。

慈悲地与一颗抑郁的心工作

慈悲聚焦疗法中的练习被设计为：（1）创造一个内在的与安慰系统相连的"安全基地"；（2）增强我们的心理化能力；（3）帮助我们应对困难的感受。我们主要使用慈悲想象和专注。想象对我们的生理会有很大的影响，甚至超过语言（Stopa, 2009）。在慈悲聚焦疗法中，想象涉及很多维度，这将会在下面加以描述。

发展内在的慈悲的自我

这类练习的目的是创造一种"慈悲的自我感",就像演员在他们尝试进入某个角色时所做的。这里,个体聚焦于慈悲的关注、思考、感受和行为。这种聚焦为考虑情绪挑战提供了新的视角——一种与"愤怒的自我"或"焦虑的自我"相当不同的视角。发展慈悲的自我的一个方法如下:

■ 以一个放松的姿势,开始温柔、有节律的呼吸,比平时更多一点地关注于呼气,允许我们的身体慢下来。

■ 现在,想象你自己是一位非常慈悲的人。考虑如果你是一位非常慈悲的人你所拥有的所有品质——然后想象你拥有它们。就像一位演员那样,回忆你曾经对某人友善的时候,然后让自己成为那个人,从姿势、表情到情感。

■ 现在,想象你自己是智慧的;将感受聚焦于自己身上——你知道所有人都在努力变得快乐,我们并不能完全控制发生在我们身上的事,我们无须为我们人性的脆弱而受到责备,以及"我们都只是在这里发现我们自己"(被进化的潮流推到了这里)。

■ 想象你自己带着由这种认识所升出的自信、力量和自主性。聚焦在这自主和自信的感受上以及你自然出现的缓解你和他人的痛苦、促进你和他人的幸福的愿望。

■ 回想这种心的状态和自我感。

■ 花些时间去联结,并努力感受和成为你那慈悲的自我。

将慈悲流向他人

这类练习在上面的练习之后进行——在我们已经学习了唤起一

个慈悲的自我之后。这里的关注点是体验对他人的慈悲以及这种感受如何能导致联结和安全感。例如：

■ 想象一个会让你自发地微笑的生命。这可以是一个可爱的儿童、一只宠物或是你的好友。

■ 记住我们是多么脆弱的生命——都一起处在这种生活中——处在压力、受伤和不幸中。

■ 与你的慈悲的自我联结，然后将温暖的感受引向一个你爱的人，愿他快乐和摆脱痛苦。聚焦于这时候出现的积极的感受，如果有的话，为其他人的快乐感到喜悦。

■ 当这温暖而善意的感受流过你的身心时，扩展你的善意到其他你所认识和爱的人身上。

■ 如果你愿意，你甚至可以开始将其他人纳入你的慈悲的范围内，包括那些你见过但并不认识的人。

■ 享受对他人慈悲的感受。

你最终可能想要发送祝愿给那些在某些方面对你来说具有挑战性的人。这是一个更高级的练习，在慈悲聚焦疗法的早期阶段不太会用到。这与传统的慈心禅有相似之处，但也有不同（Germer, 2009; Salzberg, 1997）。然而，你需要练习，努力创建一个慈悲的心态。记住，重要的是专注和意愿；感受状态也许会起起落落。

让慈悲流入自我

这里我们将心聚焦于接收来自他人的善意，感受当我们成为慈悲的接收者时升起的放松和安全感。我们会回忆一些他人对我们友善的时刻或事件。在另一组练习中，我们会聚焦于创造和想象一位理想的慈悲者。

> - 在你心里创造一位理想的慈悲的人的形象，他具备无条件接纳、温暖、沉稳的力量和智慧等品质。不必考虑人性的不可靠性，只需考虑适合你的年龄、性别和养育性质。关键是唤起一位充满了慈悲的人的感觉，外在的身体特征并不重要。
> - 现在，将你的注意力转向这位理想的慈悲者所拥有的智慧——感受他的力量、友善和完全的对你的幸福的承诺。感受一下，在知道你现在生活中所面对的挑战后，你的理想慈悲者会对你说些什么，或者他会与你有怎样的联系？

这个练习类似于藏传佛教中利用慈悲的佛陀图像［观音菩萨（avalokitesvara）；在藏传佛教中称为 *chenrezig*］按照规定进行的练习（Vessantara, 1993）。虽然有不断增加的证据显示练习慈悲心（包括悲心观想）可以产生明显的心理（Fredrickson, Cohn, Coffey, Pek, & Finkel, 2008）和神经生理（Lutz, Brefczynski-Lewis, Johnstone, & Davidson, 2008）的效果，但研究还需去探索创造一个人自己的慈悲影像与充满文化重要性和意义的传统影像的区别。

很多基于想象的治疗使用与上面类似的练习（Frederick & McNeal, 1999）。在慈悲聚焦疗法中，慈悲形象的工作点是刺激与这图像相关的大脑系统。在这里是安全／安慰系统。其他类型的想象以它们独特的方式影响身心，例如，想象一幅性感的图像或一幅吓人的图像。我们如何引导我们的注意力并将之导向哪里对我们的幸福会有重要的影响。

对自己慈悲

在克服抑郁的过程中，一个关键的挑战是从自我批评（甚至自我憎恨）切换到自我理解和自我慈悲。一种练习的方法是，首先唤

起"慈悲的自我",接着想象用心、眼看着自己并尝试发展一种对抑
郁慈悲的感受。然后当你这样做时,说"愿你快乐,(说你的名字);
愿你脱离痛苦,(你的名字);愿你恢复活力,(你的名字)"。

我们也能利用慈悲的自我来与我们的困扰部分工作,例如,"愤
怒的自我"、"焦虑的自我"、"自我批评的自我"或与他人有关的困
难记忆和情景(也见第十三章)。下面是一个例子。

- 进入你的慈悲的自我,停留一会儿。
- 现在聚焦于具有挑战性的方面——关于你自己的或其他某个情景。例如,可以是你感到焦虑或愤怒,或处在与他人的冲突中。想象一下焦虑、愤怒或处在冲突中的你;注意你的样子和表情,你怎样说以及你想要怎样行动。
- 现在,看着这样的你,好像用你的慈悲的自我在看,将慈悲导向这困扰的你的部分。带着你慈悲的自主、智慧和关心的感觉,专注于发送慈悲来帮助你那焦虑、愤怒的部分或你的冲突。
- 注意那部分对你的持续的慈悲是如何反应的。
- 如果你开始陷入困难情绪,你只需回到缓慢、有节律的呼吸上,然后重新将你的注意力聚焦于你的慈悲的自我一段时间。

这种自我慈悲练习做起来可能会很困难,尤其对于抑郁症患者。
无价值和恐惧感可能会出现,通常是负面的核心信念,这在童年时
期被内化来保持与重要照顾者的联结。然而,通过逐步地暴露于真
诚的慈悲意愿和期望,这些情绪障碍会被认识和转化。

慈悲聚焦疗法利用"安全基地"(一种慈悲的心的状态)来体
验和脱敏困难情绪。然而,强烈的情绪或创伤记忆会是具有淹没或
创伤性的。慈悲不是要抚平困难体验,而是通过发展鼓励和支持来
应对可怕和淹没性的感受。这类似于古代佛教练习"喂你的心魔"

（Allione, 2008）。Germer（2009）提供了一个极好的练习方式在治疗背景中发展自我慈悲，首先使用正念来安全地稳住觉察，然后转入慈心禅（也见 Allen & Knight, 2005）。

再谈智慧和慈悲

现在，我们知道我们的感受和情绪深植于进化了的大脑中——我们的大脑不是由我们设计的，而是在生命的流动中形成的。我们思考和感受的倾向是基于存活和基因复制的进化目标，而不是快乐。通过智慧之镜，我们会明白，愤怒、焦虑和抑郁与我们基本的大脑设计相关，但它们不是"我们"。我们产生这些情绪和心情的能力绝对不是我们的错。然而，我们并不是无助的。正如这本书所证明的，来自东方和西方的智慧与慈悲练习可以帮助我们有效地应对进化和社会所塑造的我们的心灵，来增强我们的幸福。

基于内省和练习，我们能影响我们的心灵模式。智慧的慈悲让我们充分地参与正性和负性体验，而不是认同它们。有时候我们的勇气和感到与他人联结的能力丧失了，希望之烛摇曳，但幸运的是，我们可以训练对自己和他人的慈悲，因而刺激情绪系统来对抗我们失去的积极感受。所以，看上去大自然已经让慈心成为一种有效的愈合剂了。

第十九章

与创伤工作
正念和慈悲

John Briere

过去永远不会消失，甚至不曾过去。

——William Faulker（1951/1975, p.80）

如佛法所说，生活的快乐满足与痛苦失落是交织在一起难以分开的。一些人的遭遇是非常有伤害性和破坏性的：很多儿童被虐待、不被爱或被抛弃，很多成人遭遇灾难、战争或攻击。事实上，在北美超过一半的人在他们的生命中会遭遇一件或多件重大的逆境事件（Kessler, Sonnega, Bromet, Hughes, & Nelson, 1995）。那些更极端的体验被称为心理创伤，尽管创伤的分界线在某种程度上是武断的。

创伤反应

当一个创伤事件或丧失足够巨大时，它将人推入一种应激状态，激活与生存相关的生物系统，让人产生很大的焦虑，往往会缩小意识到即刻的生存上（Charney, Friedman, & Deutch, 1995; Siegel, 2005）。与创伤相连的情绪、认知和身体感觉形成了记忆，这些记忆能够以闪回、侵入性想法、痛苦感受和其他创伤后应激的形式被触发和释放（Briere, 2004）。在一些案例中，这些记忆会持续被激活，导致慢性焦虑、抑郁或愤怒。创伤也会破坏我们大多数人拥有的一些假设：关于我们自己、我们的安全、未来和有时候他人的好意的假设（Foa, Ehlers, Clark, Tolin, & Orsillo, 1999; McCann & Pearlman, 1990）。最后，创伤会涉及存在冲突（existential confrontation）。一次强奸、心脏病发作或创伤性丧失会撕裂一致性现实（consensual reality），导致被影响的人感到完全孤立，难以改变，被生命和幸福的脆弱感所淹没。

面对淹没性体验，可以理解很多创伤幸存者会倾向于回避那些与创伤事件相关的想法、感受和记忆。在西方文化中，人们倾向于将扩大的悲伤和害怕病态化、谴责受害者，并鼓励在面对痛苦体验时情感麻木和外化（externalization）。结果，受创伤的个体会进入长期的压抑想法、感受、记忆或行为状态，例如，物质滥用或对自己和他人采取伤害行为（Briere, Hodges, & Godbout, 2010）。这些反应经常与进一步的痛苦联系在一起，因为他们不仅产生额外的问题，而且降低了处理和容纳痛苦的程度。

人类的慈悲，就如创伤本身那样古老，它会有助于处理这些问题。在这一章里，我将探索慈悲在治疗创伤中的角色。我认为，无条件的关注、共振和接纳，以及治疗师对自己和来访者的整体正念觉察，可以提供新的体验来支持情绪和认知层面的创伤处理。

创伤治疗

西方的临床治疗师一般将与创伤相关的记忆和情绪、负面的自我归因以及防御性的回避策略作为心理障碍的症状，对此已经发展出一系列治疗方法，包括暴露疗法（Foa & Rothbaum, 1998）、认知疗法（Resick & Schnicke, 1993）和关系疗法（Pearlman & Courtois, 2005）。前两个疗法已经显示可以改善来访者创伤记忆的情绪和认知处理技术，从而减少他们的困扰和痛苦，并降低他们的回避反应倾向。后面的关系疗法，注重在处理创伤后障碍中的治疗关系，尤其是治疗性共振和非评价。所有这三种疗法明显存在重叠：暴露疗法通常包括认知处理（Foa & Rothbaum, 1998），认知疗法通常包括暴露（Resick & Schnicke, 1993），当暴露疗法和认知疗法共同存在于一个积极的治疗关系中时可以最有效地工作（Cloitre et al., 2010），关系疗法隐含情绪和认知处理（Briere & Scott, in press; Fulton & Siegel, 2005）。

有趣的是，对心理治疗结果研究的文献的一个主要发现是，积极的治疗关系和共振的治疗师可能是最有效的治疗成分——经常超过某个特定干预方法的效果（Lambert & Barley, 2001; Martin, Garske, & Davis, 2000）。事实上，这显示出这些治疗师的态度和特征——最先被罗杰斯于几十年前所描述——在治疗创伤个体中有特定的作用（Cloitre, Stovall-McClough, Miranda, & Chemtob, 2004）。

慈　悲

慈悲和非评价的态度已经从至少两种不同的角度被描述：一个角度是关系治疗，另一个角度是灵性或禅观维度，包括（不仅限于）佛教心理学。这些方法已经在最近的几十年中被合并，尤其是佛教的原则和训练已经被整合入世俗的心理干预方法中，例如，从精神分析（Bobrow, 2010; Epstein, 2007）到认知行为疗法（Hayes, Follette, & Linehan, 2004; Segal, Williams, & Teasdale, 2002）。

从佛教观点来看，慈悲可以被定义为非评价地觉察和识别他人（以及自己）的困境和痛苦，并感到想要减轻痛苦和增加幸福。虽然一个相似的概念共情，体现了对来访者的体验和困难表达理解和认识，但慈悲包含一个积极的情绪状态：包括无条件的关心、友善和温暖的感受（见第一章）。

当被引入西方的心理治疗后，慈悲经常被看作基于正念的——时刻对内在体验和即刻的环境保持觉察，接纳和不带评价（见第二章）。正念觉察帮助治疗师保持一种非寻常的与来访者一致的水平（Germer, 2005c; Morgan & Morgan, 2005），也让他更好地理解自己的想法、感受和反应的主观属性，所以，在他们进入明显的反移情评价和行为前，他们能采用更适当的视角（Briere & Scott, in press; Shapiro & Carlson, 2009）。这些可以习得的以友善、爱和非反移情的态度聚焦于来访者的能力结合在一起，同时感受、传递接纳和非评价。对于创伤幸存来访者来说，去充分地处理他的历史和痛苦，同时认识自己的内在价值和能力，可能是极其重要的——即使不是必须的。

对创伤幸存者的利益

虽然慈悲的态度确实对每个人都有积极效果，但研究表明，它对创伤幸存者的影响尤其值得注意。创伤，特别是人际受害者，经常导致与他人关系的疏远、预期进一步被虐待和其他在正常的人际联结和关系上的破坏。因为慈悲的态度鼓励再次发展这些联结，所以它可能是非常有用的，即便有时候难以被来访者接受（Gilbert, 2009b）。关于慈悲对创伤人群的实证研究文献和相关讨论还相当少（Gilbert, 2009a, 2009c）。这一章其余部分将利用一些慈悲文献和我的临床经验，来讨论经常观察到（但没有被充分讨论）的治疗师关心、共振的反应与来访者的康复的关系。我们将尝试展现治疗师的慈悲态度对创伤来访者的直接影响，以及间接的来自治疗师的增强的临床有效性的影响。

直接效应

如之前所提到的，创伤幸存者经历了一件或更多件改变了他们随后对自己、他人和世界整体体验的事件。这种事件往往产生于非一般人会遭遇的害怕、恐惧或无助（American Psychiatric Association, 2000）。例如，虐待或强奸引发的恐惧会强烈改变幸存者的现实感，将他们推入一种极度恐惧、无法控制的痛苦记忆和彻底改变的对他人和未来的预期的意识状态。与极度创伤相关的痛苦可能会也可能不会随着时间而缓解，但幸存者往往会被当下环境中相似的现象重新唤起创伤体验。在这种方式下，对恐怖记忆的高度敏感性意味着如 Faulkner（1951/1975）在另一种背景下所说的——"过去永远不会消失，甚至不曾过去"。

虽然与创伤相关的持续痛苦会被看作心理障碍的证据，但某种程度上幸存者的痛苦并不仅仅是来自扭曲的现实感，而是他们的担心确实会发生。酷刑受害者知道权威人物能做什么，强奸受害者无法忘记某人的侵犯和破坏能力，乱伦幸存者或被殴打的女性切身认识到，一个人会以一种据说是爱的关系造成多大的伤害。因此，与创伤相关的观点和预期并不总是歪曲的理解；它们可以是更准确的——尽管经常过分概括化——纠正了之前关于世界本质是友好的信念。而且，幸存者的对创伤相关的痛苦的不充分和临时的应对方式（例如，否认、物质滥用或自我伤害行为）会让他们感觉好一些；他们不是不合逻辑的，甚至也许不是病态的，而是应对表面看不见的但内在充满淹没性体验的反应（Briere, 2002）。这是好消息，因为它表示幸存者的"适应不良"行为是基于现实的，体现了问题解决和适应性，因此是对新知识的可能反应。

情绪加工。关心的、抗创伤的关系引发的强烈情感影响已经被很多理论和临床学家所讨论，包括动力学背景专家（Fonagy, Gergely, Jurist, & Target, 2002）和创伤专家（Courtois, 2010; Dalenberg, 2000）。一般认为，由于治疗关系表面上与最初创伤经历的相似性（例如，咨访关系的明显不平衡性、治疗师的性格或易受攻击的可能性），会激活来访者与创伤相关的记忆、关系图式和条件反射性的情感反应。

一旦这些现象被引发，在当下关系中完全不同的慈悲和安全感体验会有助于弱化与之前创伤相连的痛苦情绪。这种情绪的处理可以通过多步骤的过程进行：（1）治疗师可见的、持续的、不变的关心激活了来访者天生的依恋系统，该系统对来自重要关系角色的爱的态度敏感并被激活（Bowlby, 1988）；（2）激活生物层面的自我安慰环路，它向下调节活跃的威胁性认知系统（Gilbert, 2009b）；（3）导致最终的反条件反射作用（counterconditioning）和与创伤—回忆刺激（trauma-reminiscent stimuli）相关的经典条件反射的焦虑的消退。事实上，慈悲的焦虑/减压效果会超越创伤处理，扩展到对神经生物学层面的影响（Lutz, Brefczynski-Lewis, Johnstone, & Davidson, 2008）。

认知加工。慈悲也可以在认知层面上工作，给创伤幸存者提供新的信息来更新他的假设和相关行为。通过提供无条件关注、接纳、留心觉察和共振，慈悲的治疗师成为来访者内在创伤的对抗者——即使不是解毒药，也有助于幸存者的感知和反应系统的改变。治疗关系本身成为一种非言语的认知疗法工具，增加了过去和现在之间的差异的觉察。之前其他人是伤害、侵犯或拒绝，现在治疗师是积极支持、关心和接纳；之前是威胁和暴力，现在是安全；之前幸存者被暴露于混乱和强烈的负面情绪中，现在治疗师在传递稳定、平静和非自我中心的爱的态度。

虽然幸存者倾向于回避人际依恋，但由于我们作为社会生物的进化产物（Gilbert, 2009b; Schore, 1994）和他们之前的个人剥夺结果（Bowlby, 1988），所以他们必然需要这些。幸存者被卡在困境中：回避和孤立可以保护他们免遭亲密背景中的伤害，然而，这样的行为和空虚、孤独及抑郁相连，会影响与关系相关的自尊和幸福（Cacioppo & Patrick, 2008）。在来访者能承受的水平下，通过示范关心、积极关注和一种联结的意愿，慈悲的治疗师成为创伤课程的一个例外。例如，相对于遭受性虐待的女性的父亲或暴力配偶，男性治疗师会被看作一位喜欢和关心她的人，但不会剥夺或侵犯她，且事实上是没有危险的。如果这样的预期存在（并非所有男性都是侵犯者），那么来自过去恐怖经历的结论就会被初步地修改和限制。

很多人际创伤的幸存者在受害背景中被贬低、拒绝或羞辱，因此，他们开始相信他们必然是不被接受或应该受到虐待的（Briere, 1992; McCann & Pearlman, 1990）。幸存者的与创伤相关的反应（例如，创伤后应激、抑郁或关系问题）和应对策略（例如，物质滥用或解离）也经常会在社交中被激活，导致他们被看作有病或不好的。幸运的是，治疗师的非自我中心的对创伤幸存者的接纳可以显著地影响这些困难。当治疗师通过行为和话语传递无条件积极关注和关心时，幸存者有机会经历与创伤不同的体验，因此逐步削弱负面的关于自己与受害相关的结论。例如，假设自己是不好的、必然被他人排斥的羞耻感——这种反应倾向会在治疗的慈悲和接纳背景中降低（Gilbert, 2009b）。当幸存者的历史和创伤后反应被逐步表达、正常化和接纳后，来访者会被更少评价为不被接纳的，因此更少地保密与回避——最终导致更多的认知和情绪加工。

在这个背景中，接纳可能包括两个部分：一个是治疗师对来访者的可看见的非自我中心的接纳，将来访者看作一个人，享有快乐和幸福的权利（虽然治疗师无须接纳来访者的伤害自我或他人的行为）；另一个是来访者的基于治疗师支持的将淹没性和潜在刺激创伤的材料整合为"单纯"或"只是"痛苦的记忆。这个过去痛苦事件的记忆不再是拖累，因为在治疗师愿意分享——和作为非评价的目击者——幸存者的经验的背景下创伤被回忆和详细叙述。当治疗性的慈悲和接纳降低与创伤记忆相关的耻辱和个人污点时，这样的记忆慢慢失去了它们的羞耻和激活回避的力量，进而促进更多的加工和整合。

间接效应

慈悲也通过创造支持治疗师有效工作的条件来帮助创伤幸存者。当治疗师向幸存者扩展慈心时，来访者能体会到温暖和积极的感受，尤其在正念的背景下，这让他暴露于相当大的痛苦中而没有投降、分心和个人化的激活。因为创伤治疗通常在它能促进来访者直接、语言化地体验痛苦时是最有效的，所以如果治疗师能更少反应性并同时倾听痛苦和混乱的事件的话，这会给来访者增加一个在共振的背景中处理痛苦情绪的机会。一个正念的态度也让治疗师更清楚地将表达出来的情绪痛苦看作只是情绪痛苦——不是本质上负面的或作为一个反移情的扳机，而是作为一个过程，在其中，来访者能消化他的历史并最终体验到减轻的痛苦（Briere & Scott, in press）。在这个意义上，来访者的痛苦没有被看作"不好的"，因而治疗师也没有被以相同的方式深刻影响，他也不太可能出现替代性创伤。

慈悲不仅仅只对来访者有好处。这种关系状态也能对治疗师产生真实的好处，让他不仅成为一位更好的治疗师，而且也成长为一个人并体验到更多的幸福（Gilbert, 2009a; Salzberg, 1997; D. J. Siegel, 2010a）。就如很多人描述过的，慈悲不仅包括感受到的对处在痛苦中的他人的爱和接纳的体验，而且还包括对自己的相似感受。所以，善有善报，慈悲的实践者会体验到一种宁静和非自我中心的对自己的认可。这种体验的无私性表现为将自己和他人看作独立的二元论

的观点会慢慢放下，例如，把自己看作和他人一样有价值的。无论
怎样实现，无论来自什么传统，无条件地、非自我中心地关心他人
都能支持治疗师并增强他的幸福感，这反过来可能会让助人者更好
地提供帮助。

寻找中心

就如很多人所说的，书写或阅读关于正念和慈悲的文字与直接
体验它们是非常不同的。下面的简短章节描写了我个人在一个大的
公共健康保健系统作为一位创伤专家和教师培养这些品质时的体验。

我和我的同事的来访者大多挣扎于贫穷、无家可归、吸毒或严
重的精神疾病等混合症状中。很多人会由于性或身体袭击、重大丧
失、过度服药或自杀企图等寻求急症服务。一些有艾滋病，一些是
在烧伤科，或者有政治迫害史。其他人被描述为妓女、帮派成员或
罪犯。

临床和灵性主题在这项工作中经常交汇：我们能否处在一种既
能客观地评估和干预，又能同时提供慈悲和接纳态度的模式中？在
面对这样的苦难时，我们如何处理和联结我们自己的体验。

当我能够进入与受伤者的共情联结状态时，我看上去是更有帮
助的，这种状态甚至是我们追求的，因为当下呈现的事件会被重新
诠释。从这个角度来看，我更少将来访者的痛苦看作本质上是负面
的，而只是作为一个客观的事实——在某些情况下，甚至可作为一
个康复或成长的机会。这并不意味着创伤幸存者的痛苦不被考虑。
然而，去帮助人们接纳他们从痛苦的事件中得出的耻辱感、无望感
和道德败坏感是没有多大作用的，反而会强化这些感受。相反，挑
战是去承认有时候会发生一些巨大的伤害，但同时，也要向他们传

递：个体的继续存在标志着潜在的力量、适应性能力和未来的希望。这样，他的困难和痛苦"只是"一个事实，没有证据显示他们需要承认这些标签。创伤幸存者并不仅仅是伤痛的集合，我也不再是一位与来访者隔离的临床治疗师，而是一位为来访者的即刻体验和未来的康复提供空间和背景的人——一个要求来访者（和我）与生活的脆弱和无常性坐在一起的过程。

如果可能，我会花最初的几分钟时间不仅评估我面前的这个人的即刻需求，也会检查我自己的内在体验，注意出现和寻求控制的感受、想法和冲动。我希望将人看作他实际的样子：一位在此时此刻处于痛苦中的人——而我可能也会这样。如果情况有所不同的话，我也可能会是我自己的最受伤或"最麻烦"的来访者——甚或我会是伤害他的人。这种反思有助于打破幻想：作为一位治疗师，我必然与我试图帮助的人是不同的，或者某种程度上比对方好。

一方面来看，创伤、精神错乱或物质滥用是问题。但问题并不是人，痛苦最终会改变或消失。事实上，对痛苦的体验往往是最终走出痛苦的方法。当我能够采用这种视角时，我就能有意地以一种进入但不卷入的方式进行关注。我不想这个人继续痛苦（虽然我对此也许并没有多少影响力），我也知道，我们从根本上来讲都是在一条"感到不好和伤害"的船上。如果一个人关注到这点的话，就会升起慈悲心。随着它的扩展，让来访者（和我）越来越能挑战、参与和接纳烦乱的感受和想法，直到痛苦慢慢地有所改变并且很有可能消失，因为没有了维持因素。

培养慈悲

既然慈悲看起来对创伤幸存者和临床治疗师有明显的积极效果，那么该如何发展它呢？

西方的临床训练程序预设治疗师应该是客观、共情地共振，并尽可能无条件地积极关注来访者——然而，他们通常很少帮助受训者完成这些目标（Fulton, 2005）。看上去假设经常是：（1）临床学家能学习如何做这些事情，例如，仅仅被告知这样做就够了；（2）非评价和共振是一些治疗师的自然特质，所以他们只需训练心理治疗；（3）如果一个人没有感到慈悲、接纳和非评价，就应该学习如何假装有。不幸的是，这些方法都不一定是正确或有效的。虽然有"天生的治疗师"，但很明显的是，其他很多的从业人员无法仅仅通过被告知他们应该这样做而立刻拥有这些心理能力，但依然有可能通过充分训练而成为有效的临床治疗师。而且，经常会有来访者（也许尤其是创伤幸存者，基于他们的人际敏感性）能够感觉到他人并不是真诚地关心或关注他们。最后，来访者经常曲解关心并要求非寻常的努力和精力，这可能对治疗师有负面的情绪影响。

幸运的是，佛教和其他宗教传统的领悟和方法在这里可以提供帮助，因为慈悲和正念的发展是它们的文献中的常见主题。大多数人认为，虽然某种程度的慈悲也许是人类状态的一部分，但它的扩展却是一个习得的技能，会在扩展的内省、讨论和识别中出现。

禅修和正念训练

从大多数佛教观点看，培养慈悲和无条件关注的主要方法是通过禅修。就如本书的其他章节所描述的，定期的禅修练习和教师、书籍与CD的指导可以让那些坚持这个方法的人完成以下几件事——首先，正念是禅修的一个常见结果，因为正念往往包括学习如何专注于单一过程（通常是一个人的呼吸），注意当下并允许想法和感受来去而不执着于它们（Germer, 2005c）。在这些允许出现和消失的内容中有很多是对自己和内在经验的评价，因此禅修者越来越能够注意这些体验而不将它们看作好的或坏的。

就如 Teasdale、Segal 和 Williams（1995）以及其他人所说，在这一过程中出现的现象是元认知觉察（metacognitive awareness）：增强的去观察和反思一个人的想法和感受以及明白这种内在过程是心的产物而不一定是现实的真实状态的能力。当元认知觉察增强时，个体开始觉察到，即使是非常强迫性的认知和情绪过程也具有无常的本质，发现情绪反应、侵入性体验和认知或信念等都不一定是"事实"：它们可能更多地与我们的过去相关，而不是现在。从禅修治疗师的视角来看，元认知觉察增强了对来访者体验的共振，因为治疗师能够更专注以及更少地被内在和过去所分心和干扰。

同时，这些基于禅修的正念让治疗师以一种更共振和非反应性的方式看待和回应来访者，这有助于形成一个良好的治疗关系。然而，这些结果大部分在认知和注意力的维度。他们减少了分心和评价，但他们并不直接导致与慈悲相关的关怀。幸运的是，禅修在这方面会有作用。首先，很多禅修者的经验是，随着正念的增长，慈悲也会出现（Shapiro & Carlson, 2009）。这种经常一起出现的过程的本质还不清楚。然而，体验关怀他人和自己的能力看上去是自然存在的，也许就如一个心理生物性的依恋过程的功能，然而，这个回应的充分表达可能会要求减少来自个人历史和文化培养的干预——包括需要评价体验和填满自我中心的需要和关注。一些人认为，正念觉察带来了一种非二元本质的认识，所以，一个人自己的快乐和他人的快乐被看作是相互依存、不可分割的。虽然这种领悟本身并不一定导致关怀，但它支持将感受从自己转移到他人身上，反之亦然。

最后，一些禅修练习将发展对他人的非自我中心的爱和积极关注作为特定目的。例如，上座部练习的慈心禅（loving-kindness）（Germer，2009；Salzberg，1997），藏传佛教练习的施受法（"sending and taking"；Chödrön，2000），主要就是培养慈悲。在慈心禅中，练习者先定位于自己（虽然西方人看上去比其他一些文化中的人更难进入自我关爱）来增强慈爱感受，然后有顺序地应用这些感受：先是重要的他人，然后是重要性更低一些的他人（例如，认识的人或同事），然后是困难的人或敌人，最后是所有有情众生。在施受法和它的西方修订版中，禅修者"吸入"外界或某个特定的他人的痛苦，然后"呼出"慈爱、悲悯和快乐给他们（见第七章）。从一个经验性的角度，这样的练习让练习者定位、识别和"培养"慈爱的感受，然后应用到自己和他人身上。随着练习，这个专注和鼓励慈爱感受的练习——甚至可以独立于它原先的灵性或宗教意图——会让这种感受在体验上越来越显著和容易产生，尤其是在正念也存在的时候。

对助人者的反思

■ 闭着眼坐一两分钟。允许你的心安定一会儿。关注呼吸，把你的任务和担心先放在一旁。

■ 注意一下你谋生的职业。想想所有你看见的处在痛苦中的人，和你去帮助他们的工作，无论通过心理治疗、医疗、灵性指引，或是你本身就是处在痛苦中的人的父母或朋友。反思你帮助这些人的意图：他们的痛苦更少，他们变得快乐，或他们在生活中多一些平和。

■ 让你的慈悲生长——处在痛苦境地中的所有这些人，以他们能做到的这种或那种方式在尽力做到最好。向他们和自己发送关心的感受，带着你与他们并没有什么不同、只是在这个时刻更幸运一点的态度。

■ 选择这些人中间的一位进入你的脑海——一位对你来说当下处在非常大的困难中的人。感受他的感受，看到他所看到的，但尝试不要陷入这个人的痛苦中；从你已经建立的基本的、关怀的位置来看它。允许自己感受这个痛苦而又不被其困住。

■ 反思这个人的体验。注意到受伤并不一定是不好的。这个人的痛苦也许是恢复的一部分。它归根结底是短暂的，必然会改变或消失。感受你此刻在所有痛苦和关心的复杂状态中能与这个人在一起的荣幸。

■ 拥抱任何在你心中出现的感激。你现在的位置、做的事情是多么幸运。你的职业或关系是一个特别的礼物，尽管它经常不被如此看待。看你能否直接体验到干预他人的痛苦的荣幸。你本来可能会走上另外一条人生之路。也许你对来访者并没有多大的意义或益处，但记住，你曾多么想给予帮助，多么幸运你有这个能力。

非禅修形式的慈悲训练

除禅修外，慈悲的某些方面可以以教育的方式学习。例如，在慈悲聚焦疗法（CFT; Gilbert, 2009a, 2009b）中，已经发展了一整套治疗哲学和干预方法来治疗遭受严重羞耻、自责和抑郁的来访者（见第十八章对 CFT 的更详细的描述）。Gilbert 认为，慈悲是一组可以学习的技能，可以给临床治疗师提供方法去促进一系列慈悲的品质（例如，关注来访者的利益、共情和非评价）和技能（例如，慈悲的专注、慈悲的推理和慈悲的行为）。很可能这些品质和技能在与创伤幸存者工作时会特别有帮助——尤其在慈悲聚焦疗法对童年有虐待经历的成人的关注中（Gilbert，2009b）。

在一个更少结构化的方式中，也可以通过帮助临床治疗师识别存在的不断变化——例如，痛苦、无常、相互依存和非自我中心的慈爱——来增进慈悲。在很多佛教传统中，这种领悟在学生与其老师的互动、反思和参悟法（dharma）的多个方面（例如，佛陀所解释的现实和存在的真实本质）发生。在我们的文化中，这也会在由传统老师或其他作者提供的书籍、CD 和 DVD 的背景中出现。

这样的教育和探索练习在解释缘起时非常有用，缘起是说体验和行为的出现需要具体的条件和原因（Bodhi，2005），而不是无须依赖于因果关系（例如，通过一位神的行为，或亚里士多德所说的自发的"第一因"）。这个解释经常让人们认识到，自己是因为之前的因素和影响而成为现在这样，而不是固有的心理问题或邪恶。当之前不被接纳或"有病"的行为的条件和病因学方面被检验时，它便难以再归咎于（或贴标签给）个体，并导致对他们更少的评价。对临床治疗师来说，认识到这一点通常并不困难，至少在理智上，因为心理学假设人们的行为都有特定的原因。尤其在创伤中，督导和治疗师之间的谈话经常强调来访者的"失调的"、"障碍的"、"功能失调的"或"坏的"行为是因为对创伤相关的痛苦的应对倾向，缺乏信息或选项去更好地看待或对待事物的方式——非常像佛教心理学所说的。这样的讨论也促进了以下这个观念：那些对他人实施暴力的个体——从虐待的父母到强奸犯再到杀人犯——并不是天生邪恶的，而是对人类状况的因果关系和变幻莫测的反应——包括在某些情况下的创伤（Briere, in press）。

在更直接的临床背景中，导师、咨询顾问和督导师会用治疗师的咨询报告或视频来继续这个讨论。当治疗师探索他对来访者的必然（缘起）的反移情反应时，督导有多个机会指出来访者的行为和治疗师反应的条件性和历史性方面，这有助于增加治疗师的元认知觉察和减少他的评价。在很多时候，督导可能会允许治疗师担心来访者，这会存在于他们刚开始执业时，但通过临床训练变得"客观"后这些可能会渐渐消失。而当慈悲被当作一个有效的临床目标而不是一种朴素或缺乏临床成熟度的表达的时候，治疗师就能够重燃他们的慈悲。这种重燃更可能出现在督导示范了那些治疗师被鼓励去应用到来访者身上的相同的态度和回应。

　　在一些治疗师的执业过程中其慈悲逐渐得到了发展，这是因为他们工作的一个隐含方面——治疗师是自愿决定与那些处在困难中的人在一起。通过与充满很大挑战或绝境中的人在一起工作——例如，那些面对即将到来的死亡或遭受严重创伤的人——治疗师开始更清楚地看见痛苦的成分和原因，也看到混乱和危机中出现的微妙的机会。这样的工作将他以真实的方式暴露于无常之中，使其进一步认识到我们不仅是脆弱的，也是值得欣赏和爱的；认识到我们虽然不会在这里很长时间，但我们被卷入了引人入胜的和在某些方面令人敬畏与激动人心的过程中。我们协助和陪同那些人（在我们的文化里，倾向于否认或低估他们），我们有机会到达一个更深的对他人和我们的关怀，同时认识到我们都是一体的。

第二十章

伴侣治疗的核心

Richard Borofsky

Antra K.Borofsky

关于一个人爱另一个人：这也许是我们所有任务中最困难的，最终的测试表明，所有其他工作都是为这个工作做准备的。

——Rainer Maria Rilke

亲密的伴侣关系让我们意识到爱他人的充实和困难。一方面，爱会照亮和激励我们内在的最好部分。通过爱，我们能够扩大我们的慈悲和关怀的范围，加深我们对自己和他人的善良本性的信任。我们能够在自己简单的存在中发现面对未来的勇气，无论未来会是怎样的。

另一方面，亲密关系会揭示出我们内在对爱和被爱的能力的限制。这些限制经常是与重要的他人的痛苦体验的结果——伴侣，父母，兄弟姐妹——留下了未疗愈的情绪伤口。痛苦的关系断裂、不同观点的冲突、力量的不平衡和情感剥夺、羞辱、抛弃、强奸和背叛体验是在亲密关系中会被引发的受伤体验。通常这些体验会不断重复，直到它们能够在当下的关系背景中被整合和转化。

爱也会推动我们的情绪发展的限制。为了维持一个亲密关系，伴侣必须变得既更分化（differentiated）又更联结。"安全依赖和自主是硬币的两面，而不是对立的"（Johnson, 2009）。它们都具有潜在的挑战性。分化体验本身是不舒服的，而且通常是痛苦的，因为它会威胁我们的安全感和安全依恋。更深的联结同样会令人害怕和痛苦，因为它会威胁我们的独立、自主的自体（self）。随着时间逝去，爱扩大了我们成为一个人和成为两个人的能力。

爱的关系也会因为一些其他的原因而令我们困惑。Bowlby（1980）指出，"最强烈的情感会在依恋关系的形成、维持、中断和恢复中出现"。因为它们经常引发我们对安全和存在、联结和自主、自由和承诺的矛盾渴望，亲密的伙伴关系是内在和人际冲突的肥沃土壤。另外，它们经常挑战我们珍爱的自我形象和我们对爱是什么、它应该是怎样的感受、看起来应该是怎样的理想化期待。最后，因为爱的无限扩展的本性，爱的关系最终会暴露我们最深处的脆弱，包括我们心中被驱逐的、孤独的和不被喜爱的每件事。

因为这些原因，亲密的伴侣关系是令人畏惧和困难的。也因为相同的原因，伴侣关系和伴侣治疗会在培养慈悲和智慧中成为一个非凡的背景。

慈 悲

当你认识到善良是内心最深的内容前，
你必须认识到另一个最深的内容：悲伤。

——Naomi Shihab Nye

伴侣治疗的一个重要部分是帮助双方管理他们的脆弱（Vulnerabilities）。我们认为，无论两人间呈现的问题是什么，双方都存在去认识、接纳、平衡和分享他们各自的脆弱的困难。脆弱，就如我们现在所使用的这个单词一样，包括广泛的体验，但其中都有一个共同的感受：无助和贬低。来治疗的伴侣可能正面对许多脆弱——从身体残缺或受伤，到害怕、需要、丧失、失败和缺陷感、羞愧和耻辱、拒绝、孤独、受伤、失望、困惑和无助。我们的目标是帮助伴侣管理他们的脆弱，在其中他们成为培养慈悲的容器。我们帮助他们一起抱持住现在两人亲密关系的熔炉中的任何脆弱，而对他们的分享也会产生慈爱。

单词慈悲（compassion）的字面意思是"一起受苦"。Passion 在这里是它原始的疼痛或痛苦的含义，如在"Passion of Christ（基督受难记）"中。前缀 com 的意思是"一起（together）"。所以，慈悲是分享痛苦和脆弱的体验的能力，而分享有两个含义——互相说和听，以及互相抱持对方的脆弱。当双方能这样做时，有一种炼金术性的转变发生。不是感到背负相互的脆弱或痛苦，而是双方都感到振作。一句古老的犹太谚语说："一个人的悲伤会加倍，分享的悲伤会减半"。通过这个悖论的慈悲数学题，伴侣中双方加在一起的脆弱减少了总体的脆弱水平，加深了双方之间的纽带——慈悲的纽带。

慈悲会发生，是因为脆弱在最深层是对联结的呼唤。那是一种需要，需要来自于自己和他人某种方式的帮助或陪伴。正如 Rainer Maria Rilke 在他给年轻诗人的一封信里所写的，"也许每件令我们害怕的事本质上是某种无助的、需要我们的爱的事"（1984）。当这个脆弱和随之而来的需要能被分享而不是防御、害怕或羞耻时，那个想要和需要的爱会自发地出现。这样，慈悲——一种爱和脆弱的混合——出现了。

就如脆弱是对爱的联结和关注的呼唤一样，爱也需要脆弱来成长。敞开心扉地分享脆弱和需要是最重要的方式之一，在其中爱重新开始和持续。伴侣们经常惊讶地发现，他们相互之间一直渴望或需要的爱会在回应他们相互之间的脆弱暴露时真诚和自发地出现。

学习如何以这种方式促进慈悲会改变双方以及他们的关系。感到一方能接纳和抱持另一方的最深处的脆弱，这创造了一种强烈的安全和联结体验。这反而会解开一个重复的负面关联模式和神经质的个人模式——很多起源于关系创伤。另外，对另一方慈悲的增加经常会改变一方对另一方的阻抗，衷心地愿意帮助或以对方长期期待的方式做出改变。一旦被唤起，慈悲就是一个巨大而有力的动力。

智　慧

> 如果在其围墙之内不包含未知，就没有伊甸园，没有真正的完成之地。
>
> ——Jane Hirshfield

智慧意味着一种对未知的开放。这种开放与谦虚可能让人更了解和明白未知之事。在伴侣治疗中，智慧包括接纳我们都有盲点、我们的意识是有限的、这些意识的有限性会干扰甚至伤害我们的伴侣。伴侣间大部分的指责可概括为想要提升他人的意识，或者至少想要对方承认他某种程度上没有意识到的。

除非他们能够承认他们自己的意识和他们对亲密伴侣的认识的局限性，否则他们就如同印度寓言里的盲人，摸到大象的不同部分而误以为这部分就是整个大象的样子。一位摸到大象的腿的盲人说大象是一种树，而另一位摸到大象尾巴的盲人说大象其实是一根绳子，等等。他们开始争论，但他们的争论无法解决，因为他们缺乏可以让他们看见一个更大画面的能力。那就是，他们缺乏意识和智慧让他们知道，自己对大象的个人的、部分的理解是不完整的。

伴侣治疗类似于帮助寓言中的盲人相互直接交流，留心描述在每刻感受对方的方式中他们的认识和体验，最终导致一个更完整的对他们自己和他们的关系的理解——或者如 Mary Catherine Bateson 所说的"领悟"。"领悟"，她写道，"指理解的深度，通过安排相互体验——你的和我的，熟悉的和陌生的，新的和旧的，让他们从相互诉说中学习"（1994）。我们在伴侣治疗中的目的是相互诉说——也包括倾听——因此更大的视角、更充分的意识、和更深的理解能出现，同时也能更加意识到他们自身的认知和意识的局限性。

智慧也意味着清楚地看到现实的本质和接纳关于人类状况的艰难事实——例如，我们必然死亡或生活就是正反面体验的混合这一事实。亲密伴侣关系——尽管我们希望它是其他样子的——是激励和困难、可能和局限、安全和脆弱、满足和失望、快乐和痛苦的混合。在对爱和关系的更大和更智慧的视野中，所有这些对立面可以和平共处。而在这个更大和更智慧的视野中，爱是没有对立面的——因为它包括了所有。

伴侣治疗

在伴侣治疗中，我们有两个目标去完成。第一个是提供一个稳定的、有觉察的在场，在其中双方能安全地做他们自己，以及相互间能清楚地看到，没有防御或害怕。这是正念的在场、中立的觉察之光。就如爱尔兰诗人 William Butler Yeats 所描述的，这种正念的存在会有一种有力的效果。他写道："我们能让我们的心像宁静的湖水，因此映出聚集在我们周围的生灵的形象，并因为我们的静默而暂时过上一种更清明或更充满激情的生活"（1902/2004）。我们希望我们平静的态度会提供一个容器或熔炉，在其中爱和脆弱相遇、融合，而我们正念的在场会起到催化剂的作用，会促进爱和脆弱转化为慈悲。我们也希望我们能鼓舞双方逐步学习如何成为一面自己和他人正念的镜子——即使在他们受伤、恐惧或愤怒时。这会增加他们"共情地关心"和"换位思考"的能力（Block-Lerner, Adair, Plumb, Rhatigan, & Orsillo, 2007）。

我们的第二个目标是促进双方之间一种加深的情感交流，在其中他们正念地分享当下感受到的任何感受。这种交流要求他们有一种自己的"体会"（Gendlin, 1981），以及他们学习如何正念和信任地给予和接收他们的感受——无论它们会多么痛苦。我们认为，改变会通过这个情感交流的过程发生（Borofsky & Borofsky, 1994; Johnson, 2004），这种交流是一种有力的方式，通过这个方式慈悲和智慧会通过关系而加深。

卡尔和翠贝卡，第一部分

卡尔和翠贝卡已经结婚六年，并有两个孩子——一个 2 岁的儿子和一个 4 岁的女儿。儿子有发展性困难，被怀疑为自闭症。翠贝卡是一位全职母亲；卡尔是一家科技公司的销售员，每周出差 2 ～ 4 天。自从怀上儿子，夫妻间已经超过两年没有性关系了。他们之间的压力和断裂明显是令人痛苦的。

在搜集了一些背景信息后，我们请他们直接将注意力转向对方。

Rich：我想请你们相互看着对方。（暂停）保持一会儿并注意有怎样的感受。

卡尔：（对着我们）有些不舒服。

Antra：你能将这个告诉翠贝卡吗？

卡尔：（经过一个短暂的停顿，紧张而犹豫地看着她）我看着你觉得尴尬。

Rich：在你身体的哪部分你感觉到尴尬？

卡尔：（面对 Rich，困惑的样子）什么意思？

Rich：你是在你的脸上、胸部或其他什么地方感受到尴尬？（语气缓慢的、慈悲的）让她看看你是怎样的不舒服，这会帮助她开始理解和关注你的情况。

卡尔：（面对翠贝卡，脆弱的样子）我为我们成为这样的陌生人感到难过。（视线离开一会儿后又回到翠贝卡那里）我的脸感觉僵硬，像一个面具。（停顿）现在我感觉我的喉咙哽住了。

翠贝卡：（开始哭泣）我曾经对你很生气，因为当我需要你时你不在。

Antra：（友善地说）翠贝卡，你现在还感到生气吗？

翠贝卡：（慢慢转向 Antra）不，现在不。（停顿）……现在，我感到悲伤。

Antra：请让他看到你的悲伤。（停顿）你现在能看出他看到你多伤心了吗？

翠贝卡：（看着卡尔同时轻声地哭泣）我想你。我真的想你。

卡尔：（沉默，慢慢地伸过手去拉住翠贝卡的手。）

慈悲的真相

在上面的交流中，我们试图帮助卡尔和翠贝卡在当下有直接的相遇体验。为此，我们聚焦于个人化的、当下的和容易觉察的内容。我们称其为"慈悲的真相"，因为这三方面的特征增加了慈悲通过语言交流而产生的可能性。

首先，谈论一个人自己的个人体验而不是他人的体验会降低防御。当双方能为他们自己的观点、解释、感受和反应负责，以及承认它们是自己的时，这让他们更容易在一起抱持双方的不同现实，因此也能相互倾听。

其次，我们尝试帮助双方聚焦于当下真实出现的内容。Antra请翠贝卡觉察她现在并不是生气，而是悲伤，卡尔也正看到她的悲伤——当下的悲伤。这种对当下的强调令他们之间的互动更可能基于当下的实际情况，而不是对以前记忆的反应或基于相互的推测。如果双方不能够相互存在，就必然会重复过去并停滞不前。通过帮助双方进入他们当下具有的任何体验中——快乐、不快乐或混和的——以及通过正念地将这些体验带入当下相互间直接的接触，一些新的可能会出现，这些新的东西会有助于加深慈悲和智慧。

最后，我们邀请卡尔和翠贝卡一起聚焦于他们的身体感觉和感受。我们聚焦于身体感觉是因为当我们能感觉到或看到对方易觉察的身体体验时，慈悲反应更可能出现，而不是听见一个相关的报告。因此，Rich请卡尔去注意他身体上的特定感觉并向翠贝卡进行描述，因此，她能直接感受到他怎样感受尴尬和痛苦，她也能开始关心他的感受。

所有这些干预的目的是帮助卡尔和翠贝卡去没有防御地、敞开心扉地在当下遇见对方的脆弱。我们努力帮助他人感受到他们都受了伤，并让他们能一起安全地抱持他们的痛苦。

同时，我们要帮助他们成为他们自己和对方体验的见证者。智慧需要正念地见证而不自动化地反应的能力，以及具有一种开放的、更大的视野——包括他人的痛苦和自己的痛苦。当他们能看到他们都处在痛苦中，以及当他们能开始相互分享他们的痛苦时，他们的断裂关系的治愈就开始了。

卡尔和翠贝卡，第二部分

Antra：我能感受到你们双方都受到了伤害，你们之间存在着不信任。（停顿）我想请你们做一些尝试，我觉得这会帮助你们去学习如何恢复一种信任感。（她从面前的桌子上捡起一个石头）我想让你们拿着这个石卵，然后将它交给对方。

（翠贝卡看上去有点迷惑，卡尔看上去也有些迟疑）

Antra：信任是通过我们相互间如何给予和接受来传递的。所以，我想让你们非常慢地来回传递，不必说话，就好像你将一件重要的东西交付给对方。当你这样做时，尝试觉察你自己和对方。

Antra 和 Rich 演示，首先 Antra 拿着石头，闭上眼睛，做一次深呼吸，专注于她的注意力。然后睁开眼睛，将手伸向 Rich 的手，把石头轻轻地放在他的手心，并用自己的手握了一下 Rich 的手，然后放开他的手，Rich 通过小心地将石头握在手中来表示他已经收到了，然后直接看着 Antra 并说"谢谢你"。他闭上眼睛，做一次深呼吸，在睁开眼睛之前专注于他的注意力，然后将石头交给了 Antra。

卡尔和翠贝卡先是犹豫而尴尬地来回传递石头，但经过一段时间的交换，他们进入更专注的寂静中，每个人开始更清晰地感觉到他们如何给予和接收。

Rich：我想请你们现在告诉对方你们之前的一些挣扎。每次你将石卵放到对方的手中时，请告诉对方一些关于你之前难以去分享的事情—— 一些你真的希望对方理解的事情。唯一要注意的是，你主要谈论你自己而不要去抱怨对方。

翠贝卡：（思考一下后，小心地将石头放入卡尔的手中）。我很生气，照顾孩子的重担全落在我身上。

Rich（转向卡尔）：看你能否开放自己来接收这个。即便这听上去是痛苦的，也要看你能否和她一起承受这个。如果你愿意，请说"是的"。这个"是的"让她知道你愿意听见、接收这对她的意义以及让它和你的意义在一起。这并不意味着你同意或用和她相同的方式去看待这个问题。

卡尔：（小心地看了一下翠贝卡，从她那里接好石头，犹豫地回应）嗯……也许……（停顿）嗯，好的……是的……我能听到这个。我能和你一起拥有它。（闭上他的眼睛，做一次深呼吸，然后经过一次长的停顿后看着翠贝卡并伸过手，轻轻地将石头放在她的手心。）我担心无论我做什么都是不够的。我感觉像个失败者。

Antra：（面向翠贝卡）如果你愿意和他拥有这种失败者的感受的话，请让他知道。

翠贝卡：是的。我愿意听见这个。（停顿）只要你不责怪我。所以，是的，我愿意和你一起拥有这个。（现在双手握住卡尔传给她的石头，然后移到她的胸口）。

卡尔：谢谢。我很感激。

翠贝卡：（开始哭泣，手伸向卡尔，将石头传回给他）对我来说，总是一个人去医生那里太难了。我是那么的害怕和迷茫。

卡尔：（温柔地）是的。我现在愿意和你一起承受这个。

翠贝卡：谢谢你，谢谢你（哭得更厉害）。

卡尔：（将石头传给翠贝卡）我感到非常内疚，不能找到一份让我能更多地在家的工作，可以让我和你一起去。我真的恨我的工作。我真的觉得被困在里面了。

翠贝卡：（双方一起握着石头，用四只手，同时她深情地看着卡尔的眼睛）我知道。对不起，我之前太生气了，我知道这不是你的错，我能感觉到你在尽力，我们都是。

给予和接收

我们对卡尔和翠贝卡干预的目的是结构化和促进他们直接的交流。这种交流在几个层面进行。首先，是语言的交流，描述最困扰他们的内容。例如，翠贝卡告诉卡尔她憎恨背负独自照顾孩子的重担，他告诉她，他觉得被工作困住了。但他们也能给予和接收他们的感受——他们实际的、明显的痛苦体验。最后，他们能学到如何给予和接收一种对他们的痛苦的关注品质：感受开放、稳定、专注和信任。在我们的经验中，正是这种关注品质是成功交流的最重要的特征。

在他们之间传递石头这一简单的结构帮助他们让交流过程更正念或有意识。这个结构帮助他们学习如何正念地执行一个成功的交流的必要元素。在我们的伴侣治疗模型中（Borofsky & Borofsky, 1994），我们已经识别出对于一个成功的交流所必需的四个给予部分和四个接收部分。每个部分都有一个不同的关注特点。

给予

收集

将我们的注意力向内去觉察和收集一种我们个人的、明显的体验——我们必须去给予的当下的鲜活、真实和即刻的内在体验——会更有可能让交流的内容是新鲜而真实的，并将导致一个富有同情心的联结。

提供

慢慢将我们的注意力从内在感受移开和扩展到他人身上是需要勇气的——尤其当我们感到脆弱时。无论我们提供的是我们的言语、我们的感受还是一个物品，稳定地提供都传递了自己愿意将我们的信任放入他人的友善中。

瞄准

为了让一个给予能打动另一个人，我们必须明确地聚焦于给予的内容。我们必须将我们的注意力聚焦于对方，明确地看着我们的注意力所在——例如，一个人的眼睛的瞳孔，或我们要接触的手——而没有失去自我感。专注会传递一种方向、意图和承诺感。它给接收者一种他正被遇见、正被看到和正被亲自给予的体验。

释放

为了使一个交流能完成，我们必须完全释放任何正被给予他人的。释放包括放下控制接收者反应的需要。放松我们的注意力回到自己内部，这向接收者表达无论他有什么感受都可以自由地回应。这也表达了尊重——意识到接收者是个真实的不同的人。如果这个放下过程完成，会有一种满足感和完成感。

接收

需要

为了接收，我们必须感觉和承认我们需要某些东西。感觉和接纳每个脆弱中相关的需要，从这种需要开始将我们的注意力转向我们的伴侣，信任地提出这种需要，就可能会在对方心中唤醒慈悲。

开放

为了接收我们需要的，我们的注意力必须保持开放和乐于接收的状态。在向对方伸出手后，我们的注意力现在必须从外在回到我们内在，打开一个内在空间来接收所需要的。这要求放下过去的失望和怨恨，扩展接收当下的新内容的可能性。

欢迎

欢迎包括让外在的进入我们内部，体验充分的接触和活力。为了充分地欢迎当下获得的，我们必须放弃所有思考、期待和偏好。

这包括注意、信任和品味你实际收到的。

感谢

感谢和感激的出现标志着这个接收过程的完成。这包括放下与对方的联结，将接触的能量带入自己的内在，在那里我们将其吸收，转变为我们自己的。这创造了一种满足和满意的感受，从而可能产生一个更深的感激。

当这八个元素都具备时，这种交流极有可能导致更大的慈悲和智慧。当缺失这些元素中的任何一个时，积极结果的可能性就会降低。通过具体查看给予和接收的过程，我们能够清晰地识别一个交流如何被干扰和如何介入。我们正念地观察给予和接收的过程，而不仅仅是交流的内容本身。无论内容是正面的感受（如爱），还是负面的感受（如愤怒），我们主要关注感受如何传递。

与亲密伴侣分享脆弱

■ 选一个你们俩都珍视的物件（例如，来自一个特别的地方的石头、婚戒），然后相互之间留心地传递。当你将这个物件传给对方时，密切注意给予的四个方面——收集、提供、瞄准、释放——如之前描述的。以一种可以创造信任感的方式练习给予和接收这个物件。

■ 然后，双方闭上眼睛，花一分钟来想一下你最近没有与对方分享过的、最深处的某些脆弱——或者是曾经的。

■ 你们中间的一个开始将那物件慢慢地、留心地放到对方的手心里。然后一起握住物件，给予者向接收者说一个脆弱的感受。

■ 当脆弱感受被分享后，接收的一方简单地说："我愿意和你一起拥有这个。"然后，给予者释放物件给接收者。

■然后，你们双方闭上眼做几次深呼吸，吸收分享内容的影响，直到接收者准备好提供一个他的脆弱感受。

■继续慢慢轮流交换，直到你们双方感到在你们之间有一种深深的慈悲感。

总　结

学禅者、诗人、丈夫和妻子——没有人确切地知道他为什么停留，但所有人都知道他们将可能停留"一会儿"：去发现他们为了什么而停留在这里。所有规训中都坚信的一点是，他们停留下来不是为了发现他们为什么不应该在此停留。

那个信仰与通常所谓的乐观主义没什么关系。就像一种坚持的传统婚姻仪式，并不是每一件我们停下来所发现的事情都会让我们快乐。信仰是通过停留，也只有通过停留，我们才会了解到一些真相，那个真相是值得了解的，总是与我们想象的不同或超出我们的想象。

——Wendell Berry（2005）

通过帮助亲密伴侣与当下发生的任何体验待在一起以及帮助他们共同分享，伴侣治疗能增强伴侣之间的信心：所有他们各自和共同的体验是为了学习如何更慈悲、智慧、爱，以及成为完整的人（Borofsky, 2011）。

罗马剧作家 Terence（2001）有一句著名的话："我是一个人，因此我对所有人性都不陌生。"当我们对所有人性都不陌生时，整个人类状况就成为了我们的学习课程。例如，悲伤教会我们看到丧失的痛切现实，让我们开放并接收他人的安慰和友善。喜悦有助于恢复我们对满足和自由的可能性的信心。恐惧挑战我们的脆弱，直到我们学会如何勇敢而慈悲地与其共存。爱让我们确信，我们深深地、永久地与另一个人联结，也与一些比我们自身更大的世界联结。我们正念地见证时刻发生的现象的能力，让我们明白，我们远不止是我们的想法、我们的感受以及我们的条件反射性行为和反应习惯。最终，正念向我们揭示，我们是非常自由和安全的。

通过学习正念地分享他们的体验的广度和深度，伴侣们能不断延伸他们的人性地平线。这种对人类状况包容的、全心全意的开放就是慈悲和智慧的特点。

第五部分
咨询室内外

慈悲和智慧让我们充分参与正常生活的无数快乐和悲伤，而不将额外的压力放在我们自己和他人身上。他们能通过持续不断的练习发展出一种人格特质——一种存在的方式。该练习要求我们不仅在治疗中而且也要在每天的生活中训练这些品行。

第二十一章描述了如何将养育变成一个与孩子一起练习正念存在的机会，发展慈悲（和自我慈悲）和智慧（尤其是平等心）。随后的章节将提醒治疗师，世界上的宗教对于人类来说是个慈悲和智慧的大仓库，包括我们的来访者，可以被引入心理治疗中。最后，第二十三章指出，伦理行为是一种缓解个体和集体痛苦的重要方式，也是一种在治疗会面中实践慈悲和智慧的方式。

通往智慧和慈悲之路的正念养育

Trudy Goodman

Susan Kaiser Greenland

Danie J.Siegel

将慈悲和智慧整合进我们每天的生活中，需要时间、耐心、创造性和很多练习，就如养育孩子。

最近的研究显示，如果有意地创造一种特殊的精神状态，例如，正念或慈悲，随着时间就能发展出一个持久的人格特质。而且，当我们研究两个大脑如何互动时，我们发现一个人的心理状态可以引发附近另一个人相似的心理结构（Rizzolatti, Fadiga, Gallese, & Fogassi, 1996）。由此可见，父母努力变得更慈悲、智慧和正念，会明显地影响孩子认识和管理他们自己的情绪、想法和行为的能力（Bluth & Wahler, 2011; van der Oord, Bögels, & Peijnenburg, 2011）。

在这一章，我们认为，练习正念会培养一种存在方式，在其中对自己和他人都充满了慈悲，也通过对我们每时每刻的体验保持开放从而为智慧创造了基础——在其中我们能更明智地选择如何回应每天的事情，来培养智慧。没有比养育更好的培养正念训练的基地了。确实，Jack Kornfield（2008a）——一位美国禅修教练先驱，经常将家庭生活称为"高级练习"。养育孩子的过程将父母带入一个与生活中一些巨大和痛切的情绪体验有直接接触的关系中——无私的爱、强烈的依恋、悲伤的失落。这些体验创造出对正念、慈悲和智慧的需求，也是培养这些特质的绝佳机会。但父母如果要让这些品质成为每天他们与孩子互动的一部分，需要知道点什么呢？本章提供了一些建议。

挑战和机遇

正念练习（不管是坐在垫子上还是生活中）包括将友善和敏锐的觉察带到我们时刻的体验中（见第二章）。任何体验都适合——内在体验（比如，感觉和感受）和外部觉察（例如，光线和声音）——但在每件事中我们都会有意地选择觉察的对象，然后和这个对象待在一起。正念让我们有意识、慈悲地选择如何行动。片刻的正念是相当常见的，但持续这种慈悲的觉察品质是非常稀有的。我们没有比在照顾孩子时更能清晰地看到这种稀有性。

> "最初，养育中最具挑战性的方面是极度和完全地震惊于有一个小生物黏着你，他的存在和生存完全依赖你，一天 24 小时，一周 7 天，从他出生的那天开始。我完全没有准备，失去了自由和自我身份，这压垮了我。在他出生之前，我确信我是谁……现在我完全没有头绪！"

养育作为一个正念训练课程，其严格和强度并不比其他任何正念课程差。没日没夜照顾的责任，导致一种无休止的对情感和身体的索求。婴儿的父母持续处在精疲力尽、压力和紧张中，一天 24 小时，一周 7 天，不管怎样都是如此。

正念在很多重要方面对养育提供了支持（Bögels, Lehtonen, & Restifo, 2010）。作为父母，我们面对的挑战必然将我们卷离当下，时刻进入"失念"的冥思苦想中——担心我的处在青少年期的女儿的情绪、我儿子粗野的朋友、我孩子的皮疹，等等，但通过选择用心地重新聚焦、安静地与当下所发生的事情在一起，我们能够稳定我们的身心。

将养育理解为修心的机会，能重新建构没完没了的洗衣、做饭和小朋友们呼唤关注的工作，让它们变得高尚。就如 Myla Kabat-Zinn（1998）所说：

> 专注的养育要求真正检验你的生活结构。如果我们看一下我们的家庭生活，然后问自己："这真的是在为我们所有人工作吗？"那也许意味着要做出选择……我们在这里面都需要支持。在一些压力下面，在与孩子的关系中，我们变成去管理孩子的生活，而不是真正可爱的、建立联结的人。

一位妈妈正挣扎于成为一个年轻的单亲妈妈；她为无法成为一位充满爱的妈妈而感到难过，她希望自己是充满爱的，却常常感到孤独和抑郁。

"经过在正念中触碰我那巨大的悲伤后，我开始从我在游乐场和杂货店遇到的其他妈妈的眼中认出一些相似的东西，"她说，"我开始不再感到孤单，好像我在分享作为母亲的共同的体验。随着这种感觉，我作为一个人的自我感慢慢开始扩展：'嗯，一个人这样就是会变得孤独，事情就会是这样……这并不仅仅是我的问题。'"这是正念养育产生智慧和慈悲的一种方式。我们看到苦难的共性，这帮助我们不再将每种体验都认为是自己独有的（"这是我，这是我一个人的"）。

这个从正念觉察到慈悲和智慧的过程已经在上千年中被父母们无数次重复着。我们开始简单地接纳我们时刻的体验，带着开放的眼和心。当我们的自我感处在困境中时——"我不擅长养孩子！""我应付不了！"——我们将慈悲扩展给自己，然后将这慈悲扩展给他人。通过示范和在他们生活中出现问题时智慧地（如果我们运气好的话）引导他们，我们可以将我们所知道的教给我们的孩子。

内在和外在正念

核心正念禅修文献《念处经》（*satipatthana-sutta*）建议，"内和外地进行正念禅修"（Analayo, 2003）。内在正念一般是坐在垫子或椅子上感受体内呼吸的运动，然后逐步扩展我们的意识去包含其他的身体感觉、感受和想法。对于年轻父母，内在正念有难度：

> "在那时我没有明白，但在我有孩子前，存在于当下对我来说是很自然的。如果我在滑雪，我会百分百地滑雪。如果我在工作，我会百分百地工作。如果我和丈夫一起出去……你可以想象那场景。
>
> "当我有了孩子后发生了变化，我不再那么容易处在当下了。我的多任务运作的大脑就像进入了高速挡。例如，如果我在一个阳光明媚的下午和我2岁的孩子在公园里。我与旁边的人的谈话会是零碎的，因为我们都要确保孩子不掉入猴园。我还会检查我的电话，去看什么时候我的丈夫会在家以及他是否正去学校接我的4岁的孩子。同时，我的脑子里还在计划晚饭、考虑是否需要去商店和杂货店、思考一个明天工作中的约会、

因为今天没锻炼而感觉内疚，以及怀疑上个月是否付了电话费，等等。我也许根本没有和我的两岁孩子一起在公园！"

"经过很长时间的练习、坚持，我认识到需要有意识地和我的孩子在一起。我必须将其纳入日程。当我早上醒来时，我告诉自己我要完全地和他们在一起，直到他们去学校。没有电脑、没有电话、没有洗衣房。在一个繁忙世界的繁忙生活中，要做到这些是不容易的，但那天早上我为我们一起的日子设定了基调。我们很长时间保持了这种状态！"

外在正念，尤其是关系正念，对于父母来说可能更容易实践，甚至更有用。这种正念常常会被忽视，但这是一个必要的技能。学习如何聚焦于当下、觉察和适应环境中正在发生的（知道孩子在哪个位置、或者通过注意他们的面部表情和肢体语言等近距离观察孩子有些怎样的感受），这些会补充和加强内在正念的经验。事实上，正念练习可以被我们用来协调与他人的关系（Siegel，2007）。所以，通过协调我们自己与内在环境的关系，无论是在坐禅时还是在忙碌的生活中，我们增强了人际间协调的能力。这是怎么发生的呢？

当我们的正念练习被限制于内在正念时，孩子寻求帮助或关注会感觉像不受欢迎的干扰，因为这要求我们换挡去回应。但如果我们用另一个方式看待孩子对我们的时间和存在的需求，那么这就是一个练习外在正念的机会。例如，如果我们正在正念地切胡萝卜，此时孩子呼唤我们的关注，我们的觉察可以从个人内在的对切的体验的关注，切换到对外在的人际环境的关注（注意孩子），孩子的需求成为我们生活的另一种表达方式，不停地改变着它的形状和外观。

当父母承诺不仅正念于他们的内在体验（内在正念），也正念于他们周围的人（外在正念）时，他们就更有可能慢下来，在反应前暂停一下，去清楚地看到当下正在发生什么。例如，在匆忙送孩子去学校时的一个正念的暂停，让我们去注意内心反应和外在的我们与孩子的互动。这并不意味着要用不被疲惫的乌云遮蔽、不被情绪活动扰乱的双眼来观察。如果疲惫或情绪活动出现，我们只是简单地注意到它。强烈的情绪是我们生活的必然部分——但它们无须遮挡我们的视线。在练习正念养育时，无论最显著和鲜活的体验是什么，都是值得观察的对象，包括强烈的和不舒服的内心状态。"哦，这是困惑"、"这是失望"、"我在对我爱的孩子发火"。

该练习被称为深入观看（Hanh，1999）。这个安住于当下体验中、如其所是、暂时将对自己和他人的评价放到一边的过程，帮助我们记得什么是最重要的，并让我们从一个内在清晰的位置去驾驭有时候养育中的汹涌波涛。我们能提醒自己我们是谁，我们可逐步成为有能力的、关怀的父母。

下面的视觉实验为正念的作用提供了一个很好的比喻，也可以向孩子展示。

清澈的心灵

■ 准备一个装满水的圆柱形玻璃杯，将其放置在桌子上，然后让你的孩子透过杯子看对面有什么。他们可能会看到你或桌面上的其他东西。

■ 将一杯小苏打倒入水中并摇动杯子。现在看起来是什么样子的？他们还能看到对面吗？也许看不到了：小苏打使水混浊，阻碍了他们的视线。就如水中的苏打一样，想法、情绪和有压力的生活事件也会使我们的看法混浊。

■ 一两分钟后，再看一看那杯水。当你只是将它放在那里的时候发生了什么。可以肯定，水放得越久，小苏打会更多地沉淀，水也会更加清澈。不仅所有的小苏打都会沉淀到杯子底部，而且你的孩子会再次透过杯子看到对面。小苏打完全消失了吗？不，但它已经沉淀到杯子底部，所以不再使水混浊。

■ 就如小苏打没有从杯中消失，即使你练习正念，我们生活中的所有挑战也不会消失。但正念给我们一个方法去熟练应对每天生活的挑战。通过安住于我们呼吸的稳定的节奏，想法、情绪、压力和每天生活的劳累得到沉淀，我们的视角变得更清晰（Kaiser Greenland，2010）。

培养我们忍受不适的能力

Paul Russell（2006）指出，治疗中的"嘎吱"声同样会在养育中出现。嘎吱指的是情绪危机，产生于当我们的能力被考验时，比如，被我们孩子的痛苦情绪引发的不适，或被我们自己强烈的情绪引发的不适。我们如此爱我们的孩子并希望他们快乐，以至当他们被挑战或他们挑战我们时，我们会感到心要裂开了。我们的感受会太强而难以忍受。虽然对孩子的爱充满了我们的心，但伴随满足的还有对人类脆弱的觉察和对保护我们的孩子的深深渴望。当我们的孩子面对生活危机时，我们会做任何事试图能魔法般地代替他们的痛苦。

"我作为父母的最大的挑战是管理几乎无处不在的焦虑，我觉得对孩子的幸福负有很大的责任，他们对我来说超过了我的生活。有时候，焦虑是一种背景性的噪声（'食堂的阿姨再次刻薄地对待他导致他在食堂里崩溃怎么办？如果他跌入猴园怎么办？如果他有蛀牙了怎么办？如果其他孩子嘲弄他怎么办？

如果发生一些可怕的事怎么办？如果我们任何一个死了怎么办？'）。我对这些小生命的爱是如此之深，我非常想要他们快乐、健康、活泼、可爱和被爱，所以我是如此担心我那希望他们幸福的愿望会由于生活的不可预知性而被某种方式破坏。"

存在的接受模式与反应模式

如果我们想要给孩子提供一个安全的、远离我们"无处不在的焦虑"的玩耍空间，那么我们首先必须找到一个方法去感受我们内在的安全。

我们的大脑有两种基本的存在状态或模式：接受或反应。当我们在接受模式下运作时，我们的神经系统会放松，我们对发生的事保持开放状态；这是一个正念和慈悲的状态。当我们运作于反应模式下时，会没有正念，我们的情绪流会太快、太强，我们难以对它们进行反思。当我们对危险做准备时我们进入战斗—逃跑—僵化反应，我们的开放性被关闭了。相反，正念觉察的接受状态能提供情绪安全和时刻的庇护，我们可以停下来，做个深呼吸，能够忍受我们的不适，也能安抚痛苦的孩子。我们对任何正在发生的事情保持开放。

为了阐明接受和反应模式的不同，你可以尝试下面的简短练习：

是或不

注意，当你想象听到下面的词语时会有怎样的感受：

■ 首先，严厉和快速地，想象听到："不、不、不、不、不、不、不！"
（和这种感受待一会儿。）

■ 现在，安静地、和蔼地和慢慢地，想象听到："是、是、是、是、是、是、是！"

（和这种感受待一会儿。）

很多人发现当说"不"时会将他们推入一种战斗—逃跑—僵化的反应状态，而当说"是"时就会切换到一种开放、安静和清晰的接受感。

由内而外的养育

成为父母让我们可能暴露于一些最强烈的人类情绪中，经常引发强烈的反应。这些反应模式从童年开始根植于我们的大脑中，而在我们成为父母时被激活（Siegel & Hartzell，2003）。我们会再次体验我们自己的成长，并尽自己所能做出改正，真切地希望我们不再重复我们的父母的错误。通过训练心灵更正念和慈悲，来时刻保持接受，这会帮助我们在一种更少压力、更少反应性、更智慧的方式中养育我们的孩子（Bögels, Hoogstad, van Dun, de Schutter, & Restifo, 2008）。

当我们的孩子成长时，我们会总结自己的发展阶段。我们曾经都是孩子，我们携带有我们曾经作为孩子被如何对待的记忆。这些记忆会支持或暗中破坏我们智慧养育的能力（也经常导致我们失去冷静）。对父母—儿童关系领域的研究显示，事实上，我们对自己的童年是怎样影响我们的成人发展的理解是对我们的孩子会怎样安全地依恋我们的最好预测（Cassidy & Shaver, 2010）。最近的研究也显示，这"成人的安全依恋"——出现在当我们能理解自己的孩子时——与我们的正念程度相关（DiNoble, 2009）。我们来自童年的"残余主题"或"未解决的创伤或丧失"将我们推入一个太频繁或强烈反应的风险中。它们迫使我们自动反应（被意识和潜意识的记忆所触发），做出或说出一些我们发誓永不再犯的事情。这也是正念练习会逐步帮助我们走出来的地方。

　　"对我来说，最难受的是当我发现自己无法和蔼地、耐心地或充满爱地处理某个我认为应该能处理的情况时所感受到的自我失望。然后改天又会再犯，即便我知道我必须更好些。我说过我不能像我母亲那样（挑剔、没有耐心、易怒），而且我大部分时候确实不像她。但有时候我还是会，然后我会在凌晨三点醒来，希望我没有那样做过（……这让我第二天非常累，甚至非常想重置自己）。对我来说，没有什么比成为一个好母亲更重要的了（……我从不会在我以前的工作中有这样的感受，所以这种不胜任的感受对我来说是全新的）。

　　"当我的孩子在接近或进入青春期时，我开始忙于想要放下自己在相同年龄时的经历。有时候，我发现我在再次体验自己的青春期，而这不是一段美丽的记忆。我没有模板可借鉴，除了负面的。所以，我一遍又一遍地返回，想要向他们传递我的爱是永远的，我对他们的信任和敬佩是真实的，我会尽全力去支持他们对自己的探索。"

　　这个"返回，反复多次地"是记得正念，记得我们知道有一个冷静和安慰困难情绪的方法。这是一个反本能的行为，正念地回来，有意识地带着友善和慈悲来面对我们的痛苦。这看上去有点矛盾，但临床治疗师和正念练习者知道，最有效的、应对不适的方式是以理解而不是评价的方式去面对它（Leyro, Zvolensky, & Bernstein, 2010）。

　　学习接纳是疗愈和充实当下之旅的关键。对正念训练的研究显示了一个在前脑活动基线的"向左切换（left-shift）"的变化，即使只有 8 周的练习。这种大脑变化显示，正念练习者已经变得更可能去面对而不是从挑战中退缩（Davidson & Kabat-Zinn, 2004;Siegel, 2010b），这也是心理韧性的一种"神经标记"。

通过练习转化不适，我们的正念和慈悲成为一种具象化（*embodied*）的体验，一种从心生活的方式。我们不是被卷入内在的挣扎或从它们那里逃走，而是学习更充分地与我们当下的情绪和记忆在一起。直接、接纳地面对它们，让觉察成为一扇通往改变的门。

我们能给我们的孩子示范如何安全有效地应对不适感。儿童的神经系统会与我们自己的接纳状态产生共鸣，我们相信这部分是由于镜像神经的调节。不仅仅是行为模仿，镜像神经更是一种被假设的机制，理论上能让一个人模拟另一个人的内在状态，这被认为对于成人和儿童都是很重要的。儿童不仅从我们这儿学习做什么，而且还学习如何做人（Iacoboni, 2008）。

父母愿意和他的孩子在一起，一次又一次（即使不成功！），这会形成儿科医师和精神分析师 Winnicott（1960）所描述的"够格的父母环境（the good enough parental environment）"，其意思是，一个让儿童忍受他们自己的不适感、形成自己是谁和成长的环境。父母能从韩国禅宗大师崇山行愿所教导的"跌倒100次，爬起101次"中鼓起勇气。"够格"的父母环境被内化为孩子内心的一个庇护所。

智慧的态度：父母的舍心

在佛教心理学中，传统上与正念密切联系的一个元素是平等舍心。舍心的巴利语单词 *upekkha* 的意思是"靠近地看"。另一种翻译是"考虑心（considering mind）"，定义为"柔韧的"、"稳定的"、"灵活的"和"不波动的"（Mu Soeng, 2010）。父母如何能发展这种"考虑"状态呢，尤其在面对他们的孩子的痛苦时？

一旦父母的正念变得有力，他们就有了暂停的能力，并感到足够安全地去更多地向内和向外觉察。然后，他们能忍受自己的情绪不适感而不付诸行动，他们也能采取下一步——带着慈悲的好奇"考虑"它。

一位年轻的妈妈参与了正念练习。当她对她的孩子叫喊时她经常感到自己非常失败。然而，到后来，她不再是沉入羞耻或责怪，而是开始好奇她的感受。认识和命名她的体验让她对自己更慈悲，更警惕她的扳机点：

1. **睡眠剥夺**。它影响了我的很多能力——安全开车，安全做饭，避免热和尖的物体，友善回应，不易怒，不感觉被压垮，等等。慈悲已经给了我一些能力来管理我的心和约束我的态度，即使在面对极端疲惫时。

2. **无能为力**。当我的孩子不按我的要求（坐在婴儿车里、穿鞋、停止哭喊／抱怨）去做时，我会感到很无力。在尝试诱惑、威胁、哄骗、转移注意力、劝诱、开玩笑、温和地谈等之后，我有时候只有歇斯底里地喊叫了——虽然有效，但对我们来说都感觉很恐怖。然后，我去和 Sharon Salzberg 谈了谈，她说的一些话引起了我的注意："愤怒背后是无力。"现在我明白了，当我在那种情况下已经完全失去任何力量后，我的愤怒到达了顶点，所以，当我感到无力时我就想，"好的，小心，你快变得超级愤怒了！"

另一位家长写道：

我有三个孩子——两个活泼的男孩，年龄 10 岁和 7 岁，一个女儿 4 岁。正念练习对我来说非常重要，让我能与孩子建立很多积极的关系。我的挑战时刻是他们要求我关注的时候。我在这里、注意着我给胡萝卜洗了后的漂亮颜色、感受着它的质地、与我的呼吸在一起，然后唰的一下——我和三个孩子被扔入一个Calgon的广告中，他们的噪声充满危机感，都需要我立刻做出反应。坦白地说，我发现我孩子的需求（包括正经的医疗需要）的即刻性是养育中最具挑战性的部分。

作为父母，我很疑惑，"我如何穿过一堆情绪找到一个深思熟虑的、仁慈的反应？"、"我如何保持朋友般的温和态度，与孩子亲密相处而不充斥着我自己的反应，或者，如何将我的孩子推开让他们与我的反应保持些距离？"这个挑战不是新的。千百年前，佛陀也被问过相似的问题，关于如何顺利地度过强烈的情绪而不困于一个偏于一极的反应："但世尊，你是怎么不挣扎、不停留地度过洪水的呢？"他回答："当我停留的时候，我下沉；当我向前追求的时候，我会耗竭力量。所以我不停留、不挣扎，度过了洪水*（Thanissaro Bhikku, 2011）。"

佛陀通过存在于当下发现一个智慧的步伐——不逗留在过去，也不追求未来。我们能通过练习耐心、冷静和留心来这样做。

养育我的8岁儿子和6岁女儿的最大挑战是，发现这个工作每天都需要耐心和信任。我的儿子尤其是一个极端、有个性的孩子，情绪很强烈。我总是努力希望能专注于养育而不仅仅是简单地反应，但这非常难。我对失败的恐惧会破门而出，我的情绪会随之而起。所以，我经常要求他'冷静'和'控制'他自己，而我自己的控制和冷静却溜走了。

---

* 天神白世尊曰：'友！卿如何度瀑流耶？'世尊曰：'友！我不住不求以度瀑流。''友！卿如何不住不求以度瀑流耶？'世尊曰：'友！我住时沈，求时溺。友！我如是不住不求以度瀑流。'——南传《相应部》

带着坚定的诚实，这个家长描述了她如何要求孩子去做她自己做不到的行为。

当我们不知道如何面对痛苦而不陷入其中时，会很容易将原因归因于孩子身上。我们会后退得太远而放弃了孩子——变得太抽离而让他觉得孤单。或者我们会靠得太近，想要修正那痛苦：

> 只是单纯地听，不要被那些强烈的欲望——想要去帮他们修正或承担他们的疼痛、痛苦，从而可以让他们不再处于痛苦中——所驱使，依然是困难的。

信任不完美

> 正念的每个时刻也是信任的时刻，它不是一种心的摇摆或临时的状态……它是一种平和、乐观、灵活、胜任和正直的心态。
>
> ——Andrew Olendzki（2010）

在佛教心理学中，正念由一些支持性的心理因素所辅助，包括仁慈、平等和信任（saddha）。在巴利语中，saddha 的意思是"将心放置在……之上"，也被翻译成信心或信任。没有 saddha，自我慈悲是不可能的，自我慈悲对内疚和羞耻来说是必不可少的解药，在他们无可避免地失败或感到不胜任时。

处在压力中的父母觉得需要符合某些理想标准，这使得他们不能信任自己。上面提到的 Winnicott 的概念——"够格的父母"——有助于积极看待养育的要求和减轻父母的内疚。他也谈论了关于母亲的"日常性奉献"（Pillips，1989）；父母们日复一日超常的奉献被我们仅仅称为日常的奉献，因为这是常见的体验——当你有其他

事要做时却要换尿布，当你想要躺在沙发里看书时却要做饭。通过
将自己与友善地觉察和慈悲相连，父母发现阻碍他们接纳自己实
际的样子（"我是个自私的人"、"我做不好这件事！"）的态度自然
就消失了。我们避免了 Katie Sanford（2010）描述精彩的熟悉的陷
阱："被我们应该有的样子所驱使，让我们失去了成为能够的样子的
机会。"

父母能通过信任自我慈悲和自我宽恕来克服完美主义，走出期
待和自责的怪圈。这让我们能缓解极其普遍的"我们应该是怎样的"
这一习惯。就如一位家长所说的：

> 我相信，只要我尽全力并爱他们实际的样子，他们就会处
> 在最正念的路上，这对他们来说就是完美的。

另一位家长谈到了不完美的完美，至少当我们能更充分地接纳
我们自己时：

> 我有一个 12 岁和一个 9 岁的孩子。养育中最具挑战性的
> 是……帮助我的孩子找到他们真正的内在方向——他们自己对
> 于自由、成功、启发的动机。我发现，难以在让他们自己解决
> 问题和通过健康、正念的练习指导他们之间找到平衡。我幻想
> 在一个完美的世界，我会总是一致、平静地正念的，他们会魔
> 法般地平和、目的明确地走在他们的路上。现实是，我们是人，
> 我猜有一种令人可笑的完美的不完美。

放下变得完美的压力是智慧的和令人振奋的。这是一种创造接
纳的心的状态的方式，让我们与自己和孩子更协调。我们感到更自
由地欣赏和感激我们生活的恩赐。当我们停止对现实生活的挣扎时，

我们享受自在和恩赐的时间。我们可以邀请我们的孩子一起来塑造平和的心。

我发现关键是将我们自己锚定在当下，留心我在对自己说什么和相信什么，留心它在我的身心内部创造了什么，而不是我对建立父母—孩子心灵纽带的渴望。另一件关键的事情是，当有挑战的情绪出现时——在我自己身上、在我 5 岁的儿子身上、在我的配偶身上——如何抵制住想要让情绪消失的诱惑……如何待在那里、时刻觉察它们、脱离评价、脱离想要改变它们或让它们变得更好的渴望……放下事情需要改变的想法、信任存在的就是美丽的，即使再进一层水平也不是那么容易把握。

足够智慧的父母也相信，儿童会找到他们自己的方法。对健康发展的动力的信任给了父母勇气和自由。

我猜这里的主题是放下，因为在我儿子的例子中，我纠结于是否信任他能学会解决他的问题。在进入高二之前，相对于他的年龄来说，他个子太小，经常成为恶意评论和小恶霸的目标。我需要学习信任他应对这些问题和找到自己的方式的能力，很高兴他已经找到了，但我之前度过了几年非常痛苦的日子。

当父母学会与孩子一起生活的混乱、艰难和美丽的路共行时，他们会忍受不适。当父母学会带着慈悲的好奇面对不适时，智慧会出现，而不是将其作为他们自己的责任。走在这条正念生活之路上的我们跌跌撞撞、蒙混过关，学习什么时候坚持、什么时候放下。我们相信事情总会解决——从来不会是完美的——但也够了。拥有阳光、土壤和水，一粒种子终会找到成长之路。

整合儿童的大脑

当心理治疗界拥抱佛教禅修练习的古老智慧并将其与神经科学相结合时，我们对养育的理解也变得丰富了。父母—儿童的关系通过使用"人际神经生物学"或"社会神经科学"工具来研究。在这个方法中，情绪性幸福被看作一个整合过程的结果（Siegel, 2007）。通过一个系统的不同元素之间的联系，整合让我们灵活而适当地在这个世界上生活。

通过对养育的科学研究，我们看到，当一位照顾者尊重孩子的独特自我并通过和蔼、慈悲的交流与孩子联结时，便会形成一个安全依恋（Bretherton & Beeghly, 1982; Fonagy & Target, 1997; Grienenberger, Slade, & Kelly, 2005; Meins et al., 2002）。在孩子身上，这种整合的关系是与社会、情绪和认知发展的大量积极结果相关联的（Siegel, 1999; Siegel & Hartzell, 2003）。安全依恋会创造出一个适应力很强的儿童。

当我们转向大脑时，我们发现，与安全依恋相关的整合纤维也与正念禅修相关，存在着连接不同脑区的神经纤维。一个最具整合性的大脑区域就在额叶后面。与正念和养育都相关的九个功能出现在前额叶中部：（1）调节身体；（2）同调他人；（3）平衡情绪；（4）安抚恐惧；（5）灵活；（6）与过去、当下和未来深刻理解下的联结；（7）与他人的心理体验共情；（8）道德的行为/感受—行为/思考更大的社会利益；（9）获得直觉或对身体智慧开放。

有趣的是，正念练习也能产生与整合的中间前额叶区域相同的九个功能。Jon Kabat-Zinn —— 一位将正念引入医疗界的先驱——认为这些功能也是"正念的方式"（Ackerman, Kabat-Zinn, & Siegel,

2005）。很多精神健康从业人员将这一列表作为一个很好的关于幸福的组成部分的描述。在当今这个时代，各种智慧传统的实践者（依努依人、拉科他人、波利尼西亚人、印度教徒）也认为，这一列表也描述了他们的长者教授如何智慧和友善地生活的要点（Siegel，2011）。

儿童不仅在他们的家庭里接受他们形成的体验；当他们和朋友在一起、在学校里、看电视以及无论在哪里时，他们的大脑也正在成长。我们期望未来一组新的"R"组合——正念反省（mindful reflection），情绪适应（emotional resilience）和修复关系（healing relationships）——会成为父母、老师和每个与孩子互动的人的基础。当我们学习理解和拥抱我们深层的相互联结的生物—心理—社会属性的我们时，也许下一代会更好地准备好对自己和他人负起爱的责任——在慈悲和智慧中成长。

培养我们抚养孩子时所需要的智慧和慈悲，要求持续地练习。虽然几乎所有父母都想要在这个任务上成功，但很多人缺乏好的指导。正念练习以及从中产生的领悟，会很有帮助。养育的乐趣和挑战为我们提供了机会存在于当下、放下、不感情用事、清楚地看到我们的孩子和开放我们的心扉——这些练习能带来丰厚的回报，既可以满足我们自己，也可以促进孩子的成功和情感健康。

第二十二章

在心理治疗中吸收宗教传统的智慧

Kenneth I.Pargament

Carol Ann Faigin

> 亲爱的主，请帮我站起来。我自己一个人会摔倒。
>
> ——Jewish Saying

前　奏

"你是我遇到的最好的治疗师。"

我并没有将我的来访者的话当作表扬。相反，我知道我有麻烦了。我已经和玛丽工作几个月了。她由一位同事转介过来，我这位同事是一位女性基督徒治疗师，她觉得对于玛丽的治疗，能做的几乎都已经做了，她认为玛丽今后需要一位男性治疗师。玛丽意识到，她要来见一位对精神整合治疗感兴趣的犹太人治疗师。

第一印象会有欺骗性，玛丽看起来像一位十九世纪的女教师，这印象束缚了我。一头金色的披肩长发，一张不化妆的消瘦的脸，她看上去比她实际35岁的年龄要老。快速、清脆的句子和紧张的语气让我感觉不自在，好像她随时会咬我一口。

玛丽介绍说，她是一位虔诚的天主教徒，但她存在一个问题：没有和宗教直接地联结。在过去的 15 年里，她为自己找了一个适合的丈夫，有了一个家庭，但她被反复挫败。在 35 岁时，玛丽离婚了，那些日子她会突然发怒、经常失望和惊恐发作。她的"生物钟在嘀嗒地流逝"，她对问题是什么没有头绪。在第一次咨询中的一个时刻，她宣布"所有男人都是人渣"，而另一个时刻她描述自己有"致命的缺陷"。

我和玛丽通过几次咨询去探索她的恋爱史。虽然她和不同的男人约会，但她的关系模式是一样的。在一两天中，她会迷恋她的新伴侣。他是那种"完美的家伙"，他是天堂送来的。她会开始幻想他们未来在一起的生活——订婚、结婚和生孩子——对于这些，她的"灵魂伴侣"都不知道。在几个月内，她的男朋友会做一些傻事——约会迟到、一个漠然的评论、让她看到房间里的另一个女人。玛丽会暴怒，重复她的咒语"男人都是人渣"，然后结束这段短暂的关系。在接下来的几个月里玛丽会处在抑郁隔离状态中，"舔她的伤口"，如她所描述的，直到对老处女身份的害怕和她生物钟嘀嗒的声音逼迫她重新回到约会中。这成了 15 年来的模式。

现在玛丽正告诉我，我是她遇到的最好的治疗师。无须太多的临床内省就可认识到，我已经成了玛丽生活中最新的一位男性，成为崇敬、奉献的替代品，但我知道我在偶像位置的时间，会如她很多被唾弃的男友那样短暂。我必须做些事情并且要尽快。

我选择通过从玛丽自己的宗教传统中吸收智慧和资源来进行干预。

插　曲

帮助来访者获得他们自己的宗教资源，对于大多数心理治疗师来说是个陌生的领域。例如，作为一个团体，心理治疗师被认为比一般大众更少具有宗教性（Shafranske, 2001），而且经常没有意识到很多资源涉及世界上的宗教。事实上，只有一小部分临床心理学的研究生课程向学生提供宗教和精神性方面的训练，这加剧了问题的产生（Brawer, Handal, Fabricatore, Roberts, & Wajda-Johnston, 2002），但这不仅仅是不熟悉的问题。从弗洛伊德到斯金纳再到埃利斯，该领域存在着长期的排斥宗教的传统，也许这是因为心理治疗必须摒弃宗教的影响来将自己建成为一个"硬科学"，并将自己与学科亲戚——哲学和神学区分。将宗教看作安慰奶嘴、看作一种防御或否认形式的刻板观念依然普遍存在于精神卫生专业人员中，即使这些刻板印象没有实证支持。但将宗教描述为一种对大多数人来说可能的潜在资源会更准确。

组织性宗教向它的信徒提供典范行为、道德和伦理、美德、精神上的应对方法、与他人联结、行为系统、仪式和通过祷告及禅修等更高能力的交流的方法。这些信仰和练习通过提供情绪安抚、意义和目标、保护、与他人亲密、认同、治疗、自我管理和神灵连接等服务于一些关键功能。例如，精神净化仪式是一个有力的资源，来宽恕和治疗最深层的内疚、原罪、怀疑和自我谴责等伤口。犹太教提供了十日忏，美洲土族宗教提供了治愈力量的发汗小屋，天主教通过一个神父提供忏悔，伊斯兰教提供能获得来自安拉的宽恕的个人祷告作为他们的五大信仰支柱之一，佛教教导慈悲训练，新教通过私人祷告提供忏悔。

一个大样本的实证研究指出了宗教资源对人类在面对各种重大心理和身体挑战时的健康和幸福的益处。这些资源包括禅修、祷告、积极的宗教教育、宗教和精神支持、仪式练习和宽恕。一个由Janinie Jones（2007）开展的研究值得关注，其中描述了宗教用于71位生活在高贫穷率和高犯罪率的社区的非洲裔美国儿童（7～9岁）

身上的事情。这些孩子中很多人见过陌生人或他们认识的人被武器袭击，很多孩子目击过陌生人或他们认识的人被谋杀。他们自己也是暴力犯罪的受害者，例如，被驱赶或威胁，被武器殴打或袭击。如 Jones 所记录的，这些体验对孩子们的影响足够严重从而导致他们患上创伤后应激障碍（PTSD）。然而，尽管存在这些风险因素，但是在那些信仰宗教（精神信仰，做礼拜，祷告，使用精神的支持和应对）的孩子中，并没有发现暴露于社区的严重暴力与发展出复杂的 PTSD 相关。这个著名的研究强调了精神信仰、宗教实践和精神应对的保护性角色。

对于在人们遭遇重大生活压力时宗教是否提供了特别的资源让他们利用，是有争论的。毕竟，宗教和精神支持可以被看作仅仅是更普遍的支持中的一种。超验意义系统可以被简单地理解为世俗意义系统的一个子系统。但几个实证研究显示，宗教资源对健康和幸福提供了独特的贡献，即使在考虑了世俗应对资源的效果之后。例如，通过一个全国的老年人样本，Krause（2006）用自测健康的方式比较了来自教堂成员和非教堂成员的情感支持在面对经济压力的缓解效果中的角色。其中，基于基督教的情绪支持出现了缓解，世俗的支持则没有。对于这个发现的解释，Krause 强调了基于基督教的支持的不同特征：它的作用是因为它体现在一个拥有共同世界观和对上帝承诺的团体中，有一套共同的神圣的信仰、价值观和应对方法，共享的宗教原则、仪式和记忆，以及一种"充满了宗教权威外衣"的支持。

既然宗教资源是重要的，便出现了一个问题：在实际中，是否来访者需要在治疗中引入宗教和精神主题。也许他们倾向于将信仰问题与心理问题和治疗分开，就如教堂从美国的政治系统中分开。实证研究显示，在美国的多数人会倾向于选择一种对精神敏感的治疗方法。例如，在一个对来访者寻求心理治疗的研究中，超过一半（55%）的来访者报告想要在咨询中讨论宗教和灵性事件（Rose，Westefeld，& Ansley，2001）。类似的，Lindgren 和 Coursey（1995）发现，受困于严重精神疾病的来访者样本中有 2/3 的个体有兴趣与他们的治疗师讨论影响他们的生活和康复的宗教和灵性事件。

整合灵性到治疗中的证据也在不断积累着（Pargament, 2007）。在一个最新的对 31 个结果研究的元分析中，Bartz 和 Richards（2007）发现，灵性整合的治疗会对来访者应对焦虑、抑郁、压力和饮食障碍有帮助。

尽管有这些鼓舞人心的发现，但在治疗中吸收灵性资源来帮助来访者依然存在着挑战。也许最大的障碍是灵性自由还没有充分被很多来访者所接受，包括那些表面上相信宗教或灵性的。在对一个全国性的灵性生活流行性的调查结果中，George Gallup 和 Michael Lindsay（1999）悲观地评论道：“灵性生活在美国大概有 3000 英里的广度，但它只有几英尺的深度。”美国的独立和自助形式的灵性文化导致很多人挑选孤立于智慧和宗教社团支持的信仰。作为一个结果，他们只留有一个宗教框架或“导向系统”，而缺乏有效回应全方位的生活挑战所必需的广度、深度和整合度（Pargament, 2007）。举两个例子，一个包括有限的赋予宗教意义的能力，另一个包括对上帝或更高力量的有限理解。

很多暴露于战争的创伤体验的退伍军人在应对这些基本的灵性问题（Tick，2005），例如，“为什么我还活着？”“上帝怎么能允许这样的人受苦？”“我如何能让自己或他人的行为与我的宗教承诺和解？”如果没有一个宗教参考框架来给这些可怕的困难提供有意义的答案，个体会发现，他的心理、社会和身体的痛苦会被宗教的纠结和压力所加剧。事实上，精神卫生专业正开始扩展服务来帮助士兵和退伍军人预防和处理这些宗教上的纠结（Pargament & Sweeney，2011）与“道德伤口”（Litz et al., 2009）。

当人们狭隘地将问题归因于一个更高力量或他们拥护的神灵时，就会出现另一个问题。Philips（1997）提供了几个无法帮助个体有效处理多种生活维度的"小上帝"的描述。例如：提供了无限的舒适和安慰而不会反过来有任何要求的天国乳房般的上帝；坚持完全的完美无缺的绝对完美的上帝；几乎不参与现代生活的伟大的老男人；以挑剔、负面和内在的声音出现并持续威胁最后的审判的全民警察。这些种类的"小上帝"无法在人们应对生活需求时提供一种有力、可靠的资源。

因为灵性资源没有被很多来访者充分认识和接受，所以，在治疗中只能部分地依靠治疗师和工作技巧及部分依靠来访者的"灵性规训"来成功地吸收宗教传统中的智慧。然而，这种工作与要求帮助来访者获得他们的资源——例如，发展一种社会支持网路、身体健康或自信——没有什么不同。宗教传统的智慧只是代表通往健康和幸福的一种更具有潜在价值的方式。

剧　终

互动 1

在玛丽宣布我是她遇到的最好的治疗师后，我说："我注意到你看起来将人描述成两类：一类是圣人，一类是罪人。"

玛丽想了一会儿说："不是这样。我将人们看作天使和魔鬼。"

足够接近，我想。我继续说："嗯，从我的角度来看，我想你正在失去第三类人。"

"哪些人？"她问。

"人类，"我回答，"我必须说我个人没有遇到过太多天使或魔鬼，我遇到过很多的人类，他们看起来有一点天使，也有一点魔鬼。"

　　玛丽沉默地思考了一会儿，这对她来说是个新的观点。她有很长一段时间将他人分裂成好的和坏的。她的父亲就是这样一个非黑即白的人。有时候，他会在外几个星期而不和玛丽联系。另外一些时候他会变得愤怒和挑剔。然而，玛丽也能回忆起和父亲在一起时片刻的温暖和亲密，在其中感觉到爱和保护。"我一直努力成为一个完美的女孩，但我对他来说从来不够好。"在理智层面，玛丽认识到她在追逐一个不可能的梦——试图找到一个她从未有过的"完美的父亲"——通过她的恋爱关系，但这个认识还没有更深地触及她的情感水平。

　　通过提出第三种类型的人的概念——人类，我在试图鼓励玛丽采用一个更差异化的观点来对待人类，不仅包括她的父亲，还包括潜在的恋爱对象。但我知道，在这个过程中她还需要更多的帮助。

互动 2

　　"我知道你是一位虔诚的人，玛丽，"我说，"对我来说，你的宗教是一个非常好的资源，可以帮助你将他人作为人类对待——你知道的，有一点天使和一点魔鬼在他们内心的人。"

　　"好，我正想知道，"玛丽半开玩笑地说，"那是什么？"

　　"宽恕。"我说。

　　玛丽暂停了一会儿说："我从不擅长这个。"

　　虽然宽恕是基督教神学的一个基石，但玛丽对这个宗教资源不熟悉。她内心的一部分也曾与她在教堂问答课上阅读过、在她的罗马天主教教区听说过的慈悲、仁慈和恩典等理念有过共鸣。但这些概念与她自己的个人体验和对上帝的理解是有距离的。事实上，她对上帝的看法与她的父亲的黑暗部分没什么不同：一个挑剔的、在等待她犯错时猛烈惩罚她的人。

　　玛丽正显示出一种缺乏宽度、深度和整合的宗教取向系统的很多征兆。她对天主教的理解是肤浅的。她的超然的体验是被束缚的。她所拥有的是一个"小上帝",一个会要求、监督和惩罚而没有慈悲、关心和宽恕的上帝。

我问玛丽是否愿意进一步看看这个宽恕的观念。她说愿意。

聚焦宽恕

在后来的几个月,玛丽和我花了很多时间一起谈论宽恕。我给她提了一些相关主题的阅读的建议,她很热情地学习。我们谈论宽恕,这期间经历了从聚焦于愤怒、气愤和惩罚到接纳、慈悲和放下的变化过程。玛丽挣扎于这些理念中。她倾其半生来努力成为完美的人,希望赢得父亲、上帝和其他男人的爱。要放弃这些追求,让她感觉困惑和没有方向。为取代通过对完美的追求去获得她失去的爱,我将她的注意力拉向她的宗教传统中的"尽管有缺陷但依然会被爱"的智慧。当我们讨论慈悲、爱和宽恕等概念时,我们发现,它们可以应用到对待自己的方式和应用到对待他人的方式一样多。我们讨论玛丽从她父亲和从她的惩罚性上帝的形象那里体验到的持续批评,然后讨论那些当她犯错时也会感受到的来自他人的宽恕感。当玛丽想起一些他人是慈悲而不是批评地对待她的错误(一个类似于第六章中的慈悲信件练习)的例子时,她哭了出来。

"那就是宽恕。"我说。

当我们在这些谈话中推进时,玛丽在身体上也有了一些改变。她拿掉了把她的头发扎在后面而紧绷地远离她的脸的橡皮筋,让头发自然地垂落在她的肩膀上。她开始化妆。她开始有更多的笑并更随意地说话。

我们的谈话切换到恋爱关系。玛丽依然希望遇到一位合意的男人、结婚并拥有一个家庭。这次显然她看起来准备得更好了。我和玛丽讨论当她遇到一位男性时会期待什么。

互动3

"OK，你将要去与这个男人约会，你会认为他是完美的，你知道他将做一些愚蠢的事情。然后你会做什么？"我问。

"嗯，我知道我的第一反应会是进入我的'男人都是人渣'的想法，然后躲进角落独自一人，但我想我现在知道更好的做法了。"她说。

"所以你会做什么呢？"我继续推进。

"我将努力记住他不是一个天使或一个魔鬼，他只是个人，我将试图带着些许的对作为一个人和一个上帝的孩子的理解与同情来对待他。"她回答。

我总是怀疑一些作者或演讲者所说的"快速或奇迹般"的治愈。我在自己身上从没体会过。改变往往需要时间，有开始和结束，就如一个引擎在其被点着前需要做几次准备。然而，玛丽是个例外。在我与她互动后的一周，玛丽在一个音乐会上遇到了一个男人。他被玛丽的笑容吸引住了，鼓起勇气开始和玛丽交谈，并约她出去。几个月中的两次约会体验也如我预料的就像过山车般。然而，这次，玛丽留在了关系中，将慈悲和宽恕课程应用到了实践中。两人能解决他们的不同并在一年后订婚了。那次之后，玛丽结束了治疗。偶尔，我会收到一张贺卡，其中会有一张家庭照——带着温暖的微笑的玛丽、她的丈夫和他们两个淘气的孩子。

结　尾

来访者并不是空手进入治疗。他们带着他们自己的资源，也带着体现他们的社会和文化背景中的资源。宗教对很多人来说是一个智慧的仓库。然而，很多来访者没有充分获得他们自己的宗教资源。

治疗师在这里可以扮演一个有价值的角色，帮助来访者发展可获得的和整合的宗教框架。

如果对这个过程存在阻抗，那更有可能是来自治疗师而不是来访者，但正如我们在这里指出的，有很多好的理由来说明为什么精神卫生专业应该将宗教和灵性主题整合到治疗中。我们的宗旨是在心理治疗中吸收宗教智慧传统是非常明智的。

虽然现在该领域的文献在增加，但对于在心理治疗中整合宗教，我们还需要去了解更多。一些特殊的问题包括如何更充分地教育我们自己关于宗教和灵性的重要性，如何评估宗教资源和问题，如何在处理宗教资源和问题的同时对来访者在这个领域的自主性保持尊重，如何避免强加一个宗教或世俗的观点给来访者，以及如何识别和处理治疗师自己在宗教领域的倾向与它们对治疗过程的潜在影响。

很显然，在心理治疗中，智慧和慈悲是基于对人类本质——生物、心理、社会和灵性——的充分认识。

第二十三章

慈悲和智慧
通过伦理成长

Stephanie P.Morgan

> 一种真正重要的自由，包括注意、觉察、自律、努力和能够真正关心他人……
>
> 一次次地，在无数美丽而非性的方式中，每天。
>
> ——David Foster Wallace（2008）

慈悲和智慧——这本书的两根交织在一起的脉络，经常会在伦理行为中表达。这最后一章聚焦于伦理训练对于我们治疗师去发展、表达智慧和慈悲的行为的力量。虽然慈悲的教义是世界上主要宗教传统所共有的，但在佛教中的伦理训练是不寻常的，其中教义不是缘自神性，而是起源于对内在和外在体验的直接探索。因此它们容易被应用到世俗、实证的心理治疗中。在所有传统中，伦理行为之所以被重视，是因为它能缓解我们和他人的痛苦。这一章介绍佛教的伦理实践，它可以被比作一种高能镜头，能增强活力、成长并整合到临床工作中——帮助我们成为更智慧、更慈悲的心理治疗师。

西方心理治疗传统曾经回避将伦理整合进精神卫生训练中（除非是为了阻止临床治疗师的严重不当行为）。虽然这种疏远有很多原因，但两个担心看起来是主要的：（1）需要将心理学和精神病学归于科学，而将道德留在了宗教范畴内；（2）担心强调价值观的心理治疗方法会限制个体的自由。然而，近十年，来自积极心理学领域的研究指出了伦理考量与快乐和幸福的相关性（Dahlsgaard, Peterson, & Seligman, 2005; Peterson & Seligman, 2004）。最近，伦理训练已经被作为在心理治疗中发展正念的一个关键（Monteiro, Nuttall, & Musten, 2010）。本章基于这种趋势来展现伦理训练对于心理治疗师的价值和相关性。

善巧行为指南

在佛教实践中，道德性行为通过五条基本准则来培养（Hanh, 1998）。但这些准则不仅仅是一些禁止条例，也是善巧生活的指南。传统上，五条准则的框架是要克制：（1）杀生；（2）偷盗；（3）不端的性行为；（4）说谎；（5）使用麻醉剂。最近几十年，一行禅师（2007）对这五条基本原则进行了重新阐释，用于应对当代生活的现实和挑战。在这个重新阐释中，善巧行为包括慈悲行为和克制行为：

1. 不杀生——慈悲行为，尊重生命

2. 不偷盗——关注平等、慷慨

3. 不进行不端性行为——巧妙处理性能量

4. 不说谎——诚实、巧妙地说话

5. 不使用麻醉品——觉察消费

从佛教心理学的观点来看，培养智慧和慈悲——发展一种觉醒的心灵——需要三个方面的训练：专注（定，samadhi），内观（慧，prajna）和道德行为（戒，sila）。传统上被称为"三学"，这些方面是相互依赖的，每一方面都有助于另外两个方面的发展。在遵循这些戒律时，有一种让一个人在生活中平静、安宁的效果，这会有助于专注。更强的专注导致更多的领悟，领悟反过来会加深和提炼我们对戒律的理解和身体力行的能力。一行禅师将这三个方面的相互增强的作用称为"相互依存"（Hanh，2007）。戒律或道德实践推动和发展我们的理解，同时它也是我们的理解的一种表达（Fischer，Drolma，& Olendzki，2010）。可以说，我们实践它，它也影响我们。另外，每条戒律被理解为代表一个连续体，提供机会在智慧和灵巧的方法中带着日益递增的戒律参与、实践和学习。实践戒律包括反思、行为的意图性和觉察原因及效果。

在理解到戒律实际上无法时刻保持后，我们开始培养起真诚的人性，少了些自以为是。我们遵循这五条戒律，虽然知道我们会失败，但也知道随着我们的理解加深，我们会更灵巧地行动。戒律实践让我们越来越开放，去扩展我们的"实践之刃（practice edges）"。在这锋刃上，磨砺我们的识别能力。我们表达我们的意愿去不断开始，一次又一次——非常像一个人在禅修中试图只是简单地和呼吸在一起那样。

一个简单的练习可以帮助我们开始：

开始戒律实践

■ 花一点时间觉察一下呼吸和我们当下的体验。

■ 现在问自己这个问题："我做心理治疗的目的是什么？"给你自己一些时间来深入探索，待在这个反思中。

■ 当你的目的浮现后，识别它。

戒律实践最好被理解为，日复一日地生活在一种不断提升的准则中，来全心地希望减轻痛苦——我们的痛苦，我们的来访者的痛苦，所有生物的痛苦。在下面，我们聚焦于五条戒律中的每一条会如何帮助我们培养智慧和慈悲以及激发和启发我们的临床工作的方式。

第一条戒律：尊重生命

希波克拉底誓言声明，"首先是无害"。虽然这无疑是我们作为心理治疗师的目标，但进一步细看，我们会发现这条戒律是无法做到的。我们开始意识到在地球上每走一步，都可能会杀生。在我们的每次呼吸中，我们杀死了空气中的微生物。我们的同事——Ed Yeats——明智地告诫我们："当我们对我们的伤害能力没有觉察时，我们是最危险的"（1995）。在临床上实践这条戒律时，包括我们审查自己的哪些行为会造成无意的伤害。

带着愤怒工作

当我们在一次咨询会谈中出现愤怒时，我们该如何处理它？第一步是注意愤怒的存在。如果我们否认它，我们就更可能被这愤怒以某种方式所驱使——共情减少、回应没有技巧或与来访者隔离。在与一位有取消咨询模式的来访者工作时，我发现我开始比平常更慢地回复他的改期电话。在觉察到我自己的行动化后，就可以开始将这个主题带入治疗来相互探索。

有时候我的愤怒是与来访者分享的一个重要信息，因为它可能揭示出一个相关的人际主题，但我们在表达时需要非常小心。一位来访者——阿琳，欠我很大一笔咨询费。我们达成了一致，即当她的经济条件改善时她会付清账单。当她开始以一笔比较大的数额来分期还款时，她对此的说法好像她是在给我一个礼物。最初，我发现这个态度太令人恼怒了，但没有处理它。当这个态度持续存在时，我提出了这个话题。我承认这个还款过程让我觉得被推诿。虽然最初是尴尬和困难的，但这一相互交流导致了一个富有成效的探索——关于阿琳的权利感以及这如何导致她在很多关系中出现困难。

微妙形式的虐待

我们不仅要考虑个案量，还要检验我们带给每个来访者的服务品质。我们都有我们自己的关于守时、及时回复电话以及如何结案的标准。无论你的门槛设定在哪里，是否有来访者会让你对他们降低这门槛？觉察那些更多改变咨询时间或者会对自己的迟到心安理得的来访者，注意这些更少关心的行为，这让我们能全身心地投入工作。在我们的松散中，我们也许在利用来访者的善意，或上演一个他熟悉的微妙的虐待模式。带着这第一条戒律工作的精彩之处在于，是它让我们在这微妙的水平去检验我们的行为，增加我们的意图和我们的行为之间的一致性。

治疗结束后

在治疗结束后，我们依然会以很多方式为来访者存在。一个积极联结的疗愈力量甚至会超越正式的治疗期间的联结。如果之前的一个来访者再次联系我们，无论什么理由，如果我们这边无反应则会让他质疑关系的真诚性和我们对他的尊重，这是有伤害性的。这不仅可能让来访者失望，而且我们的无反应会给治疗留下一个阴影，让他质疑这是否是真的。

在某年的假期后，我收到了一封来自一位已经结束治疗几年后、搬到其他州的前来访者很长而充满爱心的信。信内附了一本她写的小说。之后一年多我都没有以任何方式回复她，所以一直对此行为感觉相当内疚，但我觉得在读完她的小说前我不能回复她。最后，我开始觉察我自己对此有什么需要，我正在损害我们双方的关系。我可以写一封短信解释我延误的回复，感谢她的书并祝愿她幸福。讽刺的是，我们有时候会不灵活，因为我们对自己的预期不公正、不现实。我们的生活经常被需求所塞满。对我们能提供和能做的保持谦虚是最重要的。所以，非伤害的实践也能应用到我们自己身上。

第二条戒律：平等慷慨

为什么付费给我们？

在治疗中，我们力图保持对来访者和我们自己双方公平，这就会涉及一个问题："他们是为了什么而付费给我们？"也许我们能一致同意的是，付费的理由之一是为我们的技巧性关注。我们有意识地去提供我们的关注，然而，我们却拥有如 Joan Halifax（1993）所说的，"任性的头脑和健忘的心"。虽然这听上去有点刺耳，但当我们带着这条戒律工作时，我们需要注意不对我们的来访者进行无意的抢劫。时间是宝贵的。考虑你每小时的费用，然后将其50等分，如果你做50分钟的话。所以，如果你的收费是500元，来访者就是每分钟付费10元。如果我们离开去制作我们的购物清单，我们的来访者就没有获得充分的价值。虽然在治疗中我们也会由于其他因素而不专注，但这个反思也可以给我们的觉察添加另一个维度。当然，带着这条戒律工作不是说要控告我们自己，而是要仔细审查我们的动机、我们的行为以及原因和结果。

我们也有其他剥削来访者的时间的方式。我曾经与吉姆——一位庭院设计师——在我的家庭办公室做咨询。当吉姆走进来的时候，

会经常评论院子。我记得我曾经训练自己不向他寻求关于如何处理
正在破坏一棵铁杉的球蚜的建议。有时候这会是一个有细微差别的
问题；认可一个人的身份的谈话是不同于为了自己的目的而占用对
方的专长和时间的谈话。

令人满意的内容也会出现相似的问题。当一位来访者有趣或好
玩时，我爱向后坐并享受这个过程。当某人坠入爱河时，我们会愉
快地去听所有令人兴奋的细节。再次，这些对于我们的洞察力来说
是精细而微妙的。但我们也要跟踪治疗中在我们的内心所发生的和
我们的动机。我们可以正念觉察我们问的问题和问它们的原因。如
果我们是出于无聊的好奇而问，或是满足我们的某种兴趣，则对此
保持克制会更公平。一位同事告诉我，他曾经问他的治疗师——一
位著名的分析家——"那个问题是问我的还是问你自己的？"

费用

这有关平等的第二戒律，也提供了一个视角，来检视我们的收
费。为我们做的工作付费是完全必要的和合适的。付费和围绕时间
的边界能让我们与来访者以一种如 Paul Russell（1996）所说的方
式——"免于需要"——坐在一起，但不能高估这种价值。一个人
付费进入一种我们对他没需求，也无须他成为我们的什么的关系中。
但在费用和付费的复杂情况下，以这第二条戒律工作会包括以下几
方面：

- 将我们的工作看作一个生态系统，在其中相对高的收费会
  让我们为较低收费的患者提供服务。在社会工作训练中，
  无偿工作的传统是该职业的一个特点。带着这条准则工作
  包括慷慨地付出我们的时间和努力。
- 注意我们在路的哪边，或者说我们对钱的倾向。我们是否

太关注钱？或者我们是否没有充分关注这个问题？如果我们对我们的倾向没有觉察，它们会在治疗中付诸行动。

- 要意识到什么时候我们与来访者对资费有特定的约定。我们需要非常清楚地知道现实会改变。在这约定开始时，设定未来一个时刻来回顾一下是明智的。

- 注意什么时候我们过于热切地收账或不愿寄出账单。每种态度都会隐含着未被检验的关于来访者或治疗的感受。我曾注意到有时候当我不情愿给某人账单时，这是我觉得治疗卡住了的第一个迹象——也是一个信号，提醒我们需要在督导中或与来访者在一起时，直接关注这个问题。

第三条戒律：巧妙地处理性

这条戒律指的是避免与我们的来访者有任何性关系。对这个领域更细致的研究和实践包括，认识性的力量和我们在这个领域发展慈悲和智慧的承诺。作为治疗师，爱和安全地爱是给我们的来访者的最大的礼物。"安全地爱"的意思是，我们的来访者可以有各种感受，包括爱和渴望。觉察会帮助我们保持稳定，接纳各种表达，同时不离开我们的位置。

在执行这条准则时，我们试图避免为了自己的欲望而利用我们的来访者。如果我们发现，我们特别在意自己的着装或特别期待看见某位来访者，这也许暗示我们需要对自己的内在过程进一步地注意。我们的行为是否表明，在我们自己的生活中渴望或缺乏某些值得注意的感受？

调情能量

以这条准则工作也提出了另一个问题：我们与调情是怎样的关

系？在治疗中或治疗外调情会有很多不同的表现。它是对生命和活力的礼赞吗？它是一条建立联结的死路，一种习惯的联系方式吗？它是一种对值得注意的痛苦的回避吗？它是对攻击的一种掩饰吗？对于我们很多人，我们对性能量的反射性的舒适或不适感会抑制我们的觉察和探究。我们与来访者脱离，由于反射性地停工或缺乏觉察地参与。在这些水域，航行需要智慧地注意和实践。

嬉戏也可以是对生命的肯定。我注意到会存在这样的情况：当我和某人一起工作时，随着时间逝去，有一天我会以一种新的方式看见他，比如，感觉他更迷人。对这个新活力的觉察经常是一个人感受更好的前兆——更少抑郁或焦虑。

如果调情感觉像一个对潜在脆弱的防御，对此大度地承认是明智的。例如"当你和我调情时，我深感荣幸，但它可能代表着你的心需要一种不同的关注。"当对调情感觉麻木或隔离时，也可能存在潜在的敌意。在尝试有效回应这种调情方式时，我们经常会觉得疲惫和不舒服。在这种情况下，引入一种存在主义的观点是有帮助的。有时我发现这是提出衰老和死亡等话题的时候。在与一位 60 多岁的强势 CEO 工作时，我反复陷入困境，感觉无力和无能。有一天，我简单地声明："你知道，我们都在变老。"这个存在主义的事实有一种很大的沉淀效应，这让我们的联结有了更多的真实性。

第四条戒律：巧妙地说话

第四条准则涉及巧妙地说话，这条也许对心理治疗的影响最大。我们说什么和不说什么是治疗的重要特征。最重要的是，我们的可信赖度对于关系的治疗效力是最重要的。

诚实

Joseph Goldstein——一位智慧而资深的内观禅修导师，曾经说，如果我们完全遵守这条准则，充分实践，则意味着它会培养足够的觉察和洞察力并带来领悟。我们总是会在一些方面说谎。戒律实践指导我们检视自己。当我们对我们的来访者缺乏诚实时，意味着什么？

坦诚有利于我们的工作。我记得我自己的一个治疗时刻。我正看着下面，谈论着某事，在偶然抬头的时候感觉到我的治疗师走神了。我问："你走神到哪里去了？"她回复："不远。"我喜欢她的回应，因为我在那个时刻感到充分地相遇。她的诚实丰富了我们关系中的亲密和真实感。

有时候，我们会对某些事缺乏诚实，没做过却说做过。这可能会在抵押品合同、推介信息、保险业务等中出现。也许我们说我们会做某些事情，但几周过去了我们还是没做。在咨询会谈中，我们会被问起，或者我们会自己提出来，说"我们在玩电话追逐游戏"或"我们还没有直接说话"，暗示我们在努力但我们实际没有去做。我们要求我们的来访者真实，然而，我们并不一定会完全真实。在这些时候，我们会体验到联结和亲密的减少，变得更少存在和可接近。

缺乏真实也会限制我们的来访者的自由。在心理治疗中，我们试图培养一种接纳的环境，在其中我们的来访者能自由地思考、感受和表达他们自己。也许他们感觉我们是在胡说八道，但他们也感觉我们不想被挑战。我们争取他们与我们合谋来保护我们。我观察到某些我感觉好的事却很容易招致负面反应，例如去度假。而当我们自己对某事感觉糟糕时，就会更难去开放、倾听我们的来访者对它的感受。

当我们能站出来并承认自己的错误时，虽然会往往带来不适但也能带来更亲密的感觉。几个月前，我接到了一个电话预约，定了一个我通常不工作的时间。过了几小时我才意识到这个问题。当我准备打电话给我的来访者时，我考虑了多种调整已经定好的安排的方式。当然，没有一个让我感觉非常满意的，因为没有一个是真的。后来我打电话对对方说："吉安，我完全忘记了。"我们尽自己最大的努力，但当我们达不到时，这条准则要求我们对事情诚实、实事求是。在负责任的治疗背景中，人们通常会宽恕我们的不足。有时候诚实暴露确实是不恰当和有伤害性的。但我们"善意的谎言"的动机通常更反映了 Steven Pinker（2008）所描述的"一种不好的倾向：将自己放在了天使一边"。

避免轻率地说话

以巧妙地说话这一准则进行工作也包括检查轻率说话——不必要的、会减少那刻的丰富性的谈话。有时候，沉默最好不要去打破，因为共同的沉默可能会产生深层的流露。当我们充分而有效地陪伴来访者在沉默中时，我们可能会帮助他在简单的存在中发现自由。

在一小时的开始和结束，我们更容易陷入说话的条件反射。我们想要表达温暖，然而，这通过眼神接触、我们充分将其迎入会更有效，而不是通过一种社会习俗的更"闲聊式"的欢迎。虽然一个人有时候在一种朋友式的欢迎中会感到释放而容易进入会谈，但我们要对我们谈论的动机有觉察。类似的，会谈的结束是用话语来表达关心的机会。有时候当我们站起来，以一种与我们这次的会谈情感基调不一致的方式看着来访者走出门时，我们就进入了一种缺乏当下的、社交性的说再见的方式。实践巧妙地说话有助于我们将注意力扩展到作为治疗相遇的一部分的过渡阶段的互动中。

当来访者谈论他人时

当来访者在抱怨他人时，我们如何坐、听和回应他们呢？我们经常采用折中的方式。一方面，我们有时候会陷入一种表面的共情：不仅尊重来访者的主观感受，而且进一步和他一起抱怨或谴责他人。我们都会对这种时刻保持敏感。这以贬低他人为代价。

另一方面，如果有些事我们没有指出来的话，我们也会造成严重的损害。例如，如果来访者被误会了，我们愿意说出来是重要的。回避或采取沉默的立场也许反映了对参与痛苦的阻抗。有时候，我们的声音对于帮助来访者发现他们自己的声音是必要的。我们被号召成为第一个说出"那是有害的"或"那不应该发生"。下面的问题对于改进我们在这个领域的觉察会有帮助：

- 这个人的倾向或偏好是什么？他是否倾向于抱怨他人和回避责任？或者反过来，他是否倾向于自责和承担太多的责任？
- 交流的脉络是什么？它是生动和感人的，还是僵化和麻木的？
- 当我们和一个人坐在一起时，我们是否记得他生活在一个更大的互动的主体的网路背景中？如果我们能保持这个更广的现实，我们就会将这种理解以隐含的方式带入回应中。

当我们开始意识到我们离开了自己的位置时——通过过度认同或通过抑制我们的来访者体验的共情，明智的行为是回到直接谈论的问题上。如果我们觉得在一个没有产出的抱怨的会谈中有合谋，我们可以问，"你觉得你需要我同意你对这事的感受吗？"相反的，如果我们觉得我们的来访者对某事没有充分表达，我们可以探询，"我有一种感觉，我感觉对于这件事你还有很多没说。你对你所说的感觉是什么？”

自我暴露

对于巧妙地说话，禅修老师经常建议我们问两个问题：（1）这是诚实的吗？（2）这是巧妙的吗？我们前面已经讨论了诚实。对于自我暴露的探索将我们带入巧妙的问题。这个信息是有帮助的吗？我们有效利用了和来访者在一起的有限时间吗？

最近，我正与一位男性工作，他在第一次咨询时说他刚听说 Mary Oliver——一位伟大的诗人，并读了她的诗。我的来访者继续说，当他准备读《大雁》（Wild Geese）时，观众热烈鼓掌，就像一个摇滚音乐会。碰巧的是，也是那天，我的儿子要去学校背诵这首相同的诗。我看着我想要告诉他这个巧合的欲望升起，但我没有说。我让这个冲动升起和消失。我告诉自己这是一种试图联结，但我们已经联结了。它可能更多的是我对儿子的骄傲。事实上，很快他切换话题去讨论当前的痛苦事件了。

为了在我的“自我暴露”中更真实，我应该再加个例子：一位来访者高兴地告诉我关于他儿子的旅行，去西班牙南部一个美丽的地方和刚看过的幻灯片。恰巧我自己也刚去过那里，我脱口而出：“我去过那里了，确实非常美。”通常，当我们在这种自发的方式下自我揭露时，往往反映了 Joseph Goldstein（2010）所指的“不可遏制的，充满自负地想说‘我在这里’”。这个评论恰恰符合我的来访者的体验。

虽然没有具体的方法来指导暴露，但是我们倾向的准则是，我们要给自己空间和时间去觉察我们的动机和思考结果。当然，有时候缺乏暴露会导致缺乏现实检验，保持沉默也许会有害。另外，有时候当某人问我们一个问题时，直接的回答会帮助他体验关系中的相互性和尊重。所以，当我们犹豫是否要暴露时，我们也有第三个选项：分享我们的考虑过程。

第五条准则：正念消费

这条准则是关于避免使用任何会迷惑心智的物品。很显然，如果我们困于物质滥用，这说明在我们的生活中存在某种痛苦，会妨碍我们充分与他人在一起的能力。

更广泛的，根据一行禅师的构想框架，这条准则涉及所有我们吃的东西。这让我们开放地用各个感官去检验我们所咽下的东西。正如格言所说，"吃什么像什么（We are what we eat）。"我们会尽最大的努力照顾自己。除了我们所吃食物的健康性，我们要调查自己所阅读的材料、所关注的媒体，它们能多大程度上充分滋养我们的自我。当我们仔细觉察这个领域时，我们会看到正念消费对我们的临床工作和我们的总体幸福的影响。

有时候我们都会陷入困境并感到耗竭。在治疗期间，我们注意到我们没有充分地存在或我们在寻找某些东西来提供额外的刺激。我们会发现，自己在问更多的问题或变得过度积极，以一种不是对我们的来访者的灵敏回应，而是唤醒我们自己的活力的方式。或者，我们会依赖于来访者获得我们在他处寻求的。如 Warkentin（1972）的评论，"如果我们不照顾自己，我们给予来访者的只有空手。"借助正念，我们认识到，心的照顾不总是通过美妙、浪漫的电影来实现。我们也可能需要振奋的音乐、自然中的宁静时刻或培养友谊来滋养我们。在带着这条准则工作时，我们审视起因和结果，包括我们照顾自己和不照顾自己时。几年前，一位同事在结束一周的禅修营后回到了工作中。他说他的一位来访者（不知道他参加禅修营）在一次咨询会谈中看着他并说："你听的方式和以前不一样。"

和非常难处理的来访者在一起时，我们会需要额外的关怀，例如，在咨询前后有一些自由的时间。在办公室里放一本智慧和鼓舞的书，可以在两次咨询之间阅读，这也会有滋养作用。在和一位特别有挑战性的来访者工作时，我发现在咨询前出去走走会很有帮助。散步让我更踏实和觉察力更强。散步也是对我们的基本人性的有力提醒——一些我们无论和谁坐在一起都共同拥有的东西。

安迪是一位40多岁的来访者，对最近的乳腺癌诊断感到非常害怕。当她要面对她的疾病和未来的不确定性时，她觉得几乎都不能呼吸了，不能独自继续生活。不久前，当她的预后看上去危险时，她正与Narayan——一位内观禅师一起工作。她详细叙述了Narayan所说的，"无论发生什么，你都可以照顾你的心。"第五条准则邀请我们检验，是否我们在生活中的每一刻做出的选择，都是在滋养我们的心灵。

带着五条戒律工作

我们如何让戒律实践成为个人和职业生活的一部分？很多人发现下面的练习会很有帮助：

五周的五戒

每周选择聚焦于一条戒律，连续五周，将其用于你的生活和临床工作中。

第一周，选择一条你感觉最一致的戒律。在最后一周，选择你觉得最有挑战性的一条戒律。如此安排好你的五周。

在每天开始时告诉自己带着这条戒律工作。在每天结束时反思："什么原因和条件让自己更难或更容易实践这条戒律？"

以一种温和的方式实践这些戒律。

我们已经讨论了五条伦理戒律来贯穿我们临床实践的方式。当然，还有更广和更深的意义。当我们积极参与这自我检验和实践时，会有一种不断增强的完整性告知我们如何和某人在一起。坚持这五条戒律可以：

- 支持我们发展信任。我们更信任自己，更少害怕，更充分地与我们的来访者接触。
- 培养真诚的谦虚，因为我们密切注意自己的缺陷和自己的能力范围。
- 我们的干预基于尊重和互惠；同时，我们也意识到我们与来访者走在一条不同的路上，我们也觉察到我们每天的脚步和我们的脚下是同一个地球这一事实。
- 促进更充分地存在，更少被焦虑和担心所妨碍——我们会更自由地去关注我们面前的人。
- 培养对我们在智慧和慈悲中成长的能力的信任——我们实践得越多，我们注意到的越多，我们就领悟得越多。

这五条戒律能在心理治疗和我们的生活中为我们提供有价值的支持。"这些看起来是基础的禅修练习，是在我们对幸福的探寻中最有效的、也是必需的引发根本性改变的方式。"

万千心理 心理咨询与治疗图书目录

代号	书　目	著、译者	定价(元)
心理咨询与治疗导论			
X1160	101个心理治疗难题	J. S. Blackman著　赵丞智　曹晓鸥译	88.00
X1158	聚焦：在心理治疗中的运用	A. W. Cornell著　吉莉译	48.00
X1157	沙盘游戏疗法手册	B. A. Turner著　陈莹　姚晓东译	88.00
X1140	沙游在心理治疗中的作用	Dora M. Kalff著　高璇译	38.00
X1092	心理治疗中的改变	波士顿变化过程研究小组编著　邢晓春等译　李孟潮审校	42.00
X1206	母婴互动及成人心理治疗中的主体间形式	Beatrice Beebe等著　庞美云　宓肖燕译	36.00
X1137	心理治疗中的首次访谈	S. Lukas著　邵啸译	30.00
X1126	心理咨询面谈技术（第四版）	Rita Sommers F.等著　陈祉妍等译	80.00
X999	主体间性心理治疗	P. Buirski等著　尹肖霞译	35.00
X1121	心理治疗实战录	M. F. Basch著　寿彤军　薛畅译	45.00
X1027	心理治疗师该说和不该说的话	L.N.Edelstein等著　聂晶等译	50.00
X1011	自体心理学的理论与实践	M. T. White等著　吉莉译	32.00
X930	沙游治疗	B. L. Boik等著　田宝伟等译	38.00
X720	心理咨询师的问诊策略（第六版）	S. Cormier等著　张建新等译	78.00

X808	心理咨询与治疗经典案例（第七版）	Corey, G.著　谭晨译	36.00
X830	心理咨询与治疗的理论及实践（第八版）	Corey, G.著　谭晨译	45.00
X705	精神科临床诊断	Morrison J.著　李欢欢　石川译	32.00
心理咨询与治疗导论合计			841.00

心理治疗精选读物			
X1130	罗杰斯心理治疗（软精装）	B.A. Farber等著　郑刚等译	78.00
X1131	日益亲近（精装）	Irvin D. Yalom著　童慧琦译	58.00
X1132	直视骄阳（精装）	Irvin D. Yalom著　张亚译	48.00
X1133	给心理治疗师的礼物（精装）	Irvin D. Yalom著　张怡玲译	58.00
X1129	寻求安全——创伤后应激障碍和物质滥用治疗手册	L. M.Najavits著　童慧琦等译	66.00
X1123	爱·恨与修复	M. Klein等著　吴艳茹译	18.00
X1182	嫉羡与感恩	M. Klein著　姚峰等译	60.00
X1120	心理治疗中的依恋	D. J. Wallin著　巴彤等译	70.00
X969	我穿越疯狂的旅程	E. R. Saks等著　李慧君等译	40.00
X1050	熙珺叙语：一个咨询师的成长历程	吴熙珺著	18.00
X1067	心理大师揭秘最古怪案例	J. A. Kottler等著　张弘等译	45.00
X1008	心理咨询师的部落传说	徐钧著	28.00
X849	日常生活的心理治疗	Ole Dreier著　冯墨女译	45.00
X902	心理治疗师之路（第四版）	Jeffrey A. Kottler著　林石南等译	48.00
X866	打破心理治疗师心中的禁忌	K.S. Pope等　宫学萍译	26.00
X862	我的情绪我做主	David W. McMillan著　聂晶等译	35.00

X889	中日灾后心理援助案例集	陶新华 吴薇莉主编	32.00
X872	聚焦取向的心理治疗	Campbell Purton著　罗希译	28.00
心理治疗精选读物合计			**801.00**

	心理问题专题		
X1034	幻觉——治疗和应对手册	F. Larri等著　李虹等译	55.00
心理问题专题合计			**55.00**

	精神分析专题		
X1136	精神分析案例解析（精装）	N. McWilliams主编 钟慧等译　李鸣审校	78.00
X1095	精神分析治疗（精装）	N. McWilliams著 曹晓鸥等译　张黎黎审校	88.00
X1148	精神分析诊断（精装）	N. McWilliams主编 鲁小华等译　李鸣审校	98.00
X1167	俄狄浦斯情结	J. -D. Nasio著　张源译	25.00
X1221	小猪猪的故事——一个小女孩的精神分析治疗过程记录	唐纳德·温尼科特著　赵丞智译	36.00
X1200	心理动力学个案概念化	D. L. Cabaniss等著　孙玲等译	58.00
X1226	思想等待思想者	Joan等著　苏晓波译	42.00
X1222	精神分析与中国人的心理世界	C. Bollas著　李明译	36.00
X1135	精神分析导论（第二版）	J. Milton等著　余萍 周娟等译	50.00
X945	心理动力学疗法	Deborah L. Cabaniss等著　徐玥译	58.00
X992	短程心理治疗	A. Coren著　张微等译	28.00
X880	督导关系	M. G. F-O'Dea等著　李芃等译	35.00
X915	弗洛伊德与安娜·O ——重温精神分析的第一个案例	Richard A. Skues著　孙铃等译	28.00
X771	病人与精神分析师	J. Sandler等著　施琪嘉等译	28.00

X943	投射性认同与内射性认同	J. Savege Scharff著　闻锦玉等译	38.00
X863	重寻客体与重建自体	David E.Scharff著　张荣华等译	38.00
X874	精神分析的伴侣治疗	David E. Scharff等著　徐建琴等译	42.00
精神分析专题合计			806.00
认知行为治疗专题			
X1199	行为矫正（第五版）	R. G. Miltenberger著　石林等译	80.00
X1098	儿童与青少年认知与行为疗法	E. Szigethy等主编 王建平等译　傅宏审校	78.00
X1180	认知疗法：基础与应用（第二版）	Judith S. Beck著　王建平等译校	58.00
X1181	认知疗法：进阶与挑战	Judith S. Beck著　王建平等译校	56.00
X1197	情绪障碍跨诊断治疗的统一方案 ——自助手册	Barlow等著　王建平等译校	35.00
X1198	情绪障碍跨诊断治疗的统一方案 ——治疗师指南	Barlow等著　王建平等译校	30.00
X993	边缘性人格障碍的移情焦点治疗	J. F. Clarkin等著 许维素译　李孟潮审校	52.00
X925	认知行为疗法	D. R. Ledley等著 王辰怡等译　王建平审校	38.00
认知行为治疗专题合计			427.00
团体治疗专题			
X868	集中·封闭·大型团体咨询	刘伟著	36.00
X739	团体心理治疗（第五版）	Irvin Yalom等著　李敏　李鸣译	62.00
X676	身心灵全人健康模式	陈丽云　樊富珉　梁佩如等编著	40.00
团体治疗专题合计			138.00
婚姻与家庭治疗专题			
X1161	妈妈的心灵课	D. W. Winnicott著 魏晨曦译　赵丞智审校	52.00

X1007	重建信任——爱情与背叛的心理学	J. Amodeo著　夏天 冯迦宁译	28.00
X922	家庭治疗技术（第二版）	J. Patterson等著　王雨吟译	42.00
X994	如何做家庭治疗	R. Taibbi著　黄峥等译	40.00
X687	萨提亚冥想 ——内在和谐、人际和睦与世界和平	约翰·贝曼著　钟谷兰译	16.00
X716	萨提亚转化式系统治疗	约翰·贝曼著　钟古兰等译	18.00
X579	婚姻与家庭治疗案例	Larry B. Golden著　吴波译	30.00
婚姻与家庭治疗专题合计			226.00
格式塔治疗专题			
X1162	格式塔咨询与治疗技术（第三版）	P. Joyce等著 叶红萍等译　李鸣审校	78.00
格式塔治疗专题合计			78.00
沟通分析专题			
X1163	人生脚本：说完你好，说什么？	E. Berne著　周司丽译	78.00
X1064	人间游戏——人际关系心理学	Eric Berne著　刘玎译	36.00
X1035	沟通分析的理论与实务	Thomas A. Harris著　林丹华等译	32.00
沟通分析专题合计			146.00
危机干预专题			
X746	拭去心灵的泪	董燕编著	30.00
X776	找到创伤之外的生活	V. M. Folleffe等著　任娜等	35.00
危机干预专题合计			65.00
艺术治疗专题			
X1086	老年痴呆症的音乐治疗	David Aldridge主编　高天等译	36.00

X964	即兴演奏式音乐治疗方法	Tony Wigram著　高天译	32.00
X981	绘画心理治疗	L. B. Moschini著　陈侃译	50.00
X877	接受式音乐治疗方法	高天著	38.00
X823	风景构成法	皆藤章著　吉沅洪等译	38.00
X835	人格与意象对话	李骥著	18.00
艺术治疗专题合计			212.00
催眠专题			
X1147	临床催眠实用教程（第四版）	Y. D. Yapko著　高隽译　方新审校	88.00
X1237	催眠疗法	M. H. Erickson等著　于收译	88.00
X1139	催眠实务	M. H. Erickson等著　于收译	68.00
X1138	体验催眠	M. H. Erickson等著　于收译	58.00
X649	催眠入门	Willian w. Hewitt著　方新译	18.00
催眠专题合计			33.00
自闭症专题			
X1297	与自闭症儿童一起做游戏	Julia Moor著　昝飞译	45.00
X1296	给自闭症儿童父母的101个建议	A. Miller等著　柴田田译	32.00
X1298	自闭症儿童社会规则训练	O'Toole等著　倪萍萍译	46.00
X989	自闭症儿童社交游戏训练	B. Ingersoll等著　郑铮译	25.00
自闭症专题合计			148.00

……

欲了解更多图书信息，请登录：www.wqedu.com
联系地址：北京市朝内大街188号D座902室　万千心理（邮编：100010）
咨询电话：400-698-1619，010-65125990　传真：010-65262933
*本目录定价如有错误或变动，以实际出书为准。